AF834074

Störungen systemisch behandeln

CARL-AUER

Störungen systemisch behandeln
Band 9

Herausgegeben von
Hans Lieb und Wilhelm Rotthaus

Michael Buscher/Klaus Hennicke

Psychische Störungen bei Kindern und Jugendlichen mit Intelligenzminderung

Unter Mitarbeit von Ursula Robertz
und Stephanie Heidenreich

2017

Mitglieder des wissenschaftlichen Beirats des Carl-Auer Verlags:

Prof. Dr. Rolf Arnold (Kaiserslautern)
Prof. Dr. Dirk Baecker (Witten/Herdecke)
Prof. Dr. Ulrich Clement (Heidelberg)
Prof. Dr. Jörg Fengler (Köln)
Dr. Barbara Heitger (Wien)
Prof. Dr. Johannes Herwig-Lempp (Merseburg)
Prof. Dr. Bruno Hildenbrand (Jena)
Prof. Dr. Karl L. Holtz (Heidelberg)
Prof. Dr. Heiko Kleve (Witten/Herdecke)
Dr. Roswita Königswieser (Wien)
Prof. Dr. Jürgen Kriz (Osnabrück)
Prof. Dr. Friedebert Kröger (Heidelberg)
Tom Levold (Köln)
Dr. Kurt Ludewig (Münster)
Dr. Burkhard Peter (München)
Prof. Dr. Bernhard Pörksen (Tübingen)
Prof. Dr. Kersten Reich (Köln)
Prof. Dr. Wolf Ritscher (Esslingen)
Dr. Wilhelm Rotthaus (Bergheim bei Köln)
Prof. Dr. Arist von Schlippe (Witten/Herdecke)
Dr. Gunther Schmidt (Heidelberg)
Prof. Dr. Siegfried J. Schmidt (Münster)
Jakob R. Schneider (München)
Prof. Dr. Jochen Schweitzer (Heidelberg)
Prof. Dr. Fritz B. Simon (Berlin)
Dr. Therese Steiner (Embrach)
Prof. Dr. Dr. Helm Stierlin (Heidelberg)
Karsten Trebesch (Berlin)
Bernhard Trenkle (Rottweil)
Prof. Dr. Sigrid Tschöpe-Scheffler (Köln)
Prof. Dr. Reinhard Voß (Koblenz)
Dr. Gunthard Weber (Wiesloch)
Prof. Dr. Rudolf Wimmer (Wien)
Prof. Dr. Michael Wirsching (Freiburg)

Reihe »Störungen systemisch behandeln«, Band 9
hrsg. von Hans Lieb und Wilhelm Rotthaus
Reihendesign: Uwe Göbel
Umschlag und Satz: Heinrich Eiermann
Printed in Germany
Druck und Bindung: CPI books GmbH, Leck

MIX
Papier aus verantwortungsvollen Quellen
FSC www.fsc.org FSC® C083411

CPI klimaneutral
Mehr Bäume.Weniger CO_2

Erste Auflage, 2017
ISBN 978-3-8497-0184-0 (Printausgabe)
ISBN 978-3-8497-8095-1 (ePUB)
ISBN 978-3-8497-8082-1 (PDF)
© 2017 Carl-Auer-Systeme Verlag
und Verlagsbuchhandlung GmbH, Heidelberg
Alle Rechte vorbehalten

Bibliografische Information der Deutschen Nationalbibliothek:
Die Deutsche Nationalbibliothek verzeichnet diese Publikation
in der Deutschen Nationalbibliografie; detaillierte bibliografische
Daten sind im Internet über http://dnb.d-nb.de abrufbar.

Informationen zu unserem gesamten Programm, unseren Autoren
und zum Verlag finden Sie unter: **www.carl-auer.de**.

Wenn Sie Interesse an unseren monatlichen Nachrichten aus
der Vangerowstraße haben, abonnieren Sie den Newsletter unter
http://www.carl-auer.de/newsletter.

Carl-Auer Verlag GmbH
Vangerowstraße 14 • 69115 Heidelberg
Tel. +49 6221 6438-0 • Fax +49 6221 6438-22
info@carl-auer.de

Inhalt

Vorwort der Herausgeber

Ursprünglich ein querdenkendes Außenseiterkonzept, hat sich der systemische Ansatz heute in vielen Bereichen der Therapie und der Beratung theoretisch wie praktisch etabliert. Auch Vertreter anderer Schulen bereichert er mittlerweile in ihrer Arbeit. Die Etablierung eines Paradigmas birgt für dieses selbst aber auch Risiken, weil sie stets mit der Verfestigung von Denk- und Handlungsgewohnheiten einhergeht. Die Reihe *Störungen systemisch behandeln* stellt sich vor diesem Hintergrund zwei Herausforderungen: Nichtsystemischen Behandlern und Vertretern anderer Therapierichtungen soll sie komprimiert und praxisorientiert vorstellen, was die systemische Welt im Hinblick auf bestimmte Störungsbilder zu bieten hat. Innerhalb der Systemtherapie steht sie für eine neue Phase im Umgang mit dem Konzept von »Störung« und »Krankheit«.

Historisch gesehen war einer ersten Phase mit erfolgreichen Konzepten zu Krankheitsbildern wie Schizophrenie, Essstörungen, psychosomatischen Krankheiten und affektiven Störungen eine zweite Phase gefolgt, die geprägt war von einem gezielten Verzicht oder einer definitiven Ablehnung aller Formen störungsspezifischer Codierungen. In jüngerer Zeit wenden sich manche Vertreter der systemischen Welt wieder störungsspezifischen Konzepten und Fragen zu – und werden von anderen dafür deutlich attackiert. Diese neue Welle ist bedingt durch die Anerkennung der Systemtherapie als wissenschaftliches Heilverfahren, durch den Antrag auf deren sozialrechtliche Anerkennung und nicht zuletzt dadurch, dass viele im klinischen Sektor systemisch arbeitende Kollegen täglich gezwungen sind, sich zu störungsspezifischen Konzepten zu positionieren.

Die systemische Welt hat hierzu einiges anzubieten. Die Reihe *Störungen systemisch behandeln* will zeigen, dass und wie die Systemtheorie mit traditionellen diagnostischen Kategorien bezeichnete Phänomene ebenso gut und oft besser beschreiben, erklären und mit hoher praktischer Effizienz behandeln kann. Sie verfolgt dabei zwei

Ziele: Zum einen soll systemisch arbeitenden Kollegen das große Spektrum theoretisch fundierter und praktikabler systemischer Lösungen für einzelne Störungen zugänglich gemacht werden - ohne das Risiko, die eigene systemische Identität zu verlieren, im besten Fall sogar mit dem Ergebnis einer gestärkten systemischen Identität. Gleichzeitig soll nicht-systemischen Behandlern und Vertretern anderer Schulen das umfangreiche systemische Material an Erklärungen, Behandlungskonzepten und praktischen Tools zu verschiedenen Störungsbildern auf kompakte und nachvollziehbare Weise vermittelt werden.

Verlag, Herausgeber und Autoren bemühen sich, einerseits eine für alle Bände gleiche Gliederung einzuhalten und andererseits kreativen systemischen Querdenkern die Freiheit des Gestaltens zu lassen.

An die Stelle der Abgrenzung und der Konkurrenz zwischen den verschiedenen Therapieschulen ist heute der Austausch zwischen ihnen getreten. Die Reihe »Störungen systemisch behandeln« versteht sich als ein Beitrag zu diesem Dialog.

Dr. Hans Lieb, Dr. Wilhelm Rotthaus

Vorrede

Gerade jetzt, in den vehementen Aufbruchsjahren inklusiver Praxis, müssen wir feststellen, dass psychiatrisch-psychotherapeutische Angebote für Kinder und Jugendliche mit Intelligenzminderung weiterhin keineswegs selbstverständlich sind. Es gibt daher viele gute Gründe zu klagen:

- Über die Unterversorgung von Menschen mit Behinderungen in den psychiatrisch-psychotherapeutischen Regelversorgungssystemen, die faktisch einer Ausgrenzung gleichkommt;
- über die Grundannahme, ihre psychischen (Ver-)Störungen seien nicht therapierbar, mehr noch, ihre häufig sehr besonderen »Lebensäußerungen« hätten nichts mit seelischen Problemen zu tun;
- über die fehlende Bereitschaft, die komplexe diagnostische und therapeutische Arbeit angemessen zu honorieren und die ambulanten und stationären Einrichtungen ausreichend personell auszustatten.

Unsere einleitenden Worte könnten wir daher unter den Titel »Wut und Empörung« stellen über eine Vielfalt von mehr oder weniger subtilen Abwertungen einer therapeutischen Arbeit mit Menschen mit Intelligenzminderungen, in der sich nicht zuletzt eine gesellschaftliche Ausgrenzung einer ganzen Personengruppe spiegelt.

Dennoch und gerade jetzt haben wir viele Gründe zu Dank und Freude: Dank an Wilhelm Rotthaus, der dieses Buch angeregt und begleitet hat, Dank dem Carl-Auer Verlag, unserer mehr als sorgfältigen Lektorin Veronika Licher und Ihnen, liebe Leser[1], dass wir hier unsere Erfahrungen berichten können, unverstellt, nicht immer evidenzbasiert und leidenschaftlich. Und Freude, etwas berichten zu können von dem Reichtum, den für uns die Begegnung mit Kindern und

1 Wir bitten um Nachsicht, wenn wir der Konvention folgen, die männliche Geschlechtsform zu verwenden. Leserinnen mögen sich gleichermaßen angesprochen fühlen.

Jugendlichen mit Intelligenzminderungen und ihren Familien bedeutet. Freude über viele wunderbare Geschichten, die wir gehört haben, und Respekt vor der Würde und dem Gestaltungspotenzial der Menschen, deren Wege sich mit unseren kreuzten.

Freude über unsere professionellen Weggefährten bei der Suche nach guten, neuen Lösungen für Menschen mit Intelligenzminderungen, Kollegen, die bereit waren, sich mehr als andere zu engagieren, die sich als Erzieher, Krankenpfleger, Lehrer und Therapeuten entschlossen haben, neue Terrains zu betreten, und fasziniert waren von einer herausfordernden und ungemein lohnenden neuen Aufgabe.

Auch Dankbarkeit, dass sie alle uns bestätigt haben in der Gewissheit, dass die Begleitung von Menschen mit Behinderungen in das Zentrum der Psychotherapie gehört. Und dass sich gerade die besten Kollegen für diese Arbeit entschieden haben.

Besonderer Dank gilt unseren klinischen Mitstreiterinnen Ursula Robertz und Stephanie Heidenreich, die dieses Buch durch vielfältige Anregungen, Fallgeschichten und traumatologische Kenntnisse bereichert haben.

Hier schon der erste Hinweis auf Diskussionen sowohl unter den Autoren als auch in den beteiligten Fachgemeinden. Während die einen denken, Intelligenzminderung könnte das Attribut »sogenannte« als Hinweis auf seine soziale Konstruiertheit gut vertragen, meinen die anderen, man solle auf derartige vernebelnde Einschübe verzichten. Denn: Intelligenzminderung - genauso wie andere primäre, eher unveränderliche Beeinträchtigungen - bedeutet eine ziemlich »harte Realität« für den Betroffenen, mit der er sein Leben in dieser Gesellschaft organisieren muss und die ihm als solche *nicht* zugeschrieben werden kann. Erst in den gesellschaftlichen Zuschreibungen (d. h. durch direkte Bewertungen von Mitmenschen und durch gesellschaftliche Attribuierung von spezifischen Eigenschaften) erfährt der Betroffene seine Einschränkungen und wird durch mannigfache Prozesse im Sinne der »sozialen Konstruktion« zum »Behinderten«.

Kinder und Jugendliche mit Intelligenzminderungen erleiden eine Vielfalt psychischer Irritationen und Störungen. Sie gelten als vulnerabler als ihre Altersgenossen und sind wie ihre Familien vor Herausforderungen gestellt, deren Bewältigung die familiären Wirklichkeiten wie die eigenen Möglichkeiten oftmals überfordert.

In diesem Buch müssen wir ständig zwischen Intelligenzminderung (als offensichtlicher kognitiver Einschränkung) und geistiger Behinderung (als dem zitierten gesellschaftlichen Konstrukt in der Folge von Zuschreibungsprozessen) auf der einen Seite sowie speziellen »Lebensäußerungen« von intelligenzgeminderten Menschen auf der anderen Seite manövrieren. Letztere sind äußerst vieldeutig und manchmal kaum zu entschlüsseln: Sind es subjektive Konstruktionen als Ausdruck der kognitiven Beeinträchtigungen in einem spezifischen familiären Kontext? Sind sie etwa als (sinnvolle) Überlebensstrategien in einer »feindlichen« Welt zu verstehen? Zeigen sie Ähnlichkeiten mit ICD-definierten Störungsbildern? Oder sind sie gar Verhaltensweisen im Rahmen von genetischen Syndromen (sog. Verhaltensphänotypen)?

Wir widmen dieses Buch in Dankbarkeit den Kindern und Jugendlichen, denen wir in vielen Jahren begegnet sind, in Dankbarkeit auch für die Nachsicht mit uns, wenn wir nicht alles sofort oder manches gar nicht verstanden haben.

Michael Buscher, Viersen,
Klaus Hennicke, Berlin,
im Sommer 2017

1 Annäherungen an das Thema

1.1 Die Kunst des Navigierens zwischen Inklusion und Exklusivem

Auf der 61. Sitzung der UN-Vollversammlung am 13. Dezember 2006 wurde das *Übereinkommen der Vereinten Nationen über die Rechte von Menschen mit Behinderungen* im Konsens angenommen. Am 26. März 2009 wurde es von der Bundesrepublik Deutschland ratifiziert. Die UN-Konvention konkretisiert die allgemeinen Menschenrechte aus der Perspektive der Menschen mit Behinderungen und vor dem Hintergrund ihrer spezifischen Lebenslagen, die im Menschenrechtsschutz systematische Beachtung finden müssen. Ziel ist eine neue Qualität gesellschaftlicher Teilhabe unter der Prämisse, dass es normal ist, verschieden zu sein, und diese Verschiedenheiten nicht Grund sein dürfen, jemanden an seiner vollen Teilhabe am gesellschaftlichen Leben zu hindern.

Aktuell erleben wir die schrittweise Umsetzung der Konvention in vielen Lebensbereichen. Die zum Teil mit großer moralisierender Verbissenheit, aber auch mit glatter technokratischer Kühlheit geführte Debatte führte zunächst dazu, dass spezialisierte Hilfen als anti-inklusiv diskreditiert wurden. Diagnostische Prozeduren gerieten in den Verdacht, ausschließlich Grundlage von Aussonderung zu sein, spezialisierte psychiatrisch-psychotherapeutische Angebote sind, zumindest was den stationären Rahmen angeht, von Schließung bedroht, bereits erfolgte Planungen neuer ambulanter und stationärer Angebote werden blockiert.

Für die Psychiatrie ist diese grundsätzliche Diskussion nicht neu. Diagnosen galten auch hier zeitweise als Etikettierungen, die die Betroffenen stigmatisierten und sie zu gesellschaftlichen Außenseitern machten. Zunächst wurde eine »Normalisierung der Begegnung« gefordert, so Klaus Dörner und Uschi Plog in ihrem alternativen Lehrbuch der Psychiatrie »Irren ist menschlich« (1. Aufl. 1978), die keine Störungsdiagnose braucht, sondern vielmehr eine menschliche Kommunikations- und Umgangsweise, die es dem Betroffenen erleichtert, sein Denken und Handeln neu zu ordnen. Diese »Einfachheit« wurde heftig beklagt als Verlust professioneller Fachlichkeit (Finzen 1981), hat aber als wesentlicher Teilaspekt psychiatrischen Denkens und Handelns tiefe Spuren hinterlassen.

Die systemische Bewegung hat einen ähnlichen Kontrapunkt zu gängigen Denk- und Handlungsmustern in Psychiatrie und Psychotherapie eingebracht und wesentliche neue, weiterführende Impulse zur »Verflüssigung von Diagnosen« und der »Auflösung von Krankheitskonzepten« gegeben. Diagnosen werden in sinnhafte Einzelaspekte zerlegt und in ihre kontextuelle Relevanz zurückgeführt, um Räume zu eröffnen für neue, weniger leidvolle Wirklichkeitskonstruktionen. So zu denken war seinerzeit in den erstarrt erscheinenden psychiatrischen Strukturen befreiend und faszinierend.

In den letzten Jahren werden nun hier vermehrt störungsspezifische Konzepte gefordert und vorgelegt, nicht nur weil sie hilfreiche Hypothesen und effektive Handlungsempfehlungen liefern können, sondern auch weil es ziemlich fährlässig wäre, auf die Erkenntnisse der zahlreichen wissenschaftlichen Teildisziplinen zu verzichten und sie auf dem Altar der »reinen Lehre« der Systemik zu opfern. Nicht zuletzt muss Systemik auch an die gegenwärtigen Denk- und Handlungsmuster im Gesundheitswesen und in den Alltagstheorien der Menschen »andocken« können.

Im vorliegenden Buch wollen wir den Versuch unternehmen, Besonderheiten einer Psychiatrie und Psychotherapie für Kinder und Jugendliche mit Intelligenzminderung unter diesen schwierigen Rahmenbedingungen zu skizzieren. Wir werden im Verlauf immer wieder versuchen, unsere Positionen an Beispielen zu erläutern, die unsere Hypothesen verdeutlichen sollen. Wie alle Geschichten lassen auch diese durchaus unterschiedliche Perspektiven zu.

Also ein erstes Beispiel[2]:

Wir wurden um die stationäre Aufnahme eines sich sehr impulsiv zeigenden Jugendlichen gebeten, der darüber hinaus depressiv wirkte. Belastende familiäre und kontextuelle Faktoren (Familiäre Todesfälle, Trennung der Eltern) wurden als verursachend angenommen, Traumatherapie war gewünscht.

Im Verlauf ergaben sich Hinweise, dass der Jugendliche erhebliche Schwierigkeiten in der Hauptschule hatte, verbal zwar ziemlich kompetent wirkte, aber in den schriftlichen Leistungen chronisch versagte. Für die weiteren diagnostischen Überlegungen konnte daher angenommen werden, dass der Jugendliche nicht allein durch die zweifellos belastenden Lebensereignisse in eine Krise geraten war, sondern auch aufgrund seiner kognitiven Einschränkungen wenig Selbstwert, wenig Selbstwirksamkeitserleben entwickeln konnte, was ihm die Bewältigung weiterer Belastungen erschwerte. Chronische Überforderung kann eine der Ursachen psychischer Not von Menschen mit Intelligenzminderung sein.

In diesem Fall ging es also wie in vielen anderen um eine Perspektiverweiterung. Stabilisierung würde hier erst einmal bedeuten, die Selbstwirksamkeitsoptionen des Jugendlichen im Hinblick auf sein intellektuelles Profil (das noch zu klären war) zu stärken, damit es ihm zukünftig leichter fiele, Lebensereignisse zu bewältigen. Die möglicherweise existenziellen Bedrohungen durch den Verlust des Großvaters und die Trennung der Eltern könnten nach erfolgter psychosozialer Stabilisierung (Beratung des jetzt zuständigen Elternteils, Klärung der Beziehung zum nicht erziehenden Elternteil, evtl. Schulwechsel) wirklich eine traumatherapeutische Intervention notwendig machen. Nicht auszuschließen ist, dass vorübergehend auch eine antidepressive Medikation die Stabilisierung unterstützen könnte.

Perspektivisch wird eine wesentliche Rolle spielen, wie die zwar getrennt lebenden Eltern, die aber weiterhin die wichtigsten Bezugspersonen bleiben, zu einer gemeinsamen Einstellung bezüglich der hohen Vulnerabilität sowie des Ausmaßes der intellektuellen Beeinträchtigungen ihres Kindes kommen. Vor allem wird der weitere Prozess der Adoleszenzentwicklung für alle Beteiligten erhebliche Herausforderungen bedeuten, die es – wahrscheinlich nur mit spezifischer Assistenz – zu meistern gilt.

2 Alle Fallbeispiele beziehen sich auf Erfahrungen in der Kinder- und Jugendpsychiatrie der LVR-Klinik Viersen.

1.2 Zur Nützlichkeit spezialisierter Versorgungsangebote

Die UN-Konvention über die Rechte von Menschen mit Behinderungen (2009) fordert unmissverständlich (im Artikel 25), dass die geltenden Standards der psychiatrisch-psychotherapeutischen Versorgung in vollem Umfang auch behinderten Menschen zur Verfügung stehen und *darüber hinaus zusätzliche spezialisierte Leistungen* erbracht werden müssen, die wegen der besonderen Probleme von Menschen mit Behinderungen notwendig werden. Im Übrigen sind - wie jeder weiß - Spezialisierungen in den meisten medizinischen Disziplinen an der Tagesordnung. *Wer würde sich schon gerne vom Augenarzt am Herzen operieren lassen?* Auch in der Psychiatrie selbst gibt es bereits Spezialisierungen: beispielsweise Kinder- und Jugendpsychiatrie, Gerontopsychiatrie, Spezialabteilungen für Abhängigkeitsstörungen oder auch spezielle Therapiestationen für Sucht, Borderline, Depression, Trauma.

Was spricht also für ein spezialisiertes kinder- und jugendpsychiatrisches Angebot für intelligenzgeminderte Klienten mit zusätzlichen Verhaltensauffälligkeiten und psychischen Störungen (der Fokus liegt hier auf einem stationären Setting)?

1. Kinder und Jugendliche mit Intelligenzminderungen machen ungewöhnliche Lebenserfahrungen in ihren sozialen Umfeldern. Um »anschlussfähig« zu sein, benötigen Therapeuten Wissen um die besonderen Lebenswelten ihrer Klienten, damit sie mit den Kindern und Jugendlichen, den Eltern, den Förderschulen und den anderen psychosozialen Helfern angemessen im jeweiligen Kontext alternative Strategien entwickeln können.
2. Psychische Not bei Kindern und Jugendlichen mit Intelligenzminderungen hat immer auch besondere Färbungen. Wie erleben Kinder ihre Einschränkungen und wie gestalten sie mit ihrem spezifischen Fähigkeitenprofil ihr Leben? Was ist psychische Not, die die Kinder in gleicher Form wie andere Kinder betrifft, und wie äußert sie sich? Wie sind die »Wechselwirkungen« zwischen Erfahrungen im Umgang mit »Behinderung« und

psychischer Störung? Spezifische, oft über Jahre erworbene Kenntnisse schließen Neugier auf individuelle Lebensentwürfe, Probleme und Lösungen keineswegs aus, unterstützen aber von Beginn an sinnvolle Differenzierungen in auf den ersten Blick unüberschaubaren »Gemengelagen«.

3. Kindern und Jugendlichen sollte ein Erfahrungsraum zur Verfügung stehen, innerhalb dessen sie sich als wirksam und kompetent erleben können. Das gelingt nach unserer Einschätzung leichter auf unseren spezialisierten Stationen. Viele Kinder und Jugendliche kommen aus Situationen, in denen sie einer am gesellschaftlichen Durchschnitt orientierten Normalität hinterherhecheln, ohne dass sie je erreichbar wäre. Wir müssen Gelegenheiten schaffen für individuelle Erfolge, aber auch genügend Raum haben für Einschränkungen des Machbaren und die Akzeptanz des Unerreichbaren.
4. Eltern benötigen Sicherheit, dass mit den spezifischen Fragen ihrer Kinder und Jugendlichen ebenso individuell umgegangen wird wie mit ihren Sorgen, ihrer Freude und ihren Zukunftsplanungen. Auch das gelingt nur, wenn wir uns auf das Abenteuer gemeinsamen Suchens einlassen, in dem auch wir an Grenzen kommen, mit denen wir dann aber ebenso wie die Familien doch vertrauter sind als die Kollegen anderer Abteilungen.

Zwei von vielen Beispielen aus unserem Alltag:

Ein 16-jähriger Jugendlicher wird uns in der Klinik vorgestellt wegen schwer nachvollziehbarer Ängste und zunehmender Aggressivität. Die mittlerweile getrennten Eltern haben erhebliche Auseinandersetzungen. Diese drehen sich auch um die Frage der Befähigungen ihres Sohnes und seiner weiteren Perspektive. Es gab viel Engagement in der Förderung. Der Vater glaubt immer noch an die Integration seines Sohnes in den ersten Arbeitsmarkt. IQ-Messungen zeigen Werte im Grenzbereich zwischen leichter und mittelgradiger geistiger Behinderung. Der Sohn versucht, beiden Eltern gegenüber loyal zu sein, erspürt wie viele Menschen mit Intelligenzminderungen genau die Divergenzen, die ihn einerseits zerreißen, ihn andererseits dazu einladen, mit Aggressivität nach sicheren Reaktionsmustern zu suchen. Auch die Mutter engagiert sich für ein inklusives Leben. Der Junge wirkt bei uns zum Zeitpunkt der Aufnahme nahezu psychotisch. Er kommt zur Ruhe in einem Rahmen, der ihn nicht überfordert, der an ihn aber auch leitbare Anforderungen stellt. Er ist kein Außenseiter, der mehr können muss, als er schafft.

Eine zweite kurze Fallgeschichte:

Das Mädchen Simone, 12 Jahre alt, befand sich vor der Aufnahme in einer integrativen Klasse auf einer Waldorfschule. Neben einem kognitiven Begabungsniveau im Bereich einer geistigen Behinderung zeigt sie autistische Züge. Sie sorgt sich sehr darum, was speziell ihre Eltern fühlen und denken, und versucht, diese nicht zu enttäuschen. Deshalb hat sie versucht, mit den normal begabten Schülern ihrer Klasse mitzuhalten, was nicht gelang. Sie verweigerte daraufhin die Schule und entwickelte eine ausgeprägte depressive Symptomatik. Die Entwicklung verlief auf der Station sehr positiv, die Aussicht auf den Wechsel in eine Schule mit dem Förderschwerpunkt Geistige Entwicklung wirkte entlastend.

Spezialisierte Einrichtungen müssen sich dennoch heute fragen lassen, wie sehr die eigene Praxis Aspekte der Behinderung zementiert, statt sie aufzulösen, wie auch im eigenen Kontext mehr Teilhabe realisiert werden kann. Der Auftrag an eine spezialisierte Klinik kann aber zunächst nur sein, mit möglichst viel Wissen und Expertise die speziellen Probleme zu erkennen und zu deren Lösungen beizutragen. Kann oder muss sie dabei auch Inklusionserfahrungen vermitteln? Ist das im Rahmen einer klinischen Behandlung überhaupt nachhaltig wirksam möglich? Und schließlich: Können diese Erfahrungen wirklich zur Verbesserung der seelischen Gesundheit des Klienten beitragen, beispielsweise mit der schlichten Analogie: »Gemeinsamer Unterricht« ist gut, also auch »gemeinsame Behandlung«? Der Lebensalltag des überwältigenden Teils von Kindern und Jugendlichen mit Intelligenzminderungen ist heute nicht inklusiv. Behandlung muss dies berücksichtigen und sollte die Betroffenen nicht mit Settings überfordern, die ihnen (noch) nicht vertraut sind, die zusätzliche Irritation in einer vulnerablen Phase bedeuten und die an ihre alltägliche Lebenswelt kaum anschlussfähig sind.

Angemessene *klinische* Hilfen zu leisten für Kinder, Jugendliche und ihre Familien auf dem Weg zur Inklusion kann derzeit nur bedeuten, dass diese mit sich und ihrer Welt halbwegs ins Reine kommen und dadurch in die Lage versetzt werden, den Anforderungen besser gewachsen zu sein, bzw. nicht Gefahr laufen, aus inklusiven Angeboten ausgeschlossen zu werden. Denn es wird noch lange Zeit brauchen, bis inklusive Beschulung und Beschäftigung für alle, auch für die »Schwierigen«, selbstverständlich sind.

Kinder- und Jugendpsychiater und Psychotherapeuten mit Spezialkenntnissen und Erfahrungen in der ambulanten Versorgung sind über die genannten Gründe hinaus zwingend notwendig. Ihre größere regionale Nähe zu den Familien, den Schulen und den Einrichtungen ermöglicht eine intensivere Kooperation mit Hausbesuchen, Helferkonferenzen vor Ort, Beratungen bis hin zu Supervisionen. Die Honorierungsbedingungen allerdings begrenzen Vernetzungen und es ist dringend zu fordern, solche speziellen Leistungen auch zu finanzieren.

1.3 Intelligenzminderung ist keine Krankheit

Wir gehen nicht davon aus - dies sei vorab betont und wird an anderer Stelle genauer zu differenzieren und zu erläutern sein (s. Kap. 2) -, dass Intelligenzminderung eine Krankheit ist. Gleichwohl gibt es vielfältige Assoziationen zu medizinischen Fragestellungen - zumindest werden sie häufig im medizinischen Sektor formuliert. Viele Familien kommen mit medizinnahen Versorgungsstrukturen in Kontakt (pränatale Diagnostik, genetische Untersuchung, Klärung von Verhaltensproblemen im Zusammenhang mit den genetisch bedingten sog. »Verhaltensphänotypen«, häufige spezielle gesundheitliche Probleme, wie Epilepsie oder Entwicklungsverzögerungen).

Eine entscheidende Rolle spielt natürlich die absolute Dominanz ärztlich-medizinischer Stellungnahmen und Gutachten bei Fragen der sozialrechtlichen Zuständigkeiten.

Intelligenzminderung per se verstehen wir als Varianz von Normalität - ähnlich wie Hochintelligenz. Da sie keine Krankheit ist, bedarf sie auch keiner spezifischen Therapie. Gleichwohl kann sie Auswirkungen auf die Chancen zur gesellschaftlichen Teilhabe haben, die erhöht werden können einerseits durch Gewährung spezifischer Unterstützung, andererseits durch Veränderung sozialer Rahmenbedingungen, die allen Menschen die gleichen oder vielleicht doch vergleichbare Mitgestaltungsspielräume ermöglichen.

Menschen mit Intelligenzminderungen haben ein höheres Risiko, psychisch irritiert zu sein, psychische oder psychiatrisch relevante Störungen zu entwickeln. Ab wann es nützlich erscheint, diese als Krankheit zu etikettieren, bedarf sorgfältiger Abwägung - auch mit Blick auf Veränderungsoptionen und in Bezug auf einklagbare Hilfen.

Die Autoren haben in den letzten Jahren ihre Vorbehalte gegenüber dem Erfahrungsschatz psychiatrischer Beschreibungen aufgegeben. Fundiertes psychiatrisches Wissen - auf Augenhöhe in den Dialog eingebracht - kann auch im Umgang mit Menschen mit Behinderungen Veränderungsoptionen in hohem Maße eröffnen, erst recht wenn es in einen konstruktiven interdisziplinären Dialog eingebracht wird. Ein solcher Dialog im multiprofessionellen Team einer psychiatrischen Klinik und eine gute Streitkultur sind ein enormer Reichtum. In ambulanten Versorgungsbereichen (Behindertenhilfe, Elternberatung, Förderschulen) allerdings werden psychiatrische Sichtweisen oftmals nicht eingeholt oder - wenn sie vorliegen - wenig beachtet. Dabei muss eingeschränkt werden, dass viele ärztliche Stellungnahmen für den Betreuungsalltag in den genannten Bereichen wenig hilfreiche Optionen eröffnen[3].

1.4 Behinderung wird in Gegenseitigkeit konstruiert

Eine weitere Annäherung zum Thema: Systemisch verstandene Neugier richtet sich auf Wechselwirkungen. Unabhängig von den Realitätskonstruktionen der Beobachter entstehen keine Wirklichkeiten.

3 Beispielsweise müssen Ärzte nur formal, ohne weitere inhaltliche Begründung, bescheinigen, ob ein Kind zum »Personenkreis des §53 SGB XII« gehört, d. h. eine andauernde oder drohende Funktionsbeeinträchtigung mit der Folge der »Behinderung« zeigt, womit der Anspruch auf Leistungen der Eingliederungshilfe begründet ist.

Behinderung ist also ein soziales Konstrukt, das auf seine Nützlichkeit überprüft werden kann. Und diese Konstruktion hat durchaus ihre eigene Dynamik. Dazu einige »Verrücktheiten«:

- Nicht kognitiv eingeschränkte Menschen erleben ihr Gegenüber häufig als besonders »behindert«, wenn sie *selbst* bei ihren Dialogversuchen mit ihm sprachlos bleiben und keinen Zugang finden.
- Kinder, die gelernt haben, ihre Behinderung zu nutzen, verzichten gelegentlich darauf, ihre Fähigkeiten zu zeigen. So lassen sich einige z. B. gern Brote schmieren, Fleisch zerkleinern, beim Anziehen unterstützen - und zeigen ihr Potenzial erst heimlich, wenn die Eltern nicht dabei sind.

Es kann also nützlich sein, einerseits die eigenen Einschränkungen in der Begegnung mit Menschen mit Intelligenzminderungen in den Blick zu nehmen und sie andererseits nicht nur als Opfer, sondern auch als kreative Mitautoren ihrer Geschichten zu sehen. *Vorsicht aber:* Die Inklusionsdebatte bringt auch besonders gut gemeinte Umetikettierungen zutage. Menschen, die früher als behindert bezeichnet wurden, erfahren nunmehr in einer Art mystischer Taufbewegung eine Neubenennung: Sie sind nun die »besonders Befähigten«.

Auch wenn zu begrüßen ist, dass Menschen mit Intelligenzminderungen in ihren besonderen Befähigungen und ihrer Würde wahrgenommen werden, so ergeben sich doch Gefahren, wenn dies zu einer Leugnung der Behinderung führt, diese vermeintlich besonders befähigten Kinder beispielsweise nicht lesen oder rechnen lernen, in manchen Fähigkeiten nicht mithalten können und dann mit ihren Nöten allein bleiben. Solchen Leugnungen der Behinderung liegt oft eine allzu verständliche Enttäuschung im Bezugssystem zugrunde. Es ist immer noch schwer auszuhalten, wenn Kinder nicht den Weg üblicher Normalität gehen - sowohl für Eltern, als auch für die Kinder selbst. Allein durch Hinweise auf besondere Befähigungen aber sind Einschränkungen nicht auflösbar. Fragen von Scheitern, Trauer, Erschöpfung sollten nicht durch Hinweise auf angeblich brachliegende Ressourcen verschleiert werden.

1.5 Über Behinderung reden - wie über alles andere auch

Mit Betroffenen - so unsere Erfahrung - wird eher selten über Behinderung und die Folgen dieses »Labels« gesprochen.

Hans ist 17 und gerne in der Stadt. Er geht allein einkaufen. Die Verkäuferin ist nett zu ihm. Er ist schon etwas verliebt. Der nette Umgang ermuntert ihn, macht ihm Hoffnung. Aber genauso wenig wie die Freundinnen seines Bruders will die Verkäuferin mehr von ihm. Die Freundlichkeit gilt seiner offensichtlichen Behinderung. Hans reagiert gekränkt, dass sich kein weiterer Kontakt entwickelt. In einem therapeutischen Gespräch über diese und ähnliche Erfahrungen als »behinderter Jugendlicher« zu sprechen, erwies sich für ihn als hilfreich und entlastend.

Wenn psychosoziale Helfer das Thema Behinderung nicht ansprechen, benennen sie oft als Grund dafür, man wolle die Betroffenen »schonen«. Letztendlich ist aber offen, ob diese Schonung nicht eher ihnen selbst gilt. Behinderung wird dann zum Nebel, der zwischen den Klienten und ihrem Gegenüber liegt. Wir ermuntern eher dazu, offen zu sein, um die Kinder und Jugendlichen, die wir als sehr empfindsam für die Reaktionen ihrer Umgebung erleben, nicht alleinzulassen. Voraussetzung ist eine unbedingte Haltung des Respekts, aber nicht von Fürsorglichkeit, die das Gegenüber wie unter einer Käseglocke gefangen nimmt.

1.6 Nicht »exkommunizieren«

Arnold Retzer (2002) verdanken wir einige interessante Anmerkungen über die »Exkommunikation« von Psychosebetroffenen: Man spricht häufig über sie, aber eher ohne sie. Gleiches geschieht mit Menschen mit Intelligenzminderungen. Sie bleiben häufig außerhalb der Besprechungsräume. Noch schwieriger erscheint uns allerdings, wenn sie im Besprechungsraum sind und ignoriert werden. *»Der bekommt ohnehin nichts mit, versteht das nicht.«* Nach allen Erfahrungen trifft dies nicht zu. Diese Kinder und Jugendlichen haben oft ein feines Gespür für die »atmosphärischen« Botschaften, für die Haltungen, Mimik(en),

Gestik(en) und Stimmlagen aller Beteiligten und zeigen durch Handlungen, Bewegung, Laute und Mimik, was sie nicht in Worte fassen können.

Der diagnostische Blick erfolgt häufig von oben herab. Wir sollten nicht vergessen, was unsere Fragen bewirken, welcher Blick was auslöst, was die Menschen eher ermutigt und bestärkt und was sie zu Objekten unserer Beobachtung und unseres Handelns macht.

Systemisches Denken und Handeln richtet sich auf die Erweiterung von Handlungsräumen, weniger auf die Entwicklung von Beschreibungen, die Defekte betonieren. Auch wenn wir offen und bezogen auf die Fragen unserer Klienten mit ihren Beeinträchtigungen, dabei notwendigerweise auch mit dem Konstrukt »Behinderung« umgehen, haben Menschen mit Intelligenzminderung ein Recht auf Teilnehmen, Teilhabe, Mitgestaltung, Entscheidung und Begegnung auf Augenhöhe.

1.7 Behinderung, familiäre Gleichgewichte und Helfersysteme

Evan Imber-Black (2006), Maria Sorrentino (1988) und viele andere, so auch der deutsche Neuropädiater Hans G. Schlack (2011), haben uns ermuntert, achtsamer zu sein für die Beziehungsgestaltung zwischen Familien und Helfersystemen.

Besonderheiten (»Auffälligkeiten«) in der Entwicklung von Kindern mobilisieren eine Vielzahl psychosozialer Helfer, die die aus ihrer Perspektive notwendigen und häufig auch sinnvollen Therapien zur Vermeidung schädlicher Auswirkungen der Funktionsbeeinträchtigungen des Kindes an die Familien herantragen. Dies geschieht allerdings nicht selten ohne den Blick auf die Entwicklungsaufgaben, die die Familie als Ganzes bewältigen muss, welche Zeit sie dafür braucht und welche Rahmenbedingungen (»Ressourcen«) dafür vorhanden sind. Ihre eigenen Entwicklungsoptionen können dadurch verstellt werden, oder es werden nur Botschaften über ihre Unfähigkeiten gesendet.

Durchaus häufig sehen wir Kinder, die mit fünf oder sechs Jahren keinerlei Förderung mehr akzeptieren, weil sie derer überdrüssig sind (zugespitzt »Förderterror«, der keinen Raum mehr lässt für Eigeninitiative und Selbstbestimmung). Ebenso können Mütter erschöpft sein, wenn sie die vielfältigen Maßnahmen begleiten und noch dazu den Anschluss an eigene Lebensplanungen verlieren. Oft bleibt weit weniger Zeit für Partnerschaft, Außenkontakte etc. oder gar Beruf. Familien können an diesen Belastungen zerbrechen, andere aber auch an ihnen wachsen. Die im systemischen Konzept beliebte Erkundung der Erfahrungen von Familien mit Helferkontexten, die in unserem Themenfeld besonders vielfältig sind, sollte daher behutsam und respektvoll geschehen - respektvoll nicht nur gegenüber den Familien, sondern auch in der Rückschau auf die früheren Helfer. Das Erfragen positiver und negativer Erfahrungen dient ja dazu, nützlich erlebte Maßnahmen weiterzuverfolgen und die weniger oder gar nicht nützlichen in Zukunft zu meiden.

1.8 »Viele Köche verderben den Brei« - Zur Notwendigkeit abgestimmter Vielstimmigkeit

Wenn Helfer unkoordiniert auf Familien zugehen, kann dies sehr irritierende Folgen haben. Es scheint zum Schicksal vieler Mütter und Väter von Kindern mit Behinderungen zu gehören, dass gut meinende Spezialisten die widersprüchlichsten Empfehlungen geben. In den ambulanten Versorgungsbereichen ist dies eher die Regel als die Ausnahme. Multiprofessionalität kann hier aufgrund der fehlenden Vernetzungsstrukturen zwischen den Versorgungssystemen einerseits und den für sich und »auf eigene Rechnung« arbeitenden Helfern andererseits kaum zu fruchtbaren Kommunikationen im Sinne einer »gemeinsamen Problemsicht« führen. Die eher seltenen Ausnahmen sind meist »informeller« Natur, d. h. sorgfältig gepflegte, persönliche Vernetzungen.

Man kann nur bedauern, dass es innerhalb der psychosozialen Versorgungskontexte so viele unnütze, manchmal auch destruktive Konkurrenzen und Vereinzelungen gibt. Kinder- und Jugendpsychiater verteidigen ihre Reviere ebenso wie nichtärztliche Kinder- und Jugendlichenpsychotherapeuten, Psychotherapeuten grenzen sich von Pädagogen ab, Ergotherapeuten, Logopäden, Einzelfallhelfer, Förderschulen bleiben für sich oder werden von anderen nicht wahrgenommen. Die Klinik erscheint ambulant Tätigen manchmal als »Insel des Glücks«, die allzu oft die »Realitäten draußen« abspaltet und manchmal nicht bereit ist, vernünftige »Nachsorge« einzuleiten.

Die 17-jährige Juliane kommt in die Klinik wegen Schwierigkeiten im Sozialverhalten bei geistiger Behinderung und einer recht gut eingestellten Epilepsie. Da sie mehrfach operiert wurde und einiges durchmachen musste, rät ein Teil der Experten, dass ihr Zimmer, auf das sie sich oft zurückzieht, besonders liebevoll zu gestalten sei. Andere wiederum halten eine strenge Förderung mit Hinblick auf zu befürchtende Leistungsabbrüche für relevant. Verloren gegangen ist die Stimme, die in Juliane auch eine pubertierende Jugendliche sieht, mit Wünschen, Provokationen, letztendlich auch Humor und einem am Ende doch wieder sehr strengen Umgang mit sich selbst. Wie soll Juliane es allen recht machen? Also zeigt sie sich einmal humorvoll, stark und unkompliziert, dann wieder zwanghaft, übervernünftig und unerreichbar.

Aber auch wir haben in der Klinik die ganz unterschiedlichen Stimmen in unseren Teams: die Ärztin, durchaus besorgt um Anfälle und andere Risiken, die Mitarbeiterin im Pflege- und Erziehungsdienst, die das Häkeln, was Juliane erledigen soll, schrecklich findet, und die Pädagogin, die am liebsten mit ihr »abzicken« würde. Diese Vielstimmigkeit kann sehr bereichernd sein, wenn alle Beteiligten sie zu einem harmonierenden Klang zusammenführen. Keiner will destruktive Konkurrenzen. Allerdings: Uns erschiene es auch langweilig, wenn unsere Teams nicht auch heftig miteinander stritten, Perspektiven nicht unterschiedlich wären. Am Ende ist das häufig ein Reichtum. Und für die Familien kann es eine Erleichterung sein, zu spüren, dass ein bemühtes Team dieselben Wechselbäder durchmacht wie sie selber. Diese interdisziplinäre »Raufkultur« bedarf aber gegenseitigen Respekts, der Anerkennung von Unterschiedlichkeit, der Bereitschaft zu lernen, des Wissens um die Autonomie der Akteure. Wir bezeichnen das gern als unsere Art des *Mannschaftsspiels*.

1.9 Mitleidsfreie Begegnung auf Augenhöhe

Behinderung löst einerseits Abwehr, Abstoßung, manchmal Ekel aus, andererseits ganz häufig Bedauern und Mitleid. Beide Affektqualitäten mögen nachvollziehbar sein. Und natürlich haben auch wir Mitgefühl mit Kindern und Jugendlichen, die oft erschreckenden Belastungen gegenüberstehen. Im Alltag erleben wir aber seltener allein Mitleid. Dazu erscheinen die Kinder und Jugendlichen viel zu sehr als kreative Mitgestalter ihrer Welten, nicht selten trickreich auf ihre Art und durchaus humorvoll. Umgang mit Behinderung und Respekt vor Einschränkung schließen Kreativität und Humor nicht aus, im Gegenteil: Zu einer Kultur auf Augenhöhe gehört auch - vielleicht sogar unverzichtbar - Spaß.

1.10 Systemische Therapie und Störungsorientierung

»Ohne Diagnose keine Therapie und ohne Krankheit keine Diagnose - wenn die Logik dieser Aussage stimmt«, so Kurt Ludewig (2002, S. 53), »befindet sich die systemische Therapie in arger Not. Denn sie kennt weder einen Krankheitsbegriff noch betreibt sie Diagnostik.« Ludewig beschreibt hier eine der Kernfragen im systemischen Feld, vor allem für diejenigen Therapeuten, die mit dem konfrontiert sind, was man gemeinhin psychiatrische Störungen nennt. Der Marsch der Systemiker durch die Institutionen hat zu allerlei Adaptationen geführt. Aber was bleibt, wenn wir die Nomenklatur der Kostenträger psychosozialer Leistungen adaptiert haben, vom Ursprung systemischen Denkens? Die Auflösung von Krankheitskonstrukten erschien zu Beginn befreiend, aber ist sie nicht nur die eine Seite einer Medaille, deren andere Seite aus einer vielleicht neutraleren, neugierigen Perspektive durchaus Chancen für Therapeuten und Klienten gleichermaßen bietet?

> Wenn systemisches Denken »auf ontologische Annahmen auf eine universelle Welt« verzichtet und stattdessen »von einer Vielfalt in sich kohärenter, aber voneinander unterschiedlicher Welten, gewissermaßen einem ›Multi-

> versum‹ ausgeht, sich »der kommunikativen Brauchbarkeit von Erkenntnissen« (Ludewig 2002, S. 53 f.) widmet,

lassen sich dann Krankheits- und Störungskonzepte neu, anders und vielleicht fruchtbar verstehen? Und wie passen sie zu einem Psychotherapieverständnis, das auch ohne Rückgriff auf den Krankheitsbegriff den Anlass zur Therapie im »Anliegen der Hilfesuchenden« sieht?

> »Als Berechtigung für seine Interventionen betrachtet«, so Ludewig, der systemische Therapeut »den zwischen den Parteien verhandelten Auftrag. Man hat es nicht mit von Krankheit Befallenen zu tun, sondern mit Experten ihrer selbst, die neben ihren Beschwerden und Lebensproblemen auch über vielfältige Ressourcen verfügen, an die sie zur Bewältigung ihrer Probleme anknüpfen können. Systemische Therapie verstanden als ›Anregungen zum Wechsel von Präferenzen‹ ermuntert den Betroffenen erstens dazu, seine Aufmerksamkeit von Problemen abzuwenden, zweitens, auf die Annahme einer kausalen Zwangsläufigkeit seines Leidens zu verzichten, und drittens, sich zu vergegenwärtigen, dass er über Fähigkeiten und Möglichkeiten verfügt, die nicht nur den leidvollen Prozessen entgegenstehen, sondern vor allem auch befriedigender sind« (S. 64).

So nachvollziehbar und ästhetisch dieser Ansatz, der Menschen als *»autonome, vielfältige und kooperative Wesen«* begreift, prima vista erscheinen mag, so zentral, ethisch begründet und in der ambulanten und stationären Praxis bewährt die Orientierung am Anliegen erscheint, so ergeben sich doch in unserem Feld eine Vielzahl von Fragen.

Die Fähigkeit, Anliegen zu formulieren, muss zweifelsfrei auch Menschen mit Intelligenzminderungen zugesprochen werden. Therapeuten, die mit diese Anliegen erkennen und damit umgehen wollen, müssen lernen, den Verstehensraum so zu gestalten, dass Aufträge ihrer Klienten zur Sprache gebracht werden und diese sich als sicher und mitgestaltend erleben können. Dies setzt voraus, dass die Therapeuten selbst ihre Kommunikationsstile angemessen modifizieren, sich selbst kritisch reflektieren und ihre eigenen Einschränkungen, Menschen mit Behinderungen zu verstehen, sorgsam im Auge behalten. Sie werden Sprach- und Kommunikationsstile entwickeln müssen, mit denen sie oftmals zunächst weniger vertraut sind. Therapeuten sind

– sofern sie nicht besonders erfahren sind – umso mehr auf Verständigungsassistenzen angewiesen, je deutlicher der verbale Austausch erschwert ist. Mehr noch als in allen anderen Bereichen dürfte gelten, dass systemische Diagnostik ein Suchprozess ist mit einem Balanceakt

> »zwischen dem Bekenntnis zur eigenen klinischen Erfahrung … und der berechtigten Sorge, all dieses Expertenwissen zu missbrauchen, um sich rasch Beruhigung zu verschaffen. Das Einhalten dieses Balanceaktes dürfte als ein wesentliches Merkmal der Professionalität eines systemischen Therapeuten gelten« (Ludewig 2002, S. 83).

Im therapeutischen Prozess kann sich das psychiatrische Störungs- und Handlungswissen durchaus als sinnvoll und brauchbar erweisen. Dieses Wissen kann in therapeutischen Dialogen Orientierung geben, professionelle Verständigung erleichtern und ggf. auch der Absicherung der Therapeuten dienen. Gleichwohl weisen bereits die »Haltbarkeitsangaben« der Leitlinien der wissenschaftlichen Gesellschaften darauf hin, dass selbst das aktuell für evidenzbasiert und gesichert gehaltene Expertenwissen Wandlungen unterliegt und ständiger Überprüfung bedarf, die heute auch unter Einbeziehung der Betroffenen selbst erfolgt. Bewusst verzichtet die wissenschaftliche Community darauf, ihr zusammengetragenes Wissen für die Akteure als rechtsverbindlich zu erklären. Somit bleibt Spielraum für individuelle Passungen und Fragen, die auf Wahlmöglichkeiten abzielen, Fragen an die vermeintlichen »identifizierten Patienten« oder »Symptomträger« selbst und Fragen an all diejenigen, die das »Problemsystem« konstituieren, einschließlich der mit Hilfeleistungen beauftragten, nur scheinbar objektiven Beobachter oder ihre Auswahlen und Entscheidungen mit bestem Wissen und Gewissen treffenden Therapeuten.

Systemisch orientierte Therapie wird sich als Ankopplungsprozess verstehen, innerhalb dessen der Therapeut Verantwortung trägt

> »für die Durchführung therapeutischer Dialoge« mit dem Ziel, »ein für die Veränderung des Hilfesuchenden (oder seiner sozialen Situation) soziales Milieu zu schaffen«, in dem der »›Kunde‹ sich nach Maßgabe seiner Wünsche und Möglichkeiten verändern kann. Der Hilfesuchende wendet seine Expertise wiederum darauf an, den Verlauf therapeutischer Dialoge

> zu seinen Gunsten mitzugestalten und dort entstandene Impulse in seine Lebenspraxis umzusetzen« (Ludewig 2002, S. 89).

Am Ende bleiben viele offene Fragen:

Wer ist der eigentliche Initiator des Therapiegeschehens? Wer ist gerade bei Menschen mit Behinderungen der Auftraggeber? Wessen Not soll durch den Kontakt zu Helfern reduziert werden? Ist es eine unerträglich werdende Situation der Schule oder Werkstatt? Ist es die chronische Überforderung belasteter Eltern? Welche Wünsche hat der u. U. nicht sprachfähige Betroffene? Wie können wir seine Handlungen als im Kontext sinnvoll verstehen? Geht es eigentlich um Therapie oder vielmehr um Kontrolle oder Fürsorge? Wer erlaubt uns einzugreifen, wenn die Betroffenen sich so verhalten, wie es ihrer Struktur und ihrem Lebensumfeld entspricht, ohne dass ihrerseits Wünsche nach Änderung erkennbar sind? Ist Therapie aufgrund von Zwang oder wohlgemeinten Fürsorgewünschen sinnvoll und ethisch überhaupt legitim? Wann geht es um Förderung, wann um Therapie? Wer definiert die Therapieziele? Ist Reduktion von Aggressivität ein aus Sicht der Betroffenen vertretbares Ziel, wenn ihnen andere Möglichkeiten des emotionalen Ausdrucks fehlen? Wer ist der eigentliche Patient i. S. des festgestellten Leidens? Wie sicher sind wir, wenn wir Anliegen stellvertretend für Menschen formulieren, die keine verbalen Ausdrucksmöglichkeiten haben? Passen unsere »Übersetzungen«? Welche Aufträge wollen wir annehmen?

All diese Fragen können in Therapieprozessen mit Menschen mit Intelligenzminderungen weit schwieriger zu beantworten sein als bei anderen Klienten. Und sie bedürfen ständiger Reflexion des eigenen Standpunktes.

Im Übrigen bewähren sich beim Umgang mit Menschen mit Intelligenzminderungen dieselben therapeutischen Grundhaltungen wie in jedem anderen Diagnostik- und Therapieprozess: Respekt den Beteiligten gegenüber, Neugier, der Blick auf Ressourcen. Gleichwohl kann der Verzicht auf die Benennung von Einschränkungen ebenso wie das Ausblenden von Ressourcen und besonderen Befähigungen individuelles Leid verstärken und auch die involvierten Helfersysteme überfordern. Es geht also um die Prüfung von Bekömmlichkeiten und neuen Wahlen, auch wenn nicht jede Wahl möglich erscheint.

Spezifisches Wissen über psychiatrische Störungen kann Therapeuten, Betroffene und ihre Familien oder Helfersysteme wirksam entlasten, wenn es gelingt, in einer Balance von Unter- und Überforderung neue Handlungsoptionen zu öffnen. Es wäre beispielsweise fatal, die Besonderheiten einer psychotischen Entwicklung bei all ihrer individuellen Varianz zu leugnen und gerade in akuten Situationen schnell wirksame Interventionen zu unterlassen. Genauso fatal erschiene allerdings, die Perspektivenvielfalt dauerhaft drastisch zu reduzieren und darauf zu verzichten, im Dialog erweiterte Sichtweisen zu prüfen.

Diagnostik und Therapie sind keine statischen Raster, sondern kontinuierliche Anregungen, deren Wirksamkeit und Berechtigung ständiger Überprüfung bedürfen. Dies setzt voraus, dass Therapeuten gegenüber ihren Voreingenommenheiten achtsam bleiben und den Anregungen der Betroffenen kontinuierlich Platz verschaffen. Der einzelne Therapeut mag hier an Grenzen geraten, die nur durch einen kontinuierlichen Austausch und nötigenfalls Respektlosigkeit gegenüber dem eigenen Konzept zu überwinden sind. Es gilt immer auch, die Chance des Überraschenden, des Unerwarteten mit großer Sorgfalt im Auge zu behalten und die darin enthaltenen Entwicklungsoptionen zu nutzen. Dabei sind uns Menschen mit Behinderung eine oft unerwartet große Hilfe. Als aktive Mitgestalter ihrer Welt sind sie, sofern wir uns dem öffnen, durchaus in der Lage, - gegebenenfalls vehement - darauf hinzuweisen, dass verallgemeinernde Theoriebildung an Grenzen stößt. Am Ende werden sich Betroffene und therapeutische Institutionen in dem Bewusstsein, dass beide keine trivialen manipulierbaren Maschinen sind, ständig fragend weiterentwickeln.

Dennoch haben auch die selbstorganisierten Foren Betroffener unterschiedliche Bekömmlichkeiten. Sie bergen ähnlich wie die klassischen Diagnose- und Therapieprozeduren die Gefahr monokausaler Zuordnung. So folgen beispielsweise manche Initiativen für Eltern von Kindern, die von vermehrter Unruhe betroffen sind, sehr stark einem Krankheitskonzept und üben damit zunächst eine große Sogwirkung aus. Sie reduzieren Unsicherheiten und erlauben eine Distanzierung von eigener Verantwortlichkeit und subjektivem Schulderleben (das leider auch durch für systemisch gehaltene Interventionen induziert wurde). Aber zugleich professionalisieren sich die Eltern dann häufig zu Experten, die Expertendialoge wünschen, und übernehmen damit neue, für sie sinnstiftende Rollen. Auf diesem Weg können aber die Unmittelbarkeit des Erlebens zwischen Kindern und Eltern und die Chance gemeinsamen Wachsens in eigener Verantwortung verloren gehen.

Es erscheint also ratsam, sich auf sehr unterschiedliche Auftragslagen gefasst zu machen. Systemische Therapeuten sollten ihren Klienten gegenüber offen sein, offen auch für das Risiko, nicht die gewünschte Therapie bereitstellen zu können. Diagnostik wäre dann eine Prozedur, die zunächst auf die Passung zwischen Therapie- und Klientensystem gerichtet ist. Dabei liegt es in der Verantwortung des Therapeuten, frühzeitig auf mögliche Wirkungen und Nebenwirkungen seines Vorgehens und auch auf mögliche Alternativen aufmerksam zu machen, damit die Betroffenen und ihre Angehörigen die für sie richtige Entscheidung treffen können. Wir befinden uns also stets in einem Wahlen ermöglichenden Korridor, innerhalb dessen alle Beteiligten ihre Entscheidungsspielräume nutzen können. Auch und gerade im Umgang mit Menschen, denen aufgrund von Behinderung nicht jede Wahl möglich ist und manche Wahl in vermeintlicher Fürsorge durch die Verantwortung übernehmenden Akteure im Kontext abgenommen wird, liegt es in der Verantwortung von Therapeuten, die Mitgestaltungspotenziale der Betroffenen zu eruieren, herauszufordern und ihnen eine auf ihre Potenziale zugeschnittene Bühne bereitzustellen, deren Nutzung wiederum in ihrer eigenen zu respektierenden Verantwortlichkeit liegt.

1.11 Annäherungen und Erfahrungen

Wir haben versucht, zunächst das wahrscheinlich für manchen Leser ungewohnte Terrain der Psychiatrie und Psychotherapie von Kindern und Jugendlichen mit einer Intelligenzminderung in groben Zügen zu umschreiben. Es schien uns wesentlich, einige Punkte zu benennen, die den professionellen Umgang mit diesen Menschen und ihre häufig heftigen »Lebensäußerungen« so belastend, schwierig, fordernd, aber auch so interessant, abwechslungsreich und fachlich herausfordernd machen. Wir denken, dass unsere »Weigerung«, Menschen mit Intelligenzminderung per se als »gestört« und »psychisch krank« zu sehen (wie es weiterhin hartnäckig die Klassifikationssysteme tun), eine grundlegende ethisch-menschliche Haltung ausmacht, die den Zugang zu diesen Kindern und Jugendlichen ermöglicht. Erst dann können wir die vielgestaltigen Äußerungsformen wahrnehmen und dabei erkennen, dass viele von innerseelischen Vorgängen geprägt sind, von einer Lebenskraft, einem Behauptungswillen, einer Suche nach Schutz, Sicherheit und Nähe, aber auch von konfliktreichen Beziehungskonstellationen, traumatischen Erfahrungen, Kränkungen, Wut und Ärger *…, eben wie bei allen Kindern und Jugendlichen.*

Behinderung als »soziale Konstruktion« darf uns nicht vergessen lassen, dass diese Kinder und ihre Familien von vornherein, sozusagen als wesentlich konstituierende Bedingung, Erschwernissen im Kontext der Intelligenzminderung unterliegen, mit denen sie ihr Leben gestalten müssen. Auch in inklusiven Kontexten, selbst in der Utopie einer inklusiven Gesellschaft wird es diese Erschwernisse geben und wir tun - aus tiefem Respekt - gut daran, diese ernst zu nehmen. Das bedeutet keinesfalls, die Kinder und Jugendlichen auf ihre kognitiven Defizite zu reduzieren, ganz im Gegenteil. Wir reden mit ihnen in Augenhöhe, beziehen sie in die Behandlungsroutinen (z. B. Familiengespräche) mit ein, wir reden über die Beeinträchtigungen und unterstützen die Kinder und Jugendlichen dabei - genauso wie nicht behinderte Klienten - ihr Leben leichter, angepasster, sicherer, freudvoller, selbstbewusster und selbstbestimmter zu gestalten. Dies auch - aber sicher nicht nur - auf der Basis psychologischer und psychiatrischer Hypothesen, auf die wir nicht verzichten dürfen.

2 Sichtweisen: Daten und Definitionen

2.1 Intelligenzminderung und geistige Behinderung

Menschen mit geistiger Behinderung werden auch heute noch, ausgelöst durch ihre meist unmittelbar spürbaren Beeinträchtigungen und gelegentlich durch außergewöhnliche körperliche Merkmale, eng mit Krankheit, »Gestörtheit« und genetischen Ursachen assoziiert und damit primär der Zuständigkeit medizinischer Disziplinen zugeordnet, auch wenn wesentliche Impulse für eine Verbesserung der Alltagsbewältigung dieser Kinder, Jugendlichen und Erwachsenen seit Jahrzehnten Disziplinen wie (Heil-)Pädagogik und Psychologie zu verdanken sind.

Die Überwertigkeit medizinischer Zuständigkeitswünsche könnte dem Bedürfnis geschuldet sein, jedwede Art von Einschränkung effizient, schnell und nachhaltig zu »beseitigen«, wenn es schon nicht gelungen ist, sie pränatal zu verhindern. Zu Kinderärzten und/oder den muliprofessionell aufgestellten Sozialpädiatrischen Zentren (SPZ) besteht ein über Jahre gewachsenes Vertrauen, es ist normal, zu ihnen zu gehen, alles andere zunächst ungewöhnlich. Zweifellos sind hier ganzheitlich psychische Aspekte integrierende Konzepte entstanden, auch mit einem Wissen um die Gefahren überzogener, auf die Beseitigung von Defekten gerichteter Förderziele. Wird die Akzeptanz der Grenzen von Entwicklung außer Acht gelassen, beispielsweise bei noch mehr Förderung und Überforderung von Eltern und Kindern mit sehr vagen Ergebnissen, ist mit erheblichen »Kollateralschäden« für die Familie zu rechnen. Unter solchen Prämissen können dann die Medizin und durch sie initiierten Fördertherapien vom Segen zum Fluch werden, indem sie der Akzeptanz des Nichterreichbaren und der Entwicklung einer ganzheitlichen Annahme des Kindes mit seinen Handicaps ebenso im Weg stehen wie guten Entwicklungsoptionen für alle Familienmitglieder.

Bei fast allen Menschen mit einer schweren Intelligenzminderung (IQ kleiner als 50) kann eine genetische Ursache resp. ein die fetale Entwicklung beeinträchtigender oder schädigender Einfluss festgestellt werden. Bei leicht intelligenzgeminderten Menschen liegt dieser Anteil bei zwei Dritteln. Bei einem Drittel gibt es keine sicheren Hinweise auf die ursächlichen Bedingungen der Intelligenzminderung (Neuhäuser u. Steinhausen 2003). Zudem wird angenommen, dass sich Intelligenz (besser: der gemessene Intelligenzquotient) in der Bevölkerung »normalverteilt« und daher von vornherein mit einem offensichtlich genetisch bestimmten Anteil von intelligenzgeminderten Personen gerechnet werden muss (»Normvariante«).

»Genetisch« umfasst hier - nicht ganz korrekt - sämtliche vorgeburtlichen biologischen Faktoren, die in einem »ursächlichen« Zusammenhang mit einer angeborenen Intelligenzminderung stehen. Sie erklären 30-60 % der Varianz. Hinzukommen Schädigungen des ZNS unter der Geburt (2-10 %) und Erkrankungen des Gehirns in der späteren Entwicklung (1-5 %). »Kulturell-familiär« bedingte Intelligenzminderungen werden auf 3-12 % geschätzt. Es bleibt immer noch ein beträchtlicher Anteil von ca. 30 % (v. a. bei den leichter beeinträchtigten Menschen (IQ 70-50), bei denen die Ursachen nicht bekannt sind (vgl. auch Tzschach u. Ropers 2007). Festzuhalten ist, dass zwischen dem genetischen Defekt und der Ausprägung der Intelligenzminderung kein linear-kausaler Zusammenhang besteht. Zwischen dem für sich schon komplexen »Genotyp« und dem »Phänotyp« sind eine Fülle von Faktoren wirksam, die zu einer mehr oder weniger breiten Varianz der phänotypischen Eigenschaften, u. a. eben auch der Intelligenzminderung, führen (vgl. Kap. 6 Verhaltensphänotypen).

Intelligenzminderung wird hier weder als Krankheit noch als Störung (unabhängig von den ursächlichen Bedingungen) verstanden, sondern als eine wesentliche konstituierende Bedingung *individuellen* Lebens. Der Begriff der geistigen Behinderung beschreibt den *psychosozialen Zustand* eines Menschen *mit einer signifikanten Intelligenzminderung* in einer konkreten Gesellschaft. Mit der Feststellung einer *geistigen Behinderung* sind daher sowohl die Möglichkeiten der individuellen Lebensgestaltung eines Menschen *mit* seinen besonderen (neuro-)psychologischen und kognitiven Bedingungen der Intelligenzminderung gemeint, als auch die Möglichkeiten, die ihnen die moderne Gesellschaft bietet, am gesellschaftlichen Leben teilzuhaben. Die Lebenssituation von Menschen mit einer Intelligenzminderung ist daher immer auch vom aktuellen historisch-gesellschaftlichen Kontext geprägt.

Aus systemischer Sicht ist Intelligenzminderung nicht Produkt der Autopoiese eines Systems, das damit sein Überleben sichert (»Problem einer Übergangssituation«; Lieb 2014, S. 147), sondern selbst konstituierendes Element des Systems. Intelligenzminderung ist kein Zeichen (»Symptom«) für den als »vorübergehend gedachten labilen Zustand eines Systems« oder das »Resultat einer Irritation des Systems« (ebd., S. 146 f.).

Intelligenzminderung ist insofern auch kein *»latenter«* Zustand wie etwa eine seelische Instanz oder ein innerseelischer Prozess, sondern besitzt eigene (neuro-)psychologische Gesetzmäßigkeiten, die wesentliche Aspekte der vielfältigen (manifesten) »Äußerungsformen« von Menschen mit Intelligenzminderung erklären können.

Intelligenzminderung als eine *Wesenseigenschaft* eines Menschen kennzeichnet weder eine Krankheit oder ein spezielles psychiatrisches Störungsbild, noch konstituiert sie eine *Andersartigkeit*, die es erlauben würde, jemanden mit dieser Eigenschaft außerhalb der Gattung Mensch zu stellen. In ihrem *Menschsein* unterscheiden sich Kinder, Jugendliche und Erwachsene mit Intelligenzminderung nicht von anderen Menschen. Sie sind - wie jeder Mensch - etwas Besonderes und Einzigartiges. Sie haben mit sich und ihrer Welt in je eigener Weise umzugehen gelernt und ihr Leben gestaltet. Von daher sind sie *selbstverständlicher* Teil der menschlichen Vielfalt, wie es die *UN-Konvention über die Rechte von Menschen mit Behinderungen* in den Allgemeinen Grundsätzen (Art. 3, Abs. d) anmahnt. Das bedeutet allerdings nicht, dass in der »Vielfalt« die evidenten Ungleichheiten und Unterschiede zwischen Menschen aufgelöst werden. Im gleichen Satz fordert die UN-Konvention daher auch die »Achtung vor der Unterschiedlichkeit von Menschen mit Behinderungen«.

Wesentliche Teile der Konvention bestehen aus sehr konkreten Forderungen bezüglich der *zusätzlichen* Mittel, die behinderte Menschen *»wegen ihrer Behinderung«* zur Verwirklichung ihrer Rechte brauchen. Die *Besonderheiten* von Menschen mit Intelligenzminderungen müssen also *respektiert* werden, weil nur so Teilhabeförderung i. S. der UN-Konvention gelingen kann oder - anders ausdrückt - Menschsein möglich ist.

Die Besonderheiten erklären sich wesentlich aus den kognitiven Beeinträchtigungen und ihren erheblichen psychosozialen Folgen. Es muss bekannt sein (z. B. durch differenzierte Diagnostik), an welcher Stelle, mit welchen Mitteln und mit welchen *subjektiven Zielen des Betroffenen* Unterstützung geleistet werden soll. Teilhabe bedeutet nicht die unbegrenzte Teilnahme an gesellschaftlichen Systemen, auf die der intelligenzgeminderte Mensch nur einfach zuzugreifen bräuchte, selbst wenn sie - wie in der Vision der inklusiven Gesellschaft - ungehindert zur Verfügung stehen sollten. Teilhabe bedeutet das bestmögliche »Einbezogensein« in gesellschaftliche Bereiche im Kontext der subjektiven Funktionsfähigkeiten (im Sinne der ICF 2010). Es ist ein komplexer Prozess der *subjektiven Lebensgestaltung* in konkreten gesellschaftlichen Verhältnissen.

Menschen mit Intelligenzminderung sind - als Teil der menschlichen Vielfalt - eine gesellschaftliche Realität (genauso wie z. B. Menschen mit eingeschränkter oder fehlender Hör- oder Sehfähigkeit, mit fehlenden oder nicht bzw. eingeschränkt funktionsfähigen Gliedmaßen oder mit schweren persönlichkeitsverändernden psychischen Störungen), die selbstverständlich immer mit einer - mehr oder weniger leidvollen - *subjektiven Realität* verknüpft ist. Dies zu leugnen oder schamhaft zu umschreiben oder lediglich als beliebige »Wirklichkeitskonstruktion« zu betrachten, wird dieser »harten« Realität nicht gerecht. Insbesondere respektiert sie nicht die subjektiven Lebensbedingungen der betroffenen Menschen. Die Ablehnung von Diagnostik im Sinne der kategorialen Feststellung z. B. einer Intelligenzminderung wird ethisch-humanistisch begründet, weil sie den Menschen auf seinen Defekt reduziert, ihn in aller Öffentlichkeit diskriminieren und der »Selektion« (in Sonderwelten) aussetzen würde. Diese erscheint als moralisch wertvolle Haltung, die der Autonomie und Selbstbestimmung von Menschen verpflichtet ist. Sie kann sich aber auch in eine desinteressierte Haltung der Selbstüberlassung beeinträchtigter Menschen wandeln.

Im fachlichen Diskurs wird also stets sorgfältig darauf zu achten sein, was sich hinter den häufig glaubenskriegsähnlich verfochtenen Debatten um Inklusion und Selbstbestimmung, um Diskriminierung und Stigmatisierung verbergen könnte.

Unbestritten ist, dass in der modernen Gesellschaft Menschen mit besonderen Beeinträchtigungen (insbes. solche mit Intelligenzminderung) eher ausgegrenzt, diskriminiert und an der Teilhabe am gesellschaftlichen Leben gehindert werden. Unbestritten ist aber auch, dass es sich dabei um politische und soziale Prozesse handelt, denen tatsächliche Normen und Werte der modernen, kapitalistisch verfassten Gesellschaft zugrunde liegen: Konkurrenz, Leistung, Stärke, Überlegenheit und Macht. Nicht die »Diagnose« Intelligenzminderung ist das Problem, sondern was in dieser Welt damit gemacht wird.

2.1.1 Prävalenz von Intelligenzminderung

Nach der Übersichtsarbeit von Roeleveld, Zielhuis a. Gabreels (1997) liegt die Prävalenz international für eine leichte Intelligenzminderung zwischen 0,39 und 5,76 % (für Deutschland geschätzt bei 3 %), die einer schweren geistigen Behinderung zwischen 0,28 und 0,73 % (für Deutschland geschätzt bei 0,4 %) der Bevölkerung. Die Schätzungen für »Lernbehinderung« (IQ-Werte zwischen 84 und 70) liegen bei 13 bis 15 %. Neuere Studien (Maulik et al. 2010) sehen international eine Prävalenz von Intelligenzminderung zwischen 0,6 % und 1,83 %. Für Deutschland wird eine Gesamtprävalenz von 2 bis 3 % angenommen (Steinhausen 2000).

In absoluten Zahlen bedeutet dies für Deutschland bei einer Wohnbevölkerung von ca. 83 Millionen, davon ca. 20 % Kinder und

Jugendliche (15,5 Mill.), etwa dreihunderttausend bis fünfhunderttausend Kinder- und Jugendliche mit Intelligenzminderung.

2.1.2 ICD-10 und Intelligenzminderung

Intelligenzminderung wird in dem internationalen Krankheitsklassifikationssystem ICD-10 definiert als

> »... eine sich in der Entwicklung manifestierende, stehen gebliebene oder unvollständige Entwicklung der geistigen Fähigkeiten, die zum Entwicklungsniveau beitragen, wie z. B. Kognition, Sprache, motorische und soziale Fähigkeiten« (zit. n. Remschmidt, Schmidt u. Poustka 2006).

Üblicherweise werden die »geistigen Fähigkeiten« mit zwei standardisierten Intelligenztests untersucht und in einem zusammenfassenden Wert über die gesamten getesteten psychologischen Funktionen ausgedrückt, dem sog. Intelligenzquotienten (IQ). Selbstverständlich drückt dieser globale Wert nicht alle Aspekte psychologischer Fähigkeiten und Fertigkeiten aus, selbst innerhalb der Tests gibt es teilweise signifikante Unterschiede zwischen den Ergebnissen einzelner Untertests. Dennoch erlaubt der IQ-Wert einen *orientierenden Hinweis* auf das gegenwärtige intellektuelle Funktionsniveau.

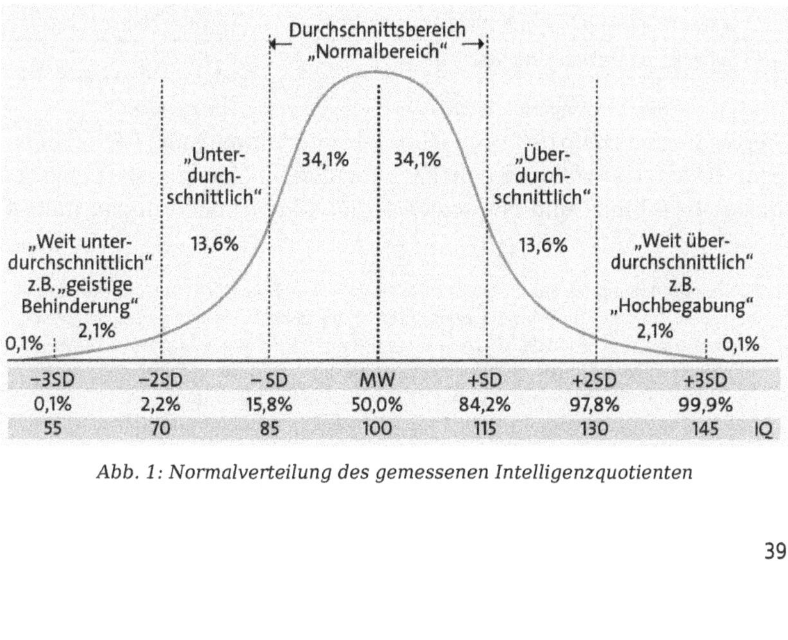

Abb. 1: Normalverteilung des gemessenen Intelligenzquotienten

Die üblichen Schweregradeinteilungen der Intelligenzminderungen sind keine biologisch oder psychologisch begründeten Dimensionen, sondern kategoriale Setzungen auf der Basis der Vorstellung, dass die IQ-Werte in einer Bevölkerung normalverteilt sind, d. h., sich in einem typischen Kurvenverlauf abbilden lassen (Abb. 1).

Statistischer Parameter des Kurvenverlaufs ist die sog. Standardabweichung (s oder SD). Leicht geistig behinderte Menschen sind daher keine »natürliche Menschengruppe«, sondern ihre Gemeinsamkeit liegt nur darin, dass sie einen IQ-Wert zwischen 70 und 50 haben, was der einfachen bzw. zweifachen Standardabweichung des Kurvenverlaufs entspricht.

Terminologie der ICD-10	**IQ-Werte**
Weit überdurchschnittliche Intelligenz	IQ > 129
Überdurchschnittliche Intelligenz	IQ = 115 bis 129
Normvariante = durchschnittliche Intelligenz	IQ = 85 bis 114
Niedrige Intelligenz (»Lernbehinderung«[4])	IQ = 70 bis 84
F70 Leichte Intelligenzminderung (leichte geistige Behinderung)	IQ = 50 bis 69
F71 Mittelgradige Intelligenzminderung	IQ = 35 bis 49
F72 Schwere Intelligenzminderung	IQ = 20 bis 35
F73 Schwerste Intelligenzminderung	IQ < 20

Tab. 1: Kategoriale Einteilung der Intelligenzausprägungen[4]

Werte, die unterhalb der zweifachen Standardabweichung (IQ < 50) liegen, werden als »schwere geistige Behinderung« kategorisiert (Tab. 1). Die weitere Einteilung der schweren Intelligenzminderungen (mittel-

4 Lernbehinderung ist ein ehemals schultechnischer Begriff (Kriterium der Zuweisung zur Sonderschule für Lernbehinderte), ohne dass eindeutige IQ-Grenzen definiert worden sind (ca. IQ von 60 bis 80) oder sich in der Praxis an solche gehalten wurde. Allerdings hat er sich im Jargon weitgehend etabliert.
In der ICD wird der Begriff unter F81.9 als Lernbehinderung o. n. A. erwähnt, aber nicht als Ausprägung einer Form von Intelligenzminderung. Der o. g. Begriff »Niedrige Intelligenz« wird nur im MAS gebraucht.

gradige, schwere und schwerste) wird im internationalen Schrifttum nicht mehr vorgenommen, weil die testpsychologische Differenzierung kaum noch möglich ist. Eine klinische Differenzierung erscheint gelegentlich durchaus hilfreich, wenn die z. B. auch in der ICD-10 beschriebenen Kriterien für die schweren und schwersten Ausprägungen einbezogen werden.

Zur Diagnose einer geistigen Behinderung nach der ICD-10 bedarf es zwingend der Ergänzung durch die Einschätzung der »Teilhabebeeinträchtigung« (Teilhabe am gesellschaftlichen Leben), wodurch erst die eigentliche »Behinderung« bedingt wird. In der ICD-10 werden die Ausprägungen der Intelligenzminderungen ausführlich in einigen Dimensionen beschrieben. Zur Feststellung einer Intelligenzminderung genügt die Ermittlung des IQ-Wertes.

Sowohl die ICD-10 (vermutlich auch die für 2018 angekündigte Nachfolgeversion ICD-11) als auch das DSM-5 kategorisieren »Intelligenzminderung« (ICD-10: »Intelligenzstörung«; DSM-5: »intellectual disability« bzw. »intellectual developmental disorder«) als eine Form von psychischer Störung. Allein im »Multiaxialen Klassifikationsschema für psychische Störungen des Kindes- und Jugendalters nach ICD-10 der WHO« (MAS)[5] der Kinder- und Jugendpsychiatrie werden die Intelligenzausprägungen auf einer eigenen Achse codiert. *Alle* Varianten der Intelligenz sind danach - jenseits aller ätiologischen Überlegungen - wesentliche Entwicklungsbedingungen und *keine psychiatrischen Störungsbilder.* Dies entspricht modernen Auffassungen, die wir oben bereits dargelegt haben.

5 Das Multiaxiale Klassifikationsschema für psychische Störungen des Kindes- und Jugendalters nach ICD-10 der WHO (Remschmidt, Schmidt u. Poustka 2006) ist in der deutschen Kinder- und Jugendpsychiatrie weitgehend akzeptierter und praktizierter Standard. Es erschien erstmals 1977 als deutsche Bearbeitung des im Auftrag der WHO erarbeiteten »guide to a multi-axial classification scheme for psychiatric disorders in childhood and adolescence« (Rutter, Shaffer a. Sturge 1975). Das MAS ist kein amtlich zertifiziertes Klassifikationssystem wie die ICD-10 und wird daher vom Deutschen Institut für Medizinische Dokumentation und Information (DIMDI) nicht veröffentlicht. Allerdings hat es in weiten Teilen die amtliche ICD-10 übernommen.

Eine abschließende Bemerkung zum Klassifikationssystem ICD: Die in der ICD vorgenommene Verknüpfung zwischen Intelligenzminderung und Verhaltensauffälligkeiten (z. B. *F70.1 Leichte Intelligenzminderung: Deutliche Verhaltensstörung, die Beobachtung oder Behandlung erfordert*) erscheint den Autoren recht problematisch, da sie leichtfertig eine Assoziation nahelegt und die Äußerungsformen nicht differenziert. Diese Verknüpfung entspricht nicht mehr dem derzeitigen Wissenstand: Menschen mit Intelligenzminderungen können alle Formen von Verhaltensauffälligkeiten und psychischen Störungen entwickeln, die entsprechend anderweitig klassifiziert werden sollten.

2.1.3 ICF und Intelligenzminderung

Die »ICF - Internationale Klassifikation der Funktionsfähigkeit, Behinderung und Gesundheit« (ICF 2010)wurde 2001 von der 54. Vollversammlung der WHO verabschiedet. Die ICF wird als »universell anwendbares« (ebd., S. 8) Klassifikationssystem aller *»Aspekte der menschlichen Gesundheit und einige gesundheitsrelevante Komponenten des Wohlbefindens«* (ebd.) akzeptiert. Das ihr zugrunde liegende komplexe »biopsychosoziale Modell von Behinderung« (besser »Paradigma«; vgl. ebd., S. 21) wird als wichtige Fortentwicklung bisheriger Sichtweisen und Konzepte über Behinderung anerkannt (vgl. z. B. Lindmeier 2005). Daher soll hier auch etwas ausführlicher darauf eingegangen werden.

Intelligenzminderung im Sinne der ICF ist eine »Störung der *Integrität«*, verstanden als *Funktionsbeeinträchtigung*, d. h. eine wesentliche Abweichung oder ein Verlust von *Intelligenzfunktionen*. Diese Einschränkungen führen im Konzept der ICF zu Beeinträchtigungen der *Aktivitäten* und deren Ausführung in verschiedenen Lebensbereichen. Dadurch kommt es zu weniger Einbezogensein in gesellschaftliche Bereiche *(Partizipation oder Teilhabe)* (siehe Abb. 1). Solche Bereiche *(Domänen)* sind lt. ICF:

1. Lernen und Wissensanwendung
2. Allgemeine Aufgaben und Anforderungen
3. Kommunikation
4. Mobilität
5. Selbstversorgung
6. Häusliches Leben
7. Interpersonelle Interaktionen und Beziehungen
8. Bedeutende Lebensbereiche (Erziehung, Bildung; Arbeit, Beschäftigung)
9. Gemeinschafts-, soziales und staatsbürgerliches Leben

Behinderung ist also Teilhabebeeinträchtigung infolge eingeschränkter Aktivität aufgrund von Funktionsstörungen oder Schädigungen. Die Unterscheidung zwischen der Funktionsbeeinträchtigung »Intelligenzminderung« (als kategoriale Setzung) und dem (dimensionalen) Folgezustand »geistige Behinderung« wird somit auch durch die ICF begründet[6]. Dies ist nicht als linearer Zusammenhang im Sinne eines »Krankheitsfolgenkonzeptes« zu verstehen, sondern als komplexer sozialer Prozess, in dem Menschen mit Beeinträchtigungen auf Lebensbedingungen mit behindernden »Barrieren« treffen, die sich negativ auf das individuelle Leben auswirken (vgl. Lachwitz 2013).

Im deutschen Sozialrecht wird diese Unterscheidung ebenfalls getroffen. Im § 2 des Sozialgesetzbuches IX (Rehabilitation und Teilhabe behinderter Menschen) heißt es:

> »Menschen sind behindert, wenn ihre körperliche Funktion, geistige Fähigkeit oder seelische Gesundheit mit hoher Wahrscheinlichkeit länger als sechs Monate von dem für das Lebensalter typischen Zustand abweichen und daher ihre Teilhabe am Leben der Gesellschaft beeinträchtigt ist. Sie sind von Behinderung bedroht, wenn die Beeinträchtigung zu erwarten ist.«

Kriterium für »Behinderung« ist also die Teilhabebeeinträchtigung und nicht die Funktionsstörung an sich.

6 Diese Unterscheidung wäre analog der Differenz »Geschlecht« (als biologisch definierte, natürliche Kategorie) und »Gender« (als dimensionale soziale Konstruktion von Geschlechtsdifferenzen).

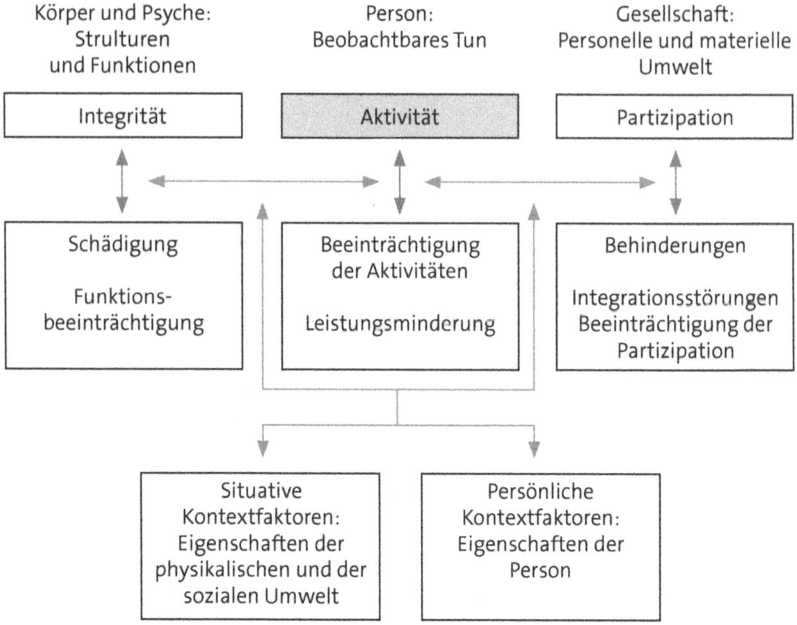
Körper und Psyche: Strulturen und Funktionen
Person: Beobachtbares Tun
Gesellschaft: Personelle und materielle Umwelt
Integrität
Aktivität
Partizipation
Schädigung
Funktions-beeinträchtigung
Beeinträchtigung der Aktivitäten
Leistungsminderung
Behinderungen
Integrationsstörungen Beeinträchtigung der Partizipation
Situative Kontextfaktoren: Eigenschaften der physikalischen und der sozialen Umwelt
Persönliche Kontextfaktoren: Eigenschaften der Person

Abb. 2: Das Modell der »Internationalen Klassifikation der Funktionsfähigkeit, Behinderung und Gesundheit« (ICF). Quelle: Bigger u. Strasser 2005, S. 247.

Das Konzept der ICF ermöglicht es, einige zusätzliche Aspekte des Behinderungszustandes mit einzubeziehen, die in den Diskussionen immer wieder zu Missverständnissen führen. Die sog. »situativen Kontextfaktoren« beziehen sich auf die »physikalische, soziale und einstellungsbezogene Umwelt, in der die Menschen ihr Leben gestalten« (ICF 2010, S. 19), also auf gesellschaftliche Bereiche (einschl. Familie), in denen die Funktionsbeeinträchtigung sich als Behinderung konstituiert. Behinderung ist also immer auch ein sozialer Sachverhalt sowohl als Ergebnis gesellschaftlicher Zuschreibungsprozesse, sozialer Deutungsmuster und struktureller Ausgrenzungen im Sinne einer »sozialen Konstruktion« als auch als (notwendige) Folge individueller Funktionsbeeinträchtigungen in komplexen Gesellschaften.

> Die »persönlichen oder personenbezogenen Kontextfaktoren« sind »der spezielle Hintergrund des Lebens und der Lebensführung eines Menschen« und umfassen sämtliche individuellen Merkmale, »die in ihrer Gesamtheit oder einzeln bei Behinderung auf jeder Ebene eine Rolle spielen können« (ebd., S. 20).

In unserem Kontext ist damit die subjektive Art und Weise gemeint, wie ein Mensch mit einer Intelligenzminderung sich selbst und seine Umwelt erlebt und wie er mit seiner Beeinträchtigung sein ganz persönliches Leben gestaltet.

Die beiden Kontexte sind natürlich untrennbar miteinander verwoben, weil die aktive subjektive Gestaltung der eigenen Entwicklung nach Maßgabe der individuellen Ressourcen unmittelbar von den persönlichen Beziehungen und den materiellen Bedingungen beeinflusst wird.

Selbstverständlich bestehen auch zwischen allen Aspekten von Integrität, Aktivität und Teilhabe komplexe Wechselwirkungen, wie Abb. 2 andeutet, die im Einzelfall kaum noch auseinanderzuhalten sind. Dennoch sollte durch ein sorgfältiges Assessment versucht werden, einzelne Aspekte aufzuklären, um damit geeignete, d. h. individuell passende Rehabilitationsmaßnahmen zu begründen. Unter systemischen Prämissen bedeutet dies die hypothetische Feststellung gegenseitig sich bedingender Transaktionsprozesse, die die Wirklichkeitskonstruktionen der Beteiligten prägen und zum Ausgangspunkt hilfreicher »Verstörung« festgefahrener Entwicklung werden können.

2.1.4 (Neuro-)psychologische Bestimmung von Intelligenzminderung

Um jeglichen Missdeutungen zuvorzukommen, sollte nochmals ausdrücklich betont werden: Jeder Mensch - auch der in seinen Hirnfunktionen schwerstbeeinträchtigte - ist in seinem Menschsein etwas Einzigartiges und Besonderes. Die Feststellung neurobiologischer und -psychologischer Defizite bedeutet nicht die Reduktion dieses Menschen auf seinen Defekt, sondern die Wahrnehmung eines Menschen mit seinen individuellen Beeinträchtigungen, die einen speziellen

Unterstützungsbedarf in der persönlichen Verwirklichung und Teilnahme am gesellschaftlichen Leben erforderlich machen (vgl. Sarimski 2003a; Meir-Korell 2003).

Bei Menschen mit Intelligenzminderungen finden sich je nach Schweregrad mehr oder weniger ausgeprägte *Beeinträchtigungen in verschiedenen Bereichen* (mod. n. Sarimski 2003a, b; 2006):

- Aufmerksamkeit und Wahrnehmung (Aufnahme und Erkennen sensorischer Reize)
- Geschwindigkeit der Verarbeitung von Informationen
- Größe des Arbeitsspeichers
- Quantitative Größe des Gedächtnisses; Wissensbasis
- Austauschmöglichkeiten mit der Umwelt
- Regulation emotionaler Reaktionen
- Erkennen relevanter Informationen (selektive Wahrnehmungsfähigkeit)
- Räumliche Wahrnehmungsfähigkeit
- Fähigkeit zur Ent-/Verschlüsselung verbaler Informationen
- Spracherwerb
- Fähigkeit zur Hemmung irrelevanter Reaktionen (durch interne Steuerungsprozesse)
- Automatisierte Informationsverarbeitungsprozesse und Strategien der mehrdimensionalen Bearbeitung
- Exekutive Funktionen (integrative und kontrollierende Prozesse zur Planung, Auswahl, Bewertung von Lösungsstrategien und zur Kontrolle ihrer Ausführung)
- »Theory of Mind« (Erkennen sozialer Situationen, Einfühlungsvermögen)

Ohne im Einzelnen auf die Bereiche eingehen zu können, wird unmittelbar ersichtlich, dass zur Bewältigung der Anforderungen des alltäglichen Lebens notwendige Fähigkeiten und Fertigkeiten nur im begrenzten Maße zur Verfügung stehen.

Die Betroffenen müssen daher besondere Anpassungs- und Bewältigungsstrategien (häufig auch Vermeidungsstrategien) entwickeln, um mit diesen Einschränkungen zurechtzukommen. So entstehen »subjektive Konstruktionen«, die funktional zur Anpassung an die Gegebenheiten und entsprechend zu *würdigen* sind. Im Entwicklungsverlauf werden sie durch soziale Erfahrungen modifiziert und je nach Entwicklungsstand den Lebensanforderungen angepasst. Häufig allerdings können sich - auch vermittelt durch eher negative soziale Erfahrungen - persönliche Strategien entwickeln, die zunehmend ihren ursprünglichen Sinn verloren haben und unangemessen, evtl. sogar selbstschädigend werden. In Anlehnung an Sarimski (2003a) können wir bei Kindern und Jugendlichen mit Intelligenzminderung einige solcher Verhaltensweisen beobachten, die einerseits unseren Respekt als funktionale Bewältigungsstrategien verdienen, andererseits aber - vor allem mit zunehmenden Lebensalter - *dysfunktional* und entwicklungshemmend werden:

- Neigung zu Ängstlichkeit
- Subjektive Hilflosigkeit (»erlernte Hilflosigkeit«)
- Vermeidungsstrategien bei herausfordernden Aufgaben
- Reduzierte Erfolgszuversicht
- Geringe Zuversicht in die eigenen Fähigkeiten
- Verstärkte Außengerichtetheit (Orientierung an sozialen Hinweisreizen)
- Einfaches stereotypes bzw. chaotisch wirkendes Verhalten in Selbstbeschäftigungssituationen (Spiel, Freizeit)
- Unsichere, ungewohnte Kontaktgestaltung
- Nähe-Distanz-Regulation
- Setzung starker Reize, z. B. Aggression
- Häufige Missverständnisse bzw. Unverständnis
- »Paradoxe« Reaktionsweisen
- Fehlende Konfliktlösungsstrategien

In der persönlichen Begegnung mit intelligenzgeminderten Menschen werden diese »Defizite« unmittelbar erfahrbar und als *typische* Ausdrucksformen *geistig behinderter* Kinder und Jugendlicher wahrgenommen. D. h., vor allem in den zuletzt beschriebenen Verhaltensäußerungen spiegeln sich bereits eine Fülle von sozialen Erfahrungen, und sie sind - sollten sie bestehen bleiben und in weiteren Prozessen verstärkt werden - Ausdruck der Negativspirale zunehmender Teilhabebeeinträchtigung. Schließlich: Unsicherheit, Ängste, auffällige Nähe-Distanz-Regulation, Vermeidungsstrategien sind wie bei allen Menschen eben auch Ausdruck dessen, wie Entwicklungsrisiken erst im Miteinander zu Störungen gerinnen.

Wenn Kommunikation gelingen soll, müssen die verschiedenen Einschränkungen *berücksichtigt* werden. Dieses »Ungleichgewicht« ist nicht vermeidbar. In betreuenden Kontexten müssen die Grenzen wahrgenommen werden, um angemessene, passende Lebensbedingungen herzustellen und entsprechende »Nachteilsausgleiche« zu schaffen (siehe Abschnitt 3.6). Manches ist ohne direkte personale Assistenz nicht möglich (Ausmaß der Abhängigkeit). Aus Sicht der Sonderpädagogik steht außer Zweifel, dass schulische Bildungsangebote entsprechend diesen Voraussetzungen gestaltet werden müssen, um Lernen und Entwicklung so zu unterstützen, dass die Betroffenen nicht ständig an ihren Einschränkungen scheitern. Diese implizite Anerkennung von etwas Fehlendem, also eines Defizits, gerät - aus unserer Sicht allerdings nur scheinbar - in Widerspruch zur Idee *der für das einzelne Individuum* uneingeschränkten Erreichbarkeit von Kompetenzen, Fähigkeiten und Fertigkeiten. Im Konzept der »individuellen Normalität« löst sich der Widerspruch auf zugunsten eines individuell je spezifischen Entwicklungskorridors.

In diagnostischen und therapeutischen Situationen müssen in Bezug auf Verhaltensauffälligkeiten und psychische Störungen bei intelligenzgeminderten Kindern und Jugendlichen noch sorgfältiger deren spezifische Besonderheiten berücksichtigt, um überhaupt Differenzierungen zu ermöglichen, die Interventionen begründen können.

In jedem Fall scheint es zu einem derzeit nicht auflösbaren Dilemma zu kommen zwischen der Feststellung von »Defiziten« zur Gewährung der notwendigen »Nachteilsausgleiche«, in welcher Form auch immer, und den damit verbundenen Kategorisierungen, Zuschreibungen und anderen Konstruktionen, die *per se* als »diskriminierend« verstanden werden. Es fragt sich, ob die Schlussfolgerung berechtigt ist. Eingangs wurde bereits festgestellt, dass die UN-Konvention dies nicht hergibt. In der ICF mit ihrem biopsychosozialen Modell wird diese Frage pragmatisch und ohne moralisierende Unterstellungen gelöst (s. o.).

2.1.5 Intelligenzminderung und Entwicklungspsycho(patho)logie[7]

Bei Kindern und Jugendlichen mit Intelligenzminderung spielt der Aspekt der Entwicklung in mehrfacher Hinsicht eine besondere Rolle.

Der Entwicklungsprozess besteht in einer ständigen Wechselwirkung zwischen Anlage (genetisch-biologische Ausstattung) und Umwelt (Familie, Kontexte, Ökologie) und führt zu einer stetig *fortschreitenden*, also zielgerichteten biologischen, psychologischen und sozialen Entwicklung der Person. *Zu jedem Zeitpunkt* im Verlauf der Entwicklung müssen andere individuelle Voraussetzungen angenommen werden (infolge *selbstorganisatorischer* Prozesse), die wiederum eine andere Qualität der Wechselwirkungen hervorbringen und damit neue Entwicklungsmöglichkeiten schaffen[8]. Insofern wird mehr auf die Dynamik des Entwicklungsprozesses als auf die psycho-emotionale Dynamik des Seelenlebens fokussiert (vgl. Došen 2010, S. 23). Die stets sich weiterentwickelnden individuellen Bedingungen, verstanden als komplexer aktueller Entwicklungsstand, sind sozusagen die »Bühne«, auf der sich die biologischen, psychologischen und sozialen Prozesse abspielen. *Das Entwicklungsalter eines Menschen bestimmt die Art und Weise der Auseinandersetzung mit sich selbst und mit seiner Umwelt* (vgl. Petermann, Niebank u. Scheidhauer 2004; Remschmidt u. Fombonne 1966).

7 Gegenstand der Entwicklungspsychopathologie sind die Entstehung und der Verlauf psychischer Abweichungen. Die Attribuierung des krankhaft Pathologischen ist jedoch nicht unproblematisch, wenn sie stigmatisierend die »Passung« des vermeintlich Pathologischen zu den individuellen und sozialen Entwicklungsoptionen ignoriert.

8 »... jede Entwicklung [ist] eine einmalige Geschichte der Selbstorganisation in einem einmaligen Beziehungsgeflecht mit einmaligen Erfahrungen ...« (Oerter et al., 1999).

Aus der Perspektive der Entwicklungspsycho(patho)logie muss davon ausgegangen werden, dass unter der Anlagebedingung »Intelligenzminderung« (im Sinne der Beeinträchtigung von Selbst- und Welterfahrung) die Wechselwirkungsprozesse qualitativ insofern beeinflusst werden, als das Begreifen von Welt in besonderer Weise und mit langsamerer Geschwindigkeit erfolgt. Umgekehrt erfährt die Umwelt (insbesondere die Familie) eine spezielle Form von Responsibilität, auf die sich z. B. die Eltern erst einstellen müssen und die ihnen die spontane Gestaltung der Mutter- und Vaterrollen erschweren kann.

In dieser Dynamik können erhebliche Risiken für die seelische Gesundheit der Beteiligten auftreten, indem sich weder ein sicheres, stabiles Bindungs- und Beziehungsmuster zu den primären Bezugspersonen noch ein eigenes sicheres und stabiles Bild von sich selbst und der Welt herausbilden kann. Unter Entwicklungsaspekten können dadurch die bereits verlangsamten Aneignungs- und Gestaltungsprozesse des Kindes zusätzlich beeinträchtigt werden, und zwar im Sinne eines abweichenden »Entwicklungspfades« (vgl. Sroufe 1997) bzw. unter dem Aspekt der Entwicklung psychischer Auffälligkeiten und Störungen.

Entwicklung vollzieht sich nicht nur von selbst, sondern besteht in einer *aktiven* Auseinandersetzung des Individuums mit seiner Umwelt und resultiert aus den ständigen Anforderungen der Gesellschaft an das Individuum. In diesen Prozessen kann die oftmals »eigentümliche« und ungewohnte Gestaltung der Beziehungen zur Umwelt infolge der kognitiven Beeinträchtigung ungewöhnliche, unangemessene Reaktionen der Umwelt auslösen, die wiederum die »Passung« der Anforderungen an die Voraussetzungen des Kindes erschweren. Am häufigsten sind die Anforderungen gleichzeitig überfordernd *und* unterfordernd, mal mehr, mal weniger, mal wechselnd je nach Situation. In diesem Prozess können im familiären Kontext bei den elterlichen Bezugspersonen Enttäuschung, Resignation, Ablehnung, Ausstoßungstendenzen entstehen, ebenso wie besondere Bereitschaften, Anstrengungen und Copingressourcen mobilisiert werden. Aufseiten des Kindes können sich Gefühle der Scham, Schuld, geringer Selbstwert, fehlende Identität ebenso entwickeln wie die Herausbildung eigentümlicher, äußerst »kreativer« und kraftvoller Bewältigungs- und »Überlebensstrategien«. Daher gilt es, den nächsten Aspekt in besonderer Weise zu beachten: Wenn das Ziel von Entwicklung die gelingende *Anpassung* an die Anforderungen des Lebens ist oder - in der systemischen Zuspitzung - letztlich das Überleben eines biologischen Systems gewährleisten soll, dann sind *alle* »Lebensäußerungen« - auch die »auffälligen«, abweichenden und leidvollen - in diesem Prozess gestaltet worden und daher von vornherein als solche (Entwicklungs-)Leistungen zu respektieren und zu würdigen.

»Normale« Entwicklung und »abweichende« Entwicklung folgen offensichtlich den gleichen Gesetzmäßigkeiten. Beide sind Ergebnis von Entwicklung, aber von unterschiedlich wirksamen Bedingungen und Faktoren. Diese können grob in zwei »Wirkungsstränge« aufgeteilt werden, einmal solche, die eher förderlich und unterstützend, und ein andermal solche, die eher hemmend oder schädlich wirken. Der eine Strang wären insgesamt die vorhandenen »Ressourcen«, der andere Strang die Summe der erfahrenen »Belastungen«. Beide Stränge befinden sich in einer ständigen komplexen zirkulären Wechselwirkung. Aus Sicht der Entwicklungspsycho(patho)logie (vgl. Schmidt 2000; Niebank u. Petermann 2000) begründet Intelligenzminderung als wesentliche Entwicklungsbedingung *immer* - sonst wäre eine solche Beeinträchtigung nicht vorhanden - einen *abweichenden Entwicklungsverlauf*, der im Vergleich zur statistischen Norm als »gestört« bezeichnet werden kann. Er bildet eine persönliche Entwicklungslinie eines Menschen ab, die in jedem Fall »flacher«, weil langsamer verläuft, auf der oder besser um die herum der zukünftige Entwicklungsprozess abläuft oder ablaufen wird. Je nach Schweregrad der intellektuellen Beeinträchtigung wird also ein persönlicher Entwicklungsverlauf innerhalb eines Korridors angenommen, der durch die überwiegend biologischen, aber wesentlich auch durch psychologische, weniger soziale Voraussetzungen definiert ist. Er stellt sozusagen den durchschnittlichen, weitgehend determinierten Entwicklungsverlauf eines Menschen unter diesen Voraussetzungen dar. Entscheidend aber ist:

All seine Lebensäußerungen sind unter diesem Aspekt Ausdruck seiner persönlichen »individuellen Normalität«. *Bewertungsmaßstab ist nicht mehr die durchschnittliche Norm der Gesamtpopulation, sondern es gelten die je persönlichen Voraussetzungen und deren Realisierung im Entwicklungsprozess.*

Für die Eltern kann die frühe Feststellung einer Intelligenzminderung ihres Kindes - hier abgesehen von den möglichen gravierenden Folgen für die familiäre Kohärenz - bedeuten, dass sie frühzeitig ein realistisches inneres Bild (»Repräsentation«) von ihrem Kind und seiner voraussichtlichen Entwicklung bekommen. Dies kann sie im Sinne der o. g. »individuellen Normalität« sehr entlasten und einen spontaneren Zugang zu ihrem Kind eröffnen.

Wesentliche Entwicklungsstränge des globalen Entwicklungsprozesses sind (siehe Abschnitt 3.5) die Kognition und Intelligenz, die emotionalen und sozialen Fähigkeiten und Fertigkeiten (»sozio-emotionale Entwicklung«)[9] sowie die körperliche Reife und - meistens - die motorischen Fähigkeiten[10]. Sie können durchaus mit *unterschiedlichen* Entwicklungsgeschwindigkeiten voranschreiten. Betroffene Menschen können daher ein »dissoziiertes« (»disharmonisches«, »asynchrones«) Entwicklungsprofil mit unterschiedlichen, teilweise sehr diskrepanten Entwicklungsständen aufweisen, insbesondere mit zunehmendem Lebensalter.

Die einzelnen Entwicklungsstände selbst werden wesentlich beeinflusst von den primären Bindungsgestaltungen und den sekundären Erziehungs- und Beziehungserfahrungen in der Familie oder in Heimen, von belastenden und häufigen traumatischen Lebensereignissen und von den ökologischen Bedingungen der näheren Umwelt.

9 Unter sozio-emotionaler Entwicklung wird verstanden die subjektive Art und Weise der Wahrnehmung und Verarbeitung sowie deren verhaltensmäßiger Ausdruck von Gefühlslagen, Stimmungen, emotionalen Reaktionen auf innere seelisch-körperliche Zustände sowie auf äußere soziale Reize, interaktionelle Abläufe bzw. die Kontaktgestaltung.

10 Diese Stränge können vergleichsweise valide gemessen und/oder aus Beobachtung geschlossen werden.

Und natürlich sind entscheidende Bedingungen die Art und Weise, wie der Mensch selber seine Erfahrungen mit seinen kognitiven Voraussetzungen erlebt und integriert (»subjektive Konstruktion«) und welche Möglichkeiten ihm die Gesellschaft bietet, an ihr teilzuhaben, bzw. wie sie ihn als »Behinderten« etikettiert und ausgrenzt (»soziale Konstruktion«). Eindimensionale, lineare Konzepte aus welcher Fachdisziplin auch immer können die Komplexität der Entwicklungsverläufe sowie ihre je individuelle Gestaltung nicht erklären. Sie können aber Einzelaspekte aufklären helfen, insofern sind sie unverzichtbar. Erst in einer »integrativen Gesamtschau« jedoch kann es gelingen, ein hinreichendes Abbild der Komplexität herzustellen. Bestätigt wird erneut, welche komplexen Bedingungen und Faktoren bei der Konstituierung des Sachverhaltes *»geistige Behinderung«* bei einem Menschen mit einer Intelligenzminderung bedacht werden müssen, um sowohl das lebens- und entwicklungsgeschichtliche Gewordensein als auch die soziale Konstruktion von »geistiger Behinderung« durch Zuschreibungen und Kontextbedingungen verständlicher zu machen.

Eine sehr wichtige Schlussfolgerung aus dem Konzept der »individuellen Normalität« ist, dass damit viele Verhaltensweisen als Ausdruck des individuellen Entwicklungstandes und insofern als »normal« wahrgenommen werden können. In Bezug auf die Unterscheidung zwischen auffälligen und nicht auffälligen Äußerungsformen oder - in der psychiatrischen Terminologie ausgedrückt - gestörten oder nicht gestörten Äußerungsformen geht es nun darum, *die Auffälligkeiten in ihren Abweichungen von den individuellen Entwicklungsständen zu differenzieren.*

Ein weiterer wichtiger Aspekt ist, dass bei intelligenzgeminderten Menschen die gewohnte Sichtweise, dass das Lebensalter mit dem Entwicklungsalter übereinstimmt, nicht mehr zutrifft, insbesondere wenn die Kinder älter werden oder im Jugendlichenalter sind. Vollends verunsichert wird unsere Alltagstheorie, wenn wir Menschen mit Intelligenzminderung begegnen, die darüber hinaus noch »dissoziierte« (oder »disharmonische«) Entwicklungsstände aufweisen, beispielsweise ein Lebensalter von 16 Jahren, einen kognitiven Entwicklungsstand eines 9-Jährigen, und sozio-emotional auf der Stufe eines 2-jährigen Kindes stehen. Dies bedeutet eine zusätzliche fachliche Herausforderung[11], während ansonsten die »Entwicklungsorientierung« für das kinder- und jugendpsychiatrische Denken selbstverständlich ist (s. ausführlicher dazu Abschnitt 3.5).

Die wissenschaftliche Herausforderung besteht in der Analyse und Bewertung der hochkomplexen Zusammenhänge und ihrer Nutzbarmachung für ein besseres Verständnis der Art und Weise der Lebensbewältigung von Menschen mit Intelligenzminderung, wie sie sich - in gleicher Weise wie nicht eingeschränkte Menschen, aber doch auch sehr besonders - als »Gestalter« ihres Lebens behaupten und gleichzeitig durch die Welt drumherum »gestaltet werden«. Konzepte der »Entwicklungspsycho(patho)logie« bieten hierzu bereits anschauliche Modelle. Einen wesentlichen theoretischen und praktischen Fortschritt insbesondere in Bezug auf das Verständnis von Verhaltensproblemen und psychischen Störungen dieser Menschen bietet das seit 2010 in deutscher Sprache vorliegende Lehrbuch von Anton Došen (2010). Eine Zusammenfassung seines Konzepts würde hier zu weit führen und dem komplexen Modell nicht gerecht[12].

2.1.6 Schlussfolgerungen für die Praxis

Die Ausführungen zeigen, dass die »Auflösung« der Funktionsbeeinträchtigung »Intelligenzminderung« weder (ideologisch) zulässig noch inhaltlich sinnvoll und hilfreich ist. Es liegt in der »Natur der Sache«: Intelligenzausprägungen jeder Art und unabhängig von der jeweiligen Entstehungsgeschichte sind *Wesenseigenschaften* eines Men-

11 »Um die Reife eines geistig behinderten Menschen ausreichend zu erfassen, bedarf es differenzierter Kenntnisse hinsichtlich seiner emotionalen, kognitiven und sozialen Entwicklung; denn bei Menschen mit geistiger Behinderung entspricht das Entwicklungsalter niemals der Anzahl der bereits gelebten Jahre, sondern bleibt - bezogen auf einzelne Entwicklungsbereiche oftmals unterschiedlich - weit hinter diesen zurück« (Senckel 1996, S. 18).

12 Eine differenzierte Darstellung des Konzepts findet sich in Kapitel 5 des Online-Materials (http://www.carl-auer.de/machbar/psychische_stoerungen_bei_kindern_und_jugendlichen_mit_intelligenzminderung).

schen und daher keine Störungen, Krankheiten oder Ausdruck von vorübergehenden Irritationen eines Systems. Zudem würden wir dem Betroffenen wenig gerecht werden, wenn wir ihm signalisierten, seine Einschränkungen seien einfach eine »soziale Konstruktion«, die sich Menschen unter spezifischen gesellschaftlichen Bedingungen ausdenken, oder sie seien - wie es im Kontext einer naiven Inklusionsdebatte gelegentlich geschieht - purer Ausdruck von Vielfalt und daher nicht weiter wesentlich.

Der als psychosozial gekennzeichnete Zustand »geistige Behinderung« ist ohne die Funktionsbeeinträchtigung Intelligenzminderung nicht denkbar. Die bereits zu einem sehr frühen Zeitpunkt beginnende Entwicklung von sog. behinderungstypischen Äußerungsformen ist zunächst unmittelbarer Ausdruck der kognitiven Funktionsbeeinträchtigungen, insofern unvermeidbar. Zunehmend im Verlauf psychosozialer Prozesse werden die Äußerungsformen, gemessen an den üblichen Normalitäten, als Abweichung, Verzögerung, Störung etikettiert, womit letztlich durch weitere soziale Prozesse »geistige Behinderung« konstruiert wird. Wir konnten zeigen, inwieweit sich hier das Konzept einer »individuellen Normalität« als hilfreich erweist, das jedem Menschen sein eigenes »Entwicklungstempo« innerhalb seines eigenen »Entwicklungskorridors« zuerkennt. Dieser wird damit nicht mehr an den (statistischen und psychosozialen) Normen einer Gesellschaft gemessen.

Damit werden Abweichungen und Auffälligkeiten nun doch wieder - was scheinbare Dysfunktionalität betrifft zumindest - zu einem größeren Teil in Gegenseitigkeit konstruiert und dürfen nicht allein an notwendig zu beschreibenden Einschränkungen und Beschreibungen der Menschen mit Behinderung festgemacht werden. Konkret heißt das, dass die beschriebenen Verhaltensphänomene sehr davon abhängen, welche »Behinderungen« die Interaktionspartner im Lebensumfeld dieser Menschen haben, wie »angemessen« sie mit diesen in Kontakt treten und welche Räume durch die jeweiligen Fähigkeiten und Einschränkungen des scheinbar nicht behinderten Gegenübers eröffnet oder verschlossen werden. Dies wird immer dann deutlich, wenn sich Menschen mit Behinderungen in unterschiedlichen Kontexten sehr unterschiedlich verhalten. Selbstwirksamkeitserleben, Unsicherheit, Ängste, auffällige Nähe-Distanz-Regulation, Vermeidungsstrategien sind wie bei allen Menschen eben auch Ausdruck dessen, wie Entwicklungsrisiken erst im Miteinander zu Störungen gerinnen. Es bedarf also aufseiten der Dialogpartner neben genauer Kenntnis der Risiken und Einschränkungen eines mindestens ebenso großen Wissens darum, wie und mit welchen Mitteln Kommunikation gelingen kann und wie Sprachlosigkeit im Miteinander soweit möglich zu überwinden ist, damit Sicherheit und Kompetenzen mit eigener Färbung sich entfalten können.

Der Respekt vor dem Menschen mit Intelligenzminderung begründet sich auf sein *Menschsein* und nicht darauf, dass man versucht, diese seine *existenzielle Bedingung* zu verleugnen. Im Sinne der UN-Konvention über die Rechte von Menschen mit Behinderungen muss alles getan werden, um die Bedingungen zu schaffen, dass diese Menschen ein zufriedenes und ausgeglichenes Leben führen können *mit* ihren Beeinträchtigungen. Eine Voraussetzung dafür ist sicher die weitmöglichste Teilhabe am gesellschaftlichen Leben, die von zahlreichen politischen, ökonomischen und sozialen Bedingungen abhängt, und dennoch wesentlich mitbeeinflusst wird von individuellen biologischen und psychologischen Voraussetzungen, von der körperlichen und seelischen Gesundheit und schließlich von den Möglichkeiten und Einstellungen der wichtigen, unmittelbaren Bezugspersonen.

Diese Formulierungen meinen nichts anderes als die Selbstorganisation des Individuums im Austausch mit seiner sachlichen und personalen Umwelt auf der Basis seiner biologischen und psychologischen Voraussetzungen. Der Entwicklungsprozess verläuft bei intelligenzgeminderten Menschen unter »erschwerten« Bedingungen. Sowohl die Beeinträchtigungen der kognitiven Funktion als auch die Reaktionen der Umwelt auf die Beeinträchtigungen beeinflussen den kommunikativen Austausch. Wir konnten nur ansatzweise auf die schwierige Diskussion der entwicklungspsychologischen und neuropsychologischen Bedingungen intelligenzgeminderter Kinder eingehen. Uns war wichtig darauf hinzuweisen, dass die basalen kognitiven Beeinträchtigungen stets am Anfang eines Entwicklungsprozesses stehen und diese Prozesse wesentlich und in typischer Weise mit beeinflussen. Das bedeutet, dass viele der »Äußerungsformen« aus der Logik dieser Entwicklung zu verstehen sind (und daher nicht als pathologisch zu werten sind). Gleichwohl können sie - wie bei nicht beeinträchtigten Menschen auch - dysfunktionalen, störungsspezifischen und entwicklungshemmenden Charakter annehmen und somit zum Thema von Veränderung (Interventionen) werden.

Die heil- und sozialpädagogischen sowie therapeutischen Herausforderungen beziehen sich daher - neben den üblichen Regelangeboten dieser Fachdisziplinen - wesentlich auf die individuellen und sozialen *Folgewirkungen* von Intelligenzminderung für die einzelne Person, für ihre Familie und in den sozialen Bezugssystemen, nicht auf die Intelligenzminderung selbst. Mit der Ratifizierung der UN-Konvention über die Rechte von Menschen mit Behinderungen 2009 in Deutschland mit ihrer zentralen Vision der »inklusiven Gesellschaft« könnte es gelingen, sich diesen Herausforderungen wirklich zu stellen.

2.2 Epidemiologie psychiatrischer Störungen

2.2.1 Prävalenzen von Verhaltensauffälligkeiten

Im Folgenden sollen knapp zusammengefasst die wesentlichen epidemiologischen Befunde aufgezeigt werden, um eine Vorstellung darüber zu vermitteln, wie viele Kinder und Jugendliche in Deutschland intelligenzgemindert sind und in welchem Ausmaß sie an zusätzlichen Verhaltensauffälligkeiten und psychischen Störungen leiden.

Sarimski (2007) zitiert in einer Übersichtsarbeit einige epidemiologische Studien, die auf der Basis von Fragebögen (Fremdbeurteilungen von Eltern, Lehrern, Betreuern) die Häufigkeit von auffälligem Verhalten untersuchen. Ermittelt wurden Prävalenzen von 26 bis 50 %. Die bekannteste Studie wurde in den Niederlanden 2002 von Dekker et al. durchgeführt (mit einer Prävalenz von 50 %). Sie erlaubt auch einen Vergleich zwischen »leicht Intelligenzgeminderten« (IQ 80-60) und »schwer Intelligenzgeminderten« (IQ 60–30): An erster Stelle stehen in beiden Gruppen »soziale Probleme«, gefolgt von den »Aufmerksamkeitsproblemen«; die Rangfolgen sind sehr ähnlich. Die schwerer intellektuell Beeinträchtigten zeigen mehr soziale Probleme, Aufmerksamkeitsprobleme, sozialen Rückzug, Denkstörungen, aber weniger Ängste/Depressionen, dissoziales Verhalten, körperliche Beschwerden und aggressives Verhalten als die leichter Behinderten. Soltau et al. (2015) ermittelten in einer Befragung der Lehrer von Förderschulen für geistige Entwicklung in Berlin mit der Child Behavior Checklist (CBCL) 52,4 % auffällige Schüler (46,6 % externale, 33,1 % internale, 20,3 % gemischte Auffälligkeiten). Bemerkenswert ist das Ergebnis, dass auch die internalen Auffälligkeiten (d. h. die »stillen«, weniger störenden Äußerungsformen) in großer Häufigkeit vorkommen und verstärkt beachtet werden müssen. Nach Dworschak et al. (2011) hielten die mit dem »Verhaltensfragebogen für Entwicklungsstörungen« (VFE) befragten Lehrer 52 % ihrer Schüler für behandlungsbedürftig. Nach Hennicke u. Bradl (1990) fanden sich auch in den Familien erhebliche Häufigkeiten von aggressiv-expansivem Verhalten zwischen 20–30 %, die von 42–56 % der Eltern als »sehr« bis »extrem« belastend eingeschätzt wurden.

2.2.2 Prävalenzen von psychischen Störungen (psychiatrischen Diagnosen)

Bereits vor knapp einem halben Jahrhundert stellten der englische Kinder- und Jugendpsychiater Michael Rutter und seine Kollegen als ein Ergebnis der berühmten Isle-of-Wight-Studien (Rutter et al. 1976) eine Prävalenz von 50 % psychischer Störungen bei Kindern und Jugendlichen mit Intelligenzminderung (IQ < 70) fest.

Strømme a. Diseth (2000) fanden bei einer Totalerhebung in einer norwegischen Region eine Prävalenz psychiatrischer Störungen von 42 % bei den schwerbehinderten und 33 % bei den leicht behinderten Kindern und Jugendlichen. Internationaler Konsens ist heute, dass die Prävalenz psychischer Störungen bei intelligenzgeminderten

Kindern und Jugendlichen zwischen 30 % und 50 % liegt oder, anders ausgedrückt, dass die Wahrscheinlichkeit, an einer psychischen Störung zu leiden, bei ihnen 3-4-mal größer ist als bei nicht intelligenzmäßig beeinträchtigten Kindern (Remschmidt, Schmidt u. Poustka 2006).

Die Zahlen von Emerson (2003), siehe Tab. 2., sind insofern von Bedeutung, als sie den Vergleich mit nicht beeinträchtigten Kindern auf Diagnoseebene erlauben. Zunächst wird die teilweise dramatisch höhere Belastung von Intelligenzgeminderten mit psychiatrischen Störungen deutlich. Bemerkenswert ist allerdings, dass die *Rangfolgen* der Häufigkeiten nahezu identisch sind. An erster Stelle stehen in beiden Gruppen »Störungen des Sozialverhaltens«, gefolgt von den »emotionalen Störungen«. Die größten Häufigkeitsunterschiede gibt es in den »behinderungsnahen« Auffälligkeiten (Hyperaktivität, tief greifende Entwicklungsstörungen, Tic-Störungen). Damit ist gemeint, dass diese Auffälligkeiten im Zusammenhang mit Funktionsstörungen des Gehirns stehen. Eher geringer sind die Unterschiede bezüglich emotionaler, affektiver und Angststörungen.

Psychische Störung	**IM Kinder (n=264)**	**Nicht beeinträchtigte Kinder**	**Odds ratio**[13]
Emotionale Störungen	9,5	4,1	2.4
Angststörungen	8,7	3,6	2.5
Depression	1,5	0,9	1.7
Störung des Sozialverhaltens	25,0	4,2	7.6
Hyperaktivität	8,7	0,9	10.0
Tiefgreifende Entwicklungsstörung	7,6	0,1	74.7
Tic-Störung	0,8	0,0	15.3
Essstörungen	0,4	0,1	3.5

Tab. 2: Prävalenz von ICD-10-Diagnosen bei Kindern mit und ohne Intelligenzminderung im Alter von 5 und 15 Jahren (n=10438; in %; Emerson 2003; Übers.: K. H.)[13]

13 Die Zahl der »Odds ratio« in dieser Tabelle gibt an, um wie viel größer bei Kindern mit Intelligenzminderung gegenüber nicht beeinträchtigten Kindern ist, die entsprechende Störung zu entwickeln.

Auch wenn Prävalenzen dieser Größenordnung immer die Frage nach den durchaus diskutablen Kriterien von Normalität aufwerfen (für intelligenzgeminderte *und* nicht intelligenzgeminderte Kinder und Jugendliche), dürfte unstrittig sein, wie häufig doch emotionale Störungen bei Kindern mit Intelligenzminderung vorkommen. Dies zu ignorieren, kann den Betroffenen den Weg zu angemessener Hilfe erheblich erschweren.

Neben den von Emerson (2003) genannten Häufigkeiten für einzelne Störungsbilder finden sich in der Literatur Hinweise auf erhöhte Prävalenzen für psychotische Störungen (Schizophrenien), bipolare affektive Störungen (»manisch-depressive Störungen«), Persönlichkeitsstörungen (z. B. »Borderline«-Persönlichkeitsstörung) und hohe Raten auch bei Zwangs- und Angststörungen (bei Letzteren insbesondere beim fragilen X-Syndrom) sowie Depressionen. Zunehmend geraten posttraumatische Belastungsstörungen ins Blickfeld mit Prävalenzzahlen bis zu 60 % (Mevissen a. de Jongh 2010).

2.2.3 Zusammenfassung der epidemiologischen Befunde

Nach übereinstimmenden Einschätzungen von Eltern und Lehrern sowie nach epidemiologischen Studien haben Kinder und Jugendliche mit Intelligenzminderung ein hohes Risiko, zusätzliche Verhaltensauffälligkeiten und psychische Störungen zu entwickeln, und zwar aller Formen und Störungsbilder. Das Risiko ist 3–4-mal höher als bei nicht intelligenzgeminderten Kindern und Jugendlichen (internationaler Konsens). Die Prävalenzen liegen zwischen 30 und 50 %. Ein großer Teil drückt damit seelisches Leiden aus. Körperliche Krankheiten und weitere Beeinträchtigungen kommen teilweise deutlich häufiger vor als bei intellektuell nicht beeinträchtigten Kindern und Jugendlichen.

Nicht nur die nach außen gerichteten (»externalen«) expansiv-aggressiven Äußerungsformen stellen ein Problem dar, sondern auch die emotionalen, eher nach innen gerichteten (»internalen«, »stillen«) Verhaltensweisen. Letztere werden häufig nicht als Problem wahrgenommen, weil sie weniger störend und destruktiv wirken und nicht dem für typisch gehaltenen Bild vom »geistig Behinderten« entsprechen (»overshadowing«). Aus psychiatrischer Sicht drücken sie allerdings eher seelisches Leiden aus als die externalen Äußerungsformen.

2.2.4 Risikoerhöhung

Die vermehrte »Anfälligkeit« (Vulnerabilität) für Verhaltensauffälligkeiten und psychische Störungen lässt sich nur zum Teil durch genetische Dispositionen erklären. Bedeutsam sind psychosoziale Faktoren wie Irritationen bei der Herstellung früher sicherer Bindungen, verschiedenste Traumatisierungen, Versagenserlebnisse, Erfahrungen von Fremdbestimmtheit und geringere Chancen, sich im Sozialkontext selbstwirksam und bedeutsam zu erleben. Diese Risiken sind zusätzlich zu den bekannten entwicklungspsychologisch beschriebenen Risiken des Lebens wirksam wie z. B. familiäre Konflikte, Trennungen und Scheidungen, emotionale und erzieherische Vernachlässigungen, Armut, Ein-Eltern-Familie, psychische Störungen und psychosoziale Belastungen der Eltern.

2.2.5 Schlussfolgerungen

Das persönliche Leiden, das sich hinter den *zusätzlichen* Verhaltensauffälligkeiten, psychischen Störungen und körperlichen Erkrankungen und Behinderungen verbergen kann, muss aus psychiatrischer Sicht dringend Anlass sein, sich diesem verstärkt und genauer anzunehmen, und zwar in allen Lebenskontexten von Menschen mit Intelligenzminderung (Familie, Schule, WfMB, Einrichtungen der Behindertenhilfe). Das bedeutet nicht nur eine erweiterte Wahrnehmung der »Äußerungsformen« dieser Menschen, sondern auch sehr konkret die frühzeitigere Einleitung entsprechender pädagogischer und/oder therapeutischer Unterstützungen, *nachdem* eine entsprechende »Diagnostik« stattgefunden hat. All diese Menschen sind infolge der *zusätzlichen* Probleme in ihrer Teilhabe am gesellschaftlichen Leben behindert, was gerade unter inklusiven Aspekten Hilfen und Unterstützungen notwendig macht.

Für die Familien, für die Lehrer in den Förderschulen, für die pädagogischen Mitarbeiter in der Behindertenhilfe bedeuten die hohen Prävalenzen eine erhebliche Herausforderung, die sie oftmals an die Grenzen ihrer körperlichen und seelischen Belastungsfähigkeit bringt, mit entsprechenden Risiken für ihre eigene Gesundheit.

Die eingangs angedeuteten unterschiedlichen Sichtweisen sollten zugunsten gemeinsamer Anstrengungen zusammengeführt werden, die darauf gerichtet sind, verstärkt die Voraussetzungen zu schaffen, dass auch Menschen mit Intelligenzminderung ein »normales« Leben führen können. Dazu gehört auch, dass sie alle Hilfen und Unterstützungen bekommen, die sie *wegen* ihrer Behinderung brauchen, ganz im Sinne der »UN-Konventionen über die Rechte von Menschen mit Behinderungen« (2009), einschließlich psychiatrisch-psychotherapeutischer Diagnostik und Therapie. Seelisches Leiden gehört zum *Menschsein* dazu, und wer würde dies geistig behinderten Menschen absprechen?

2.3 Körperliche Erkrankungen und zusätzliche Behinderungen

Die Übersicht in Tab. 3 zeigt die Häufigkeit zusätzlicher Erkrankungen und Beeinträchtigungen bei Menschen mit Intelligenzminderungen:

Epilepsie	14-40 %
Motorische Behinderungen (ICP)	5-40 %
Sehbehinderung	10-50 %
Hörbehinderung	5-30 %
Seh- und Hörstörung	20 %
Demenzentwicklung z. B. Rett-Syndrom, Desintegrative Psychose, Landau-Kleffner-Syndrom	immer verbunden mit IM
Diverse sonstige körperliche Erkrankungen	häufiger

Tab. 3: Zusätzliche Erkrankungen und Beeinträchtigungen bei Kindern und Jugendlichen mit Intelligenzminderung

Da Intelligenzminderung nicht als Krankheit zu verstehen ist, können die genannten Krankheiten und Beeinträchtigungen nicht als »Komorbiditäten« verstanden werden, sondern schlicht als Ereignisse, die bei Menschen mit Intelligenzminderung vorkommen, und zwar in erheblicher Häufigkeit. Diese können jedoch - wie bei jedem Menschen - Auswirkungen auf die seelische Gesundheit haben. Dies gilt sowohl für die Erkrankung selbst als auch für die Folgen der verabreichten Medikation. Eine besondere Rolle spielen dabei die cerebralen Anfallsleiden (Epilepsien), deren psychiatrische Begleitsymptome eine zusätzliche differenzialdiagnostische Herausforderung darstellen. Dazu sei auf Kap. 9 des Online-Materials verwiesen.[14]
Weitere körperliche Belastungen und Störungen ergeben sich, wenn die Intelligenzminderung Teil einer breiteren Symptomatologie ist, der weitere genetische Syndrome zugrunde liegen. Beispielhaft seien hier Herzfehler genannt sowie die in Tab. 3 aufgeführten Störungsbilder. Schließlich sind metabolische Störungen zu beachten, z. B. Störungen des Fettstoffwechsels oder Über- und Unterfunktionen der Schilddrüse. Vor allem Letztere können mit erheblichen Verhaltensproblemen einhergehen. Nicht zu unterschätzen sind die Risiken für metabolische Störungen, die durch Psychopharmaka bedingt sind, zumal sie bei Menschen mit Behinderungen überdurchschnittlich oft verschrieben werden.

Für die Betroffenen selbst, aber auch für die Familie, ergeben sich aus den genannten körperlichen Symptomen weitere zusätzliche Belastungen, die bewältigt werden müssen.

14 http://www.carl-auer.de/machbar/psychische_stoerungen_bei_kindern_und_jugendlichen_mit_intelligenzminderung.

3 Systemische Fragen an die Diagnostik

3.1 Vorbemerkung

Diagnostik ist ein komplexer Erkenntnisprozess (im Rahmen eines fachlichen Theorie- und Erfahrungsgebäudes), an dessen Ende eine Diagnose steht, also eine mehr oder weniger tiefgründige Beschreibung eines aktuellen persönlichen Zustandes oder auch nur eine kategoriale Feststellung, z. B. des Schweregrades einer Intelligenzminderung oder der Zuordnung zu einer Ziffer aus den Klassifikationssystemen (ICD-10, DSM-5). Da sie abhängig ist vom Bezugssystem einer Fachdisziplin (manchmal auch von Alltagstheorien) sollten Einschätzungen als *Hypothesen* (die allerdings mehr oder weniger »sicher« sein können[15]) aus dieser speziellen Perspektive verstanden werden und nicht als absolute Wahrheiten.

In Abschnitt 2.1 konnten wir zeigen, wie notwendig und nützlich die Unterscheidung zwischen Intelligenzminderung und geistiger Behinderung ist, aber auch, welche Fallstricke sich auftun, wenn wir die betroffenen Menschen auf ihre Funktionsbeeinträchtigung reduzieren.

Zunächst also ist die Diagnostik der Intelligenzminderung mit den gegenwärtigen testpsychologischen Verfahren im Prinzip unproblematisch - analog der *Feststellung* jeder besonderen Funktionsbeeinträchtigung eines Menschen, wie z. B. angeborener oder auch früh erworbener motorischer und sensorischer Beeinträchtigungen

15 Die testpsychologische Diagnostik eines Intelligenzniveaus ist eine wesentlich »sicherere« Aussage als die »klinische Einschätzung« eines Psychiaters oder die Feststellung eines Sonderpädagogen nach seinen Erfahrungen mit dem Schüler. Wenn allerdings die klinische oder pädagogische Einschätzung mit dem psychologischen Testbefund übereinstimmt, gibt es eine größere Sicherheit. Psychiatrische Diagnosen sind nicht so sicher wie naturwissenschaftliche Befunde (z. B. Laborwerte über eine Organfunktion) oder sichtbare organische Veränderungen bei bildgebenden Untersuchungsverfahren. Ob sie immer zuverlässig für eine »wirkliche« Störung oder Krankheit sprechen, ist häufiger unklar und nur in der Zusammenschau mehrerer Befunde möglich.

und schwerer chronischer Erkrankungen[16]. Wie die betroffene Person selbst mit ihren Einschränkungen umgeht und wie sie durch psychosoziale Erfahrungen im Laufe der Entwicklung in ihrem Denken, Erleben, Fühlen und Verhalten geprägt wird, ist Thema einer weiteren Diagnostik.

Die (Differenzial-)Diagnostik von Verhaltensauffälligkeiten bei Kindern und Jugendlichen mit Intelligenzminderung muss daher mehrere Fragen untersuchen:

1. In welchem Ausmaß ist das Kind oder der Jugendliche in seinen Intelligenzfunktionen beeinträchtigt? Hierbei wird eine basale individuelle Eigenschaft festgestellt, die maßgeblich alle anderen Ebenen beeinflusst (»Intelligenz«- und/oder »Leistungsdiagnostik«).[17]
2. Zwischen körperlichen Beeinträchtigungen und Intelligenzminderung einerseits sowie zwischen körperlichen Befindlichkeiten und Verhaltensauffälligkeiten andererseits bestehen häufig enge Zusammenhänge, die im Rahmen einer medizinisch-körperlichen Diagnostik abgeklärt werden müssen.
3. In welcher Form und in welchem Ausmaß werden die verhaltensmäßigen, emotionalen und sozialen »Äußerungen« des Kindes oder Jugendlichen von der Intelligenzminderung geprägt - durch das Kind / den Jugendlichen selbst, durch die Erziehungs- und Beziehungssituation in der Familie und durch die Erfahrungen in außerfamiliären Kontexten? Hier geht es um

16 Die Tatsache einer Intelligenzminderung muss nicht unbedingt eine andere, eher negativere Qualität oder einen größeren hinderlichen Einfluss auf die Lebensqualität haben als die Tatsache z. B. einer Taubheit, Blindheit oder spastischen Tetraparese. In jedem Fall kommt es darauf an, wie der Betroffene seine Beeinträchtigung in sein Leben integriert und wie die familiären und sozialen Bedingungen diese Wahrnehmung beeinflussen.

17 Die Frage werden *alle Beteiligten* sofort und ohne Aufhebens bei allen körperlich, sensorisch oder anderweitig beeinträchtigten Menschen stellen und beantworten. Im System der Förderschulen gehört es zur Routine, den sog. »Förderbedarf« auf der Basis testpsychologischer Diagnostik auszuschließen oder festzustellen.

Äußerungsformen, die *in enger Beziehung* zu der Beeinträchtigung in seinen kontextuellen Bedingungen stehen, also darum, wie das Kind / der Jugendliche seine Beeinträchtigungen in seine Welt integriert hat, wie die Lebenswelt der Familie damit umgeht und welche Teilhabechancen vorhanden sind und/oder wahrgenommen werden können (Diagnose des Ausmaßes der geistigen Behinderung resp. der Teilhabebeeinträchtigung).

4. Und schließlich: Sind die Äußerungsformen Ausdruck einer persönlichen Situation, die - wie Rotthaus (2015, S. 18) es in Bezug auf Angststörungen ausdrückt -

> »durch ihre Intensität, ihre Dauer und dadurch, dass sie bei Betrachtung des situativen Kontextes als unangemessen erschein[en?]. Das Kind oder der Jugendliche sieht keine Möglichkeit, die Angst [oder im weiteren Sinne seine seelische Situation; Anm. K. H.] erträglich zu machen oder zu bewältigen. und sowohl seine Lebensqualität als auch seine Entwicklungschancen werden erheblich beeinträchtigt.«

Hierbei geht es also um die Frage, inwieweit die Äußerungsformen als eine seelische Störung resp. eine individuelle Leidensform gesehen werden können (psychiatrische Diagnostik).

Selbstverständlich sind diese Ebenen eng miteinander verschränkt, und manchmal sind die Unterscheidungen kaum zu treffen. Trotzdem macht es Sinn, sie auseinanderzuhalten, der Klarheit wegen und weil daraus unterschiedliche Auftragslagen, Haltungen und Hypothesen folgen.

Noch eine zweite Anmerkung, bevor wir die einzelnen Ebenen etwas genauer betrachten. Diagnostik und Therapie sind kaum zu trennen. Diagnostische Einschätzungen - wie auch immer ermittelt oder ausgehandelt - haben stets auch eine Wirkung auf persönliche Sichtweisen, Haltungen, Meinungen, Beziehungskonstellationen in der Familie oder der Peergroup usw. und sind Anlass zu Handlungen, die verändern. Versteht man Diagnostik als einen gemeinsamen Suchprozess nach guten Lösungen, so hängt der Erfolg wesentlich von der Art und Weise der Einbeziehung der Kinder und Jugendlichen sowie ihrer wichtigsten, Orientierung gebenden Bezugspersonen ab. Von Beginn an stehen Wertschätzung, Respekt und Auslotung von Potenzialen im Vordergrund. Aus der Art der Ankopplung »Klientensystem« - »Therapiesystem« werden sich »beiläufig« Veränderungen ergeben, die häufig schon mit der Kontaktaufnahme der Familien begonnen haben.

Am Anfang steht der Auftrag einer Familie oder eines Klienten, ein Auftrag aus eigenem Antrieb oder von Dritten veranlasst, vielleicht sogar erzwungen. Wenn Familien oder Einzelne Aufträge formulieren und damit in Kontakt treten, können bereits therapeutische Prozesse beginnen, indem beispielsweise der Wille bekundet wird, etwas zu verändern, zu klären oder sich einfach zu behaupten. Die schon lange vorher bestehenden Sichtweisen werden bestätigt, infrage gestellt oder verworfen. Zweifel werden beseitigt, gängige Umgangsroutinen verfestigt oder verändert, neue Erfahrungen eingebaut.

Und dazu noch: Lange bevor überhaupt fachspezifische (pädagogische, psychologische, psychiatrische) Diagnostik durchgeführt wird, haben die Eltern sich selbst oder bei Nachbarn, Verwandten, Freunden oder bei wichtigen »Sozialagenten« wie Pfarrern, Lehrern, Kindergärtnern, Polizisten zu vergewissern versucht, was mit ihrem Kind los ist. Sie sind also angefüllt mit Vermutungen, Befürchtungen, Überzeugungen, wenn sie zur Diagnostik kommen. Jede Familie erwartet folglich etwas anderes.

Wie Familien auf die neuen Befunde, Erkenntnisse und Hypothesen reagieren, hängt von einer Vielzahl von Faktoren ab: Wollte die Familie selbst die Diagnostik oder wurde sie zur Diagnostik geschickt? Welche Familienmitglieder wünschen überhaupt Anregungen und welche sind aus welchen guten Gründen dagegen? Was spricht dafür, Neuem gegenüber skeptisch zu sein? Was muss nach dem Eindruck der Familienmitglieder unbedingt geschützt werden? Passen Ergebnisse der Diagnostik nicht oder noch nicht in »das Weltbild« der Familie, wird man sich fragen müssen, ob die Familie gut vorbereitet war, ob das Timing der Diagnostik stimmte, an welcher Stelle die Familie im Prozess verloren ging. Das Wohl des Kindes dürfte allerdings kaum noch im Vordergrund stehen, wenn sich hinter der ständigen Suche nach neuen Spezialisten (Doktor- bzw. Diagnose-Shopping) lediglich der Wunsch verbirgt, trotz spürbarer Belastung der Betroffenen Ängste und Befürchtungen im Hinblick auf mögliche neue Sichten zu vermeiden.

Von außen beispielsweise durch Jugendamt oder Schule veranlasste Diagnostik wird im günstigsten Fall respektiert - vor allem, wenn Familien selbst nicht als Schuldige angeklagt werden und die Kinder und Jugendlichen es in ihrem Lebensumfeld dann leichter haben. In anderen Fällen sehen sich Familien durch derartige Prozeduren in ihrer Sicht auf eine »feindliche« missgünstige Welt bestätigt, die sie selbst aus der Verantwortung nimmt und u. U. zu weiterer Delegation von Verantwortung führen kann.

Diagnostik ist immer Teil eines Prozesses mit ungewissem Ausgang und unter manchmal nicht überschaubaren Bedingungen. Es ist also Bescheidenheit angesagt und auch Behutsamkeit im Sinne einer Offenheit des Diagnostikers gegenüber den Bedürfnissen der Anfragenden oder der Geschickten, ohne dabei die evtl. ermittelten »harten Realitäten« zu verdrängen.

Darüber hinaus gibt es einige zusätzliche Aspekte, die besonders bei Kindern und Jugendlichen mit Intelligenzminderung beachtet werden sollten.

3.2 Diagnostik der Intelligenzminderung

Bereits die Auftragslage ist offensichtlich klärungsbedürftig. Wer ist »Diagnostiknehmer«, wer »Diagnostikgeber«, wer ist »Auftraggeber« und wozu soll das Ganze gut sein?

Eine 14-jährige Jugendliche hat einen schulischen Leistungsabfall. Sie war schon immer eine eher schwache Schülerin im Förderschwerpunkt Lernen. Jetzt wirkt sie zunehmend traurig und resigniert. Die Schule wünscht eine psychiatrische Diagnostik. Im Rahmen dieser Diagnostik könnte beispielsweise eine Intelligenzminderung »diagnostiziert« werden mit weitreichenden Folgen für die berufliche Perspektive der Jugendlichen. Kann die Jugendliche nun selbst über die Diagnostik entscheiden, nachdem sie umfangreich informiert wurde, oder entscheiden andere? Wie sind die Eltern vorbereitet? Wann ist der richtige Zeitpunkt für Diagnostik und zu welchem Zeitpunkt können »Diagnostizierte« und Bezugspersonen die Ergebnisse von Diagnostik am besten verarbeiten?

Kinder und Jugendliche mit Intelligenzminderung sind zumeist Empfänger von Diagnostik, ob sie wollen oder nicht. Eher selten streben sie selbst eine Intelligenzdiagnostik an. Auftraggeber sind jedenfalls in der Regel Eltern, Schule[18], Jugendhilfe, Arbeitsagenturen, niedergelassene (Förder-)Therapeuten und Ärzte. Ihnen geht es um die Frage, ob der Entwicklungsrückstand, die Verhaltensauffälligkeit oder die Leistungsprobleme mit der kognitiven Leistungsfähigkeit des Kindes etwas zu tun haben. Eine große Zahl von Kindern leidet unter den Folgen von Fehleinschätzungen. Auch wenn sie nicht explizit nach einer Form der Diagnostik fragen, sind sie doch interessiert zu erfahren, was da los ist und wie man etwas positiv beeinflussen kann. Eine solche Konstellation erscheint unproblematisch, weil alle Beteiligten an einer Klärung interessiert sind. Dennoch bleiben einige wesentliche Fragen:

Gab es *vorher* einen für die Beteiligten nachvollziehbaren, auf einen *Informed Consent* - eine „informierte Zustimmung" - gerichteten Austausch, bei dem die Wirkungen und Nebenwirkungen der möglichen Diagnose »Intelligenzminderung« diskutiert wurden? Was bedeutet die mögliche Diagnose vor allem für den weiteren Lebensweg des Kindes? Wird hiermit eher nur »Realität« eingeführt oder ein Lebensweg zementiert? Fühlen sich die Kinder und Eltern eher stigmatisiert oder erleichtert, weil viele Probleme verstehbarer werden? Wird das Zusammenleben dadurch einfacher, müssen neue Handlungsweisen und Beziehungsgestaltungen erlernt werden oder dreht sich die »Spirale« der Zuschreibungen einer Behinderung nun verstärkt? Die Einbeziehung der Kinder in diese Prozesse ist unab-

18 Ein sog. »Förderausschussverfahren« (z. B. zur Klärung der Frage, ob nicht eine Intelligenzminderung in einem solchen Ausmaß vorliegt, dass eine spezielle Förderung z. B. in der Förderschule für geistige Entwicklung notwendig und sinnvoll ist) kann ohne Einverständnis der Eltern durchgeführt werden. Ob die Eltern dann den entsprechenden Empfehlungen folgen, ist allerdings ihre Entscheidung.

dingbar und es sollten Angebote der pädagogisch-psychologischen Begleitung gemacht werden.

Diagnostik ist durchaus ein Prozess in Gegenseitigkeit. Kinder und Jugendliche mit Intelligenzminderungen haben häufig einen sehr feinfühligen Blick auf professionelle Helfer. Günstige Bedingungen entstehen, wenn das Kind und die Bezugspersonen den Diagnostiker als nicht nur am Defekt orientiert erleben und wenn sie sein Interesse an ihren Fähigkeiten spüren. Eine der Voraussetzungen für »heilsame Lösungen« ist von allen Beteiligten empfundene »Sicherheit im therapeutischen Raum« (siehe Kapitel 2 der Online-Materialien)[19]. Kinder, Jugendliche und Eltern sollten sich sicher fühlen, dass ihnen mit Wertschätzung und Akzeptanz begegnet wird.

Anamnestische Prozesse sollten so gestaltet sein, dass Kinder und Eltern das Gefühl haben, dass man nicht nur an den Einschränkungen, den nicht erreichten allgemeinen Entwicklungszielen, sondern auch und insbesondere an den Fähigkeiten des Gegenübers interessiert ist. Das bedeutet nicht, dass Einschränkungen ignoriert werden.

Beispielsweise sind Anamnesefragebögen häufig sehr pathologieorientiert. Schnell wird deutlich, wie viele Entwicklungsaufgaben, wenn überhaupt, verspätet erledigt werden. Die Fragen nach Normabweichungen werden den Selbstwert des Kindes vermutlich nicht steigern, möglicherweise bei Eltern alte Schuldgefühle mobilisieren. Beginnt ein Kind beispielsweise erst mit 19 Monaten zu laufen, kann man dies einer Entwicklungspathologie zuschreiben. Fragt man jedoch, wie die Mutter es geschafft hat, ein Kind mit schweren peripartalen Belastungen trotz aller Schwierigkeiten beim Laufbeginn so gut zu unterstützen, dass es doch noch laufen lernte, wird sich die Atmosphäre ändern – ebenso wie bei der Frage an das Kind, woher es die Stärke hat, nach einem so schwierigen Start noch so viel zu erreichen.

Diagnostiker sollten nicht der Illusion erliegen, dass Testergeb-

19 http://www.carl-auer.de/machbar/psychische_stoerungen_bei_kindern_und_jugendlichen_mit_intelligenzminderung.

nisse mehr sind als Orientierungspunkte. Der IQ allein sagt nur Orientierendes zu Lebensoptionen. Aber diese Orientierung allein kann erhebliche Klarheiten schaffen, wenn sie eine Richtung oder einen Weg vorgibt oder - wie wir unten ausführlicher zeigen werden - einen Entwicklungskorridor individueller Normalität. Vor allem bietet er für die Eltern, Betreuer, Lehrer eine gewisse Sicherheit, weder unter- noch überfordernd, also dem Entwicklungsstand gemäß mit dem Kind umzugehen (s. Abschnitt 3.6). Und der gibt Hinweise, in welchem Ausmaß Assistenz angezeigt ist. Unbestritten ist auch, dass der IQ-Wert der valideste Prädiktor für Schulerfolg und damit für viele kulturelle Leistungen ist. Über das Ausmaß der »geistigen Behinderung« oder wie wirklich der Alltag bewältigt wird, sagt er aber nur sehr bedingt etwas aus. Gut eingebettete, nachvollziehbare und an die Fragestellungen der Familie anschließende Diagnostik kann also Teilhabechancen erhöhen.

IQ-Werte variieren von Testsituation zu Testsituation und in Abhängigkeit vom Untersucher, aber auch vom Befinden des Kindes oder Jugendlichen. Er erfordert in jedem Fall ein hohes Maß an Erfahrenheit, nicht nur mit Intelligenzminderung, sondern auch mit psychiatrischen Phänomenen, die die kognitive Leistungsfähigkeit beeinträchtigen (schwere ADHS, Depression, Psychose, schwere Belastungen und Traumatisierung). Der so erfahrene Untersucher wird diese einschränkenden Bedingungen berücksichtigen. Er wird in jedem Fall zwei anerkannte Testverfahren benutzen und nicht nur den globalen IQ-Wert feststellen, sondern in verschiedenen »Untertests« »Stärken« und »Schwächen« erkennen.[20] Er wird im Rahmen der Testsituation weitere Fähigkeiten und Fertigkeiten wahrnehmen und beschreiben

20 Dissoziierte Ergebnisse in den Untertests können für die Kinder und Jugendlichen zu erheblichen Belastungen werden: Die Betroffenen sind in einem Bereich kompetent, während sie kaum Befähigungen in anderen Bereichen zeigen. Der Umgebung ist es dann teils unmöglich zu entscheiden, was das jeweilige Kind kann und was nicht. Auch für die Kinder selbst und ihre Peers bleibt unklar, wann etwas gekonnt wird und wann nicht. Viele der Betroffenen, die diese Situation reflektieren können, nehmen sich als besonders inkompetent wahr.

(so z. B. Fähigkeiten in Bezug auf die Alltagsbewältigung, auf soziale Kompetenzen und Kontaktgestaltung). Und er wird vor allem eine vertrauensvolle Beziehung herstellen, wenn nötig in mehreren Sitzungen. Übereilte Diagnostik kann hier zu erheblichen Fehlurteilen führen.

Vom Diagnostiker ist also große Vertrautheit mit seinen Instrumenten, deren Potenzial und deren Einschränkungen zu erwarten. Klienten müssen gut vorbereitet und der Zeitpunkt »angemessen« gewählt sein. Oft wird vorschnell »Intelligenz« »getestet«, wenn beispielsweise aufgrund psychischer Veränderungen noch kein valides Ergebnis zu erwarten ist.

Abschließend verweisen wir zur wesentlichen Ergänzung und Vertiefung auf das Handbuch zur »Diagnostik bei Menschen mit geistiger Behinderung« von Stahl u. Irblich (2005) sowie auf die AWMF-Leitlinien »Intelligenzminderung« (Häßler 2016).

3.3 Medizinisch-körperliche Diagnostik

Fragen nach körperlichen Einflussgrößen auf Verhalten spielen bei Menschen mit Intelligenzminderungen eine wichtige Rolle. Auch wenn die Gefahr einer medizinischen Überakzentuierung zu bedenken ist, wird besondere Achtsamkeit im medizinischen Bereich von vielen Familien im Ankopplungsprozess sehr geschätzt. Allerdings erfordert sie in der Regel aufseiten der Untersucher viel Zeit und Einfühlungsvermögen. Menschen mit Behinderungen haben häufig Erfahrungen mit Diagnoseverfahren und Behandlungen, die - mögen sie noch so notwendig sein - nicht immer verstanden und traumatisch verarbeitet wurden.

Diese Traumata treten erst allmählich in das Bewusstsein der therapeutisch oder pädagogisch Tätigen, obwohl sie bei gezielter Nachfrage häufig eruiert werden können.

Die medizinische Anamnese erfordert gleichermaßen viel Geduld, wenn man Entwicklungsbesonderheiten erfassen will, und Einfühlungsvermögen, um die bereits an anderer Stelle angesprochene Fokussierung auf »Pathologisches«, »Defizitäres« oder »Nicht-Erreichtes« zu vermeiden. Es kann also nicht allein um statistische

Normabweichung gehen, sondern immer auch um das, was Kinder und Eltern unter einschränkenden Entwicklungsbedingungen letztendlich erreicht haben. Damit verändern sich notwendig die Maßstäbe. Soweit eben notwendig müssen medizinische Diagnostik und entsprechende Maßnahmen den Betroffenen nachvollziehbar begründet werden, damit nicht der Eindruck entsteht, dass auch hier über den »Behinderten« hinweg diagnostiziert und Ohnmacht induziert wird.[21]

Allein die körperliche Untersuchung ist in der Regel aufwendiger. Bei der neurologischen Untersuchung müssen vielleicht Untersuchungsschritte erst vorgeführt werden, damit sie leichter erfassbar sind. Häufiger sind, um Überforderung zu vermeiden, mehrere Untersuchungstermine angezeigt. Ebenso kann es notwendig sein, beispielsweise die Motorik im Alltag zu beobachten bzw. Angehörige zu befragen.

Bewährt hat es sich, den Kindern und Jugendlichen besondere Anerkennung zukommen zu lassen für den Mut bei der Blutentnahme, das Mitmachen und die Geduld beim EEG sowie die Überwindung der Angst vor größeren technischen Apparaturen wie beispielsweise Kernspintomografen. In angstinduzierenden Untersuchungssituationen ist die Anwesenheit vertrauter, gut instruierter Bezugspersonen hilfreich. Praxen und Untersuchungsräume in Kliniken müssen kindgerecht gestaltet sein, auch für körperlich behinderte Kinder gut zugänglich, und schließlich sollten die Ergebnisse der Untersuchungen so gut wie eben möglich anschaulich erklärt werden.

Zusammenfassend hat die medizinische Diagnostik bei Menschen mit Behinderungen einen hohen Stellenwert. Sowohl organmedizi-

21 Aktuell beobachten wir insbesondere bei Pflegekindern eine Zunahme der Diagnose »Fetales Alkoholsyndrom (FASD)«, die z. T. allein aus bestimmten Verhaltensweisen des Kindes bzw. von äußerlich sichtbaren »Stigmata«) abgeleitet wird. Nur am Rande sei angemerkt, dass die Trennschärfe keinesfalls so eindeutig ist, wie gelegentlich nahegelegt wird. So erleichternd eine derartige Diagnose für die Pflegeltern sein kann, so sehr sie u. U. Gefühle eigener Insuffizienz reduziert, so sehr muss andererseits die Frage geklärt sein, wie die oft vulnerablen Kinder die Information erleben, dass ihre leiblichen Eltern sie nicht nur abgegeben, sondern ihnen auch schweren Schaden zugeführt haben (vgl. Becker, Hennicke u. Klein 2015).

nische Einflüsse auf kognitive Funktionen (u. a. Schilddrüsenstörungen, Stoffwechselerkrankungen, Epilepsien, Seh- und Hörstörungen, Artikulationsschwierigkeiten und Sprachverständnisprobleme, Medikamentenneben- und -wechselwirkungen) als auch die emotionale Befindlichkeit (u. a. Schmerzzustände, Verdauungsprobleme, Schlafstörungen, neurogene Störungen der Blasenfunktion oder der Darmentleerung) sind zu beachten.

3.4 Diagnostik psychischer Störungen zwischen »Overshadowing« und »Underreporting«

Menschen mit Intelligenzminderungen gelten - wir haben das oben ausgeführt - als von psychischer Not besonders belastet. Prävalenzen psychiatrischer Störungen sind höher als in anderen Bevölkerungsgruppen. Ganz überwiegend zeigen Kinder und Jugendliche insbesondere mit leichten Intelligenzminderungen vergleichbare psychische Störungen wie andere Kinder. Vor allem bei Kindern und Jugendlichen mit deutlicheren Intelligenzminderungen können Verhaltensauffälligkeiten und psychische Störungen jedoch auch sehr spezifische Färbungen haben (z. B. Formen selbstverletzenden Verhaltens).

Diagnostik erfordert bei diesen Kindern Geduld, Interdisziplinarität und die Bereitschaft, sich auf die Kommunikationskanäle der Kinder einzulassen, ihre Sprache zu sprechen oder zu erlernen. Die Einbeziehung des Umfelds ist von besonderer Bedeutung, um zu einem komplexeren Verstehen zu gelangen - darüber hinaus ist sie eine wesentliche Ressource im Therapieprozess. Diagnostik gelingt vor allem, wenn sie viele Blickwinkel zur Verfügung stellt.

Ein Jugendlicher mit einer Intelligenzminderung reagiert zunehmend aggressiv. Sowohl die Wohnheimbetreuer als auch die Mitbewohner erlebt er nach einem Gruppenwechsel vor einem Jahr als zunehmend bedrohlich. Kinder- und jugendpsychiatrisch würde man hier zumindest eine paranoide Entwicklung diskutieren. Demgegenüber würden Pädagogen möglicherweise eher die chronische Überforderung des Jugendlichen sehen, zumal sich die Symptomatik verstärkt hat, seitdem einige »vermeintlich stärkere« Jugendliche in die Gruppe gekommen sind. Pädiater würden vielleicht ihr Augenmerk auf das Anfallsleiden und dessen medikamentöse Einstellung richten.

Die Diagnostik psychiatrischer Störungen bei Menschen mit Intelligenzminderung erfordert neben fundierten Kenntnissen der allgemeinen Psychopathologie Wissen über die spezifischen Ausgestaltungen emotionaler Äußerungsformen.

Die Diagnostik von Verhaltensauffälligkeiten und deren Zuordnung bei Menschen mit Intelligenzminderungen ist charakterisiert durch besondere Herausforderungen, die sich auch in widersprüchlichen Interpretationen je nach Profession der »Untersucher« widerspiegeln. So ist zu differenzieren, ob Verhalten eher im Rahmen der Intelligenzminderung und hieraus resultierenden Verhaltensbesonderheiten oder im Rahmen einer psychiatrischen Störung zu verstehen ist. Hier wären beispielsweise Stereotypien oder das nicht selten anzutreffende Phänomen zu nennen, dass Menschen mit Behinderungen im Selbstgespräch Ereignisse nachbearbeiten, die sie beeindruckt haben, teils (u. U. zeitlich verzögert) in Rede und Gegenrede, teils sich selbst laut mit den Anforderungen der Umwelt selbst beschimpfend - nicht zu verwechseln mit dem Stimmenhören bei psychotischen Prozessen. Andererseits besteht die Gefahr, dass psychische Störungen nicht erkannt werden, weil auffälliges Verhalten monokausal als Folge von Behinderung interpretiert wird (»diagnostic overshadowing«) (Reiss, Levitan a. Szyszko 1982). Kommunikative Hemmnisse führen vielleicht dazu, dass Phänomene psychischer Störungen wie beispielsweise Halluzinationen nur unzureichend mitgeteilt werden (»underreporting«). Differenzialdiagnostisch kommt erschwerend hinzu, dass körperliche Beschwerden (vom Zahnschmerz bis zur Obstipation) häufig aufgrund mangelnder Ausdrucksmöglichkeiten nicht berichtet und die hieraus resultierenden Verhaltensänderungen missverstanden werden. Diagnostische Einschätzungen erfordern deshalb neben besonderer Expertise beim »Untersucher« die Einbeziehung von Kontaktpersonen, die die Betroffenen sehr genau kennen und Veränderungen vielleicht differenzierter wahrnehmen, als dies in der Kürze einer Sprechstunde möglich ist.

Unter den Diagnosekriterien müssen gerade auch nonverbale Parameter und Verhaltensänderungen besonders beachtet werden wie beispielsweise das vermehrte angstbesetzte Starren in eine Ecke des Raumes, was möglicherweise auf eine Psychose hindeutet, Schlafstörungen, deutliche Aggravierung bisheriger Verhaltensweisen, Interessenverlust, Passivität, unerklärliche Aggressivität, erhebliche Stimmungsschwankungen etc. Stets ist die Möglichkeit der Multikausalität von Verhalten zu beachten.

- Welche Veränderungen gab es in der Umgebung, in der Familie (z. B. Trennungen)?
- Gab es traumatisierende oder überfordernde Situationen, die z. B. Erregungszustände begründen könnten?
- Gab es nachvollziehbare oder nicht nachvollziehbare Entwicklungsknicks?
- In welchen Situationen genau tritt das auffällige Verhalten auf?
- Wurden körperliche Veränderungen beobachtet?

Eine genaue Zuordnung von Verhaltensweisen zu den sogenannten Störungsbildern kann im Einzelfall nicht oder erst im Laufe der Zeit gelingen. Immer sollten wir auch prüfen, wann Verhaltensauffälligkeiten nicht auftreten, welche Lösungen bislang erfolgreich waren, welche Sinneserfahrungen stabilisierend wirken, wo besondere Fähigkeiten liegen, die Problembewältigung unterstützen können, und welche Interaktionspartner Betroffene am besten und mit welchen Mitteln unterstützen können.

Diagnostik betrifft auch die Frage, welche Vorerfahrungen mit Helfern nützlich waren und welche nicht, welche Nöte und welche Coping-Potenziale in der Familie oder anderen sozialen Kontexten anzutreffen sind und wie schließlich Krisen bislang schon erfolgreich bewältigt wurden. Und nicht zuletzt betrifft Diagnostik auch die Resonanzen der Diagnostiker:

- Welchen Impulsen folge ich aus welchen Gründen und in wessen Auftrag?
- Wie gehe ich mit Überforderung um?
- Vertraue ich auf die Ressourcen der Kinder und Jugendlichen und

auf deren Eltern?

- Arbeite ich gern mit Menschen mit Behinderungen?
- In welche Muster lasse ich mich gern einbinden?
- Gelingt mir die Orientierung an den Anliegen der Familie oder mache ich Vorgaben »auf Expertenniveau«?
- Wie ist mein Kontext und welchen Erwartungen will/muss ich entsprechen?
- Und was ist mein emotionales Erleben beim Thema Behinderung?
- Folge ich dem Tempo der Familie und habe ich sie über Wirkungen und Nebenwirkungen der Diagnostik informiert?

Eine unserer jüngeren Kolleginnen mit einem großen Faible für die Erfindung kreativer Therapien bat Jugendliche (mit Intelligenzminderungen), sich im Laufe des stationären Aufenthaltes mit Blick auf die Erreichung ihrer Ziele selbst einzuschätzen (sicherlich auch eine Art Diagnostik). Den Jugendlichen erschien das sehr hilfreich, und die Therapeutin hatte keinen Zweifel an ihrer Kompetenz. Hilfreich war offenbar eine Zusammenarbeit auf Augenhöhe.

3.5 Diagnostik und familiäres System: Systemische Erkundungen von Bezugsfeldern

Kinder und Jugendliche mit Intelligenzminderungen stellen Familien vor manchmal extreme Herausforderungen, mit denen sie wenig vertraut sind und für die es im privaten und erweiterten Umfeld meistens keine Modelle gibt. »Spontanes« elterliches Erziehungsverhalten, wie es in der Regel in der eigenen Sozialisation erfahren wurde, reicht häufig nicht aus. Angemessene Strategien des Umgangs und der Bewältigung der Anforderungen können erst im Laufe der Entwicklung erlernt werden. Die überwiegende Mehrheit der Familien kann dies engagiert bewältigen. Wie sie das schaffen und welchen Preis sie evtl. dafür zahlen, ist von großem diagnostischem Interesse, darf aber nicht zum Gegenstand »brutaler Interessiertheit« werden. Der Blick in die familiären Welten und die befassten Helferkontexte darf nicht zu zusätzlicher Stigmatisierung führen.

Therapeuten zeigen sich hier unterschiedlich forsch. Es gibt solche, die Nachfragen erst dann stellen, wenn sich aus den Äußerungen der Familien hierfür Anhaltspunkte ergeben. Andere wiederum gehen in der Befragung eher direktiv vor und machen von Beginn an deutlich, dass sie aus ihrer Erfahrung heraus nicht sinnvoll arbeiten können, wenn nicht für bestimmte Beziehungskonstellationen im Umfeld die Kooperationsbereitschaft auch im Sinne eigener Veränderungsmotivation geklärt sind. Wichtig ist, die eigene Position transparent zu machen und einen Informed Consent bei den Betroffenen und deren Bezugspersonen zur Vorgehensweise herzustellen.

Eltern von Kindern mit Behinderungen erfahren sehr früh die Begleitung von Helfersystemen, die einerseits die familiäre Homöostase irritieren und die andererseits als hilfreich und unterstützend erlebt werden können. Es empfiehlt sich, die Bedeutung der psychosozialen Helfer für die Familie zu erfragen, nicht zuletzt, weil diese Erfahrungen auch Einfluss auf die Beziehungsgestaltung der Familien nehmen können.

So sahen wir beispielsweise einen 15-jährigen Jugendlichen mit einer deutlichen Behinderung und einer Autismusspektrumsstörung zusammen mit seinen Eltern. Der Junge habe sich nach Beschreibung der Eltern in den letzten Jahren erheblich verändert und zeige z. T. sehr expansive Verhaltensmuster. Das machte er dann auch im Vorgespräch zur Aufnahme. Der Sonderpädagoge und der Autismusexperte waren bei der Aufnahme dabei. Wir waren erschrocken, dass niemand dem aggressiven Verhalten Einhalt gebot. Dies kann leicht zu der Idee führen, Eltern seien »überprotektiv« oder resigniert. Im weiteren Verlauf verstanden wir, dass die Eltern von den professionellen Helfern aufgefordert wurden, das gezeigte Verhalten zu ignorieren. Dies führte letztendlich mit dazu, dass der Jugendliche zunehmend »provokativere« Strategien entwickelte, um Resonanz zu erzeugen. In diesem Fall war also das Wissen um die Wirkung von Sekundärinterventionen auf die Familie eine wesentliche Voraussetzung zu einem umfassenderen Verstehen.

Viele Familien berichten gerne und ausführlich über Erfahrungen mit den Helfersystemen:

- Welche Hilfen (oder auch Helferpersonen) waren bislang für sie hilfreich oder weniger hilfreich? Welche Hoffnungen sind erfüllt, welche enttäuscht worden? Welche Belastungen bestanden und haben sich verändert?
- Was hat sich dadurch verändert (beispielsweise die Rollen und Verantwortlichkeiten in der Familie oder der Umgang mit dem behinderten Kind)? Und waren mit den Veränderungen alle Familienmitglieder einverstanden?

Die Mütter »behinderter« Kinder werden häufig für vielfältigste fördernde Tätigkeiten herangezogen und tragen meistens die gesamte Last der Organisation der Förderungen, der Alltagspflege und -betreuung. Sie geraten damit in eine besonders enge Beziehung zu ihren Kindern, während Väter hier seltener involviert zu sein scheinen und »an den Rand gedrängt« werden oder sich ausgeschlossen fühlen. Hier bedarf es sehr respektvollen Umgangs mit solchen »strukturellen Veränderungen«, die eher aus der Not heraus, denn als bewusste Umgangsstrategien geschehen. Nicht selten erfahren aber diese Mütter dann später von Therapeuten ihrer jugendlichen Kinder, sie seien symbiotisch, könnten nicht loslassen und verursachten das Verhalten ihrer schwierigen Kinder. Derartige Etiketten werden den Müttern und ihren Verdiensten selten gerecht. Sie verstärken u. U. Schuldgefühle und lassen eine Ablösung noch schwieriger werden. Sinnvoller kann es sein, das bisherige Engagement zu würdigen und den Schritt der Familie, jetzt etwas zu ändern, zu fokussieren.

Wenn sich Kinder beispielsweise in Kliniken »besser« zeigen als zu Hause, so erscheint es uns in der Regel nützlicher, Eltern zu signalisieren, dass wir dies für das Verdienst ihrer Erziehung halten - weniger als Hinweis dafür, dass wir die besseren Eltern gewesen wären.

Diagnostik sollte sich zusammenfassend also stets auch der Frage widmen, welche besonderen Ressourcen sich in den Familien zeigen und welche Resilienzfaktoren relevant sind. Das beinhaltet, zu explorieren, wer im Kontext der Kinder und Jugendlichen einen wichtigen Beitrag für »positive« Veränderungen geleistet hat, wer sich als Mitstreiter für den therapeutischen Prozess am ehesten gewinnen lässt. Allerdings ist diese erweiterte Diagnostik nicht ohne Gefahren, insbesondere wenn sie aktuell außerhalb des Anliegens der Familie liegt. Diagnostik sollte hier gleichermaßen anschlussfähig und anregend sein.

Viele Therapeuten bedienen sich der Genogramme oder anderer Methoden, familiäre Beziehungsmuster zu erkennen (z. B. Familienaufstellungen). Hier gilt insbesondere, dass die Fokussierung auf die Familiengeschichte und die aktuelle Beziehungssituation für die Betroffenen unbedingt verstehbar und nachvollziehbar sein sollte, sie damit einverstanden sein müssen und entsprechend vorbereitet werden (»informed consent«). Das weitere Vorgehen lässt sich mit folgender Metapher skizzieren: Zugänge zu familiären Wirklichkeiten erfordern Finderspitzengefühl. Therapie wird mit einem Besuch verglichen. Verhält sich der Besucher an der Türe sensibel und angemessen, erhält er auch Zugang zum Flur, erst dann zum Wohnzimmer und schließlich bei ausreichendem Vertrauen auch zu den familiären Schlafzimmern.

3.6 Entwicklungsorientierung und Diagnostik

3.6.1 Entwicklungsorientierung zur angemessenen Gestaltung der Begegnung

»Entwicklungsorientierung« wird an dieser Stelle nur als ein pragmatisches Handlungskonzept zur angemessenen Gestaltung einer Begegnung mit anderen Menschen diskutiert.

Menschen gehen im Alltagsleben mit Säuglingen, Kleinkindern, Schulkindern, Jugendlichen, Adoleszenten, jungen und älteren Erwachsenen, Alten und Greisen, unterschiedlich um, je nach lebenzyklischem Entwicklungsstand. Wir stellen unsere eigene Kommunikation und Interaktion darauf ein und nehmen die des Gegenübers entsprechend wahr. Im Wesentlichen orientieren wir uns dabei am (vermuteten) Lebensalter, das wir implizit mit dem Entwicklungsstand gleichsetzen, und am äußeren Erscheinungsbild des anderen. Der Terminus dazu heißt »altersentsprechend«. Dieses alltägliche *Modell der*

Übereinstimmung von Lebensalter und Entwicklungsalter funktioniert in der Regel ganz gut. Manchmal bedarf es dazu eines längeren Prozesses der (gegenseitigen) Anpassung. Probleme gibt es dann, wenn dies nicht gelingt, die Diskrepanzen zwischen Selbst- und Fremdwahrnehmung zu groß werden oder die gegenseitigen Erwartungen zu unterschiedlich sind.

In professionellen Kontexten der gesundheitlichen Versorgung (Frühförderung, Kinder- und Jugendmedizin, Kinder- und Jugendpsychiatrie) oder im Bildungswesen (z. B. Kindergartenpädagogik, Grundschulpädagogik, Erwachsenenbildung) ist die Orientierung am Entwicklungsstand resp. am Lebensalter des Kindes obligatorisch, weil die jeweiligen diagnostischen Verfahren, pädagogischen Angebote oder Therapieempfehlungen zwingend dem Entwicklungsstand des Kindes angemessen sein müssen. Es wäre sonst weder möglich, die Symptome und Verhaltensweisen sowie die speziellen Lernstrategien- und -voraussetzungen wirklich zu verstehen, noch wären die therapeutischen, unterstützenden und Lernangebote hilfreich, wenn sie nicht den Fähigkeiten und Möglichkeiten der Schüler oder Patienten angemessen wären. Sinn von »Entwicklungsorientierung« ist daher, diese Art von Passung herzustellen, bereitzustellen und - in professionellen Kontexten - auch zu gewährleisten. Ziel muss sein, dem Klienten die psychosozialen Anforderungen in allen Dimensionen seinen »Entwicklungsständen« entsprechend zu gestalten. Das gilt für alle Lebensbereiche (Familie, Wohnen, Peers, Schule, Arbeit) sowie für alle speziellen pädagogischen und therapeutischen Unterstützungen.[22]

Das bedeutet beispielsweise, einem Jugendlichen seinem altersgemäßen allgemeinen Entwicklungsstand angemessene Lebens- und Umgangsformen anzubieten, gleichzeitig aber in »einfacher Sprache« mit ihm zu reden. Außerdem ist es hilfreich, ihm Beziehungsangebote und emotionale Signale zu geben, die die noch frühen kindlichen

22 Das bedeutet natürlich nicht, jeden Stress, alle Konflikte und Probleme zu vermeiden, im Gegenteil. Diese notwendigen, entwicklungsstimulierenden Herausforderungen müssen aber unter den gegebenen Voraussetzungen zu bewältigen sein, wenn auch manchmal nur mit spezieller Unterstützung.

Bedürfnisse nach Schutz, Sicherheit, Versorgung und Nähe zu befriedigen vermögen.

Die Kompetenz der (schulischen) Sonderpädagogik ist es ja gerade, die kognitiven und emotionalen Anforderungen an den Schüler methodisch-didaktisch dem Entwicklungsstand angemessen anzubieten.

Therapeutische Angebote aller Art in der Kinder- und Jugendpsychiatrie müssen entsprechend den oben genannten Prinzipien modifiziert werden, damit sie eine Chance haben, den Klienten zu erreichen. Auch in systemisch-familientherapeutischen Settings macht es sehr viel Sinn, gemeinsam darüber nachzudenken, ob die familiären Beziehungs- und Interaktionsmuster vom intelligenzgeminderten Mitglied in gleicher Weise wie angenommen oder beabsichtigt wahrgenommen werden.

Wir haben oben gesehen (Abschnitt 2.1), dass die Prämisse der Übereinstimmung von Lebensalter und Entwicklungsstand bei Menschen mit Intelligenzminderung nicht aufrechterhalten werden kann. Der gewohnte Bezug zum Lebensalter als ansonsten zentraler Orientierungspunkt ist nicht verlässlich. Mehr noch: Einzelne Entwicklungsstränge wie

- die Kognition und Intelligenz,
- die emotionalen und sozialen Fähigkeiten und Fertigkeiten (»sozio-emotionale Entwicklung«)[23] sowie
- die körperliche Reife und - meistens - die (grob-)motorischen Fähigkeiten

können durchaus mit *unterschiedlichen* Entwicklungsgeschwindigkeiten voranschreiten. Wir können also auch nicht mehr wie gewohnt vom Lebensalter auf eine sozusagen »harmonische« Parallelentwicklung der obigen Dimensionen schließen. Bei Menschen mit Intelli-

23 Unter sozioemotionaler Entwicklung wird die subjektive Art und Weise der Wahrnehmung und Verarbeitung verstanden sowie deren verhaltensmäßiger Ausdruck von Gefühlslagen, Stimmungen, emotionalen Reaktionen auf innere seelisch-körperliche Zustände sowie auf äußere soziale Reize, interaktionelle Abläufe bzw. die Kontaktgestaltung.

genzminderung beobachten wir fast immer eine Diskrepanz zwischen körperlicher Reife und kognitivem Entwicklungsstand, häufig auch einen Entwicklungsrückstand im sozioemotionalen Bereich. Es finden sich zudem spezifische, manchmal »altersentsprechende«, häufig aber entwicklungsgeschichtlich frühere Denk- und Handlungsmuster als Resultat diverser psychosozialer Erfahrungen. Im Gesamtbild entsteht so ein »dissoziiertes« (»disharmonisches«, »asynchrones«) Entwicklungsprofil, das unterschiedliche und teilweise sehr diskrepante Entwicklungsstände aufweisen kann. Dies manifestiert sich natürlich umso deutlicher mit zunehmendem Lebensalter.

Entwicklungsorientierung in pädagogisch-therapeutischen Kontexten ist daher eine komplexe Wahrnehmungs- und Umgangsstrategie mit einer *systematischen Berücksichtigung des Entwicklungsstandes einer Person* auf allen Dimensionen seines Lebens. Diese Grundhaltung ist eine wesentliche Voraussetzung dafür, die je spezifischen, äußerst vielfältigen und auf unterschiedlichen Entwicklungsniveaus »angesiedelten« Äußerungsformen eines Menschen angemessen wahrzunehmen und »passende« Interaktionen zu gestalten. Dies bedeutet keineswegs eine »schablonenhafte«, kategoriale Einschätzung eines Menschen, sondern vielmehr eine entscheidende Voraussetzung für ein einfühlsames, dimensionales Verständnis (»Diagnostik«) seiner Lebensäußerungen. *Orientierungsmaßstab ist nicht mehr die durchschnittliche Norm der Gesamtpopulation, sondern es werden die je persönlichen Voraussetzungen und deren Realisierung im Entwicklungsprozess berücksichtigt.* Erst auf dieser Basis kann eine Begegnung »in Augenhöhe« gestaltet werden.

Die häufig spürbaren Widerstände gegenüber einer Entwicklungsorientierung in pädagogisch-therapeutischen Kontexten sind unter diesen Prämissen nicht mehr nachvollziehbar. Die Befürchtung, dass eine solche Haltung die Intelligenzminderung zu sehr in den Vordergrund stelle oder dass die Abkehr vom Maßstab des Lebensalters zu einer »Verkindlichung« von jugendlichen oder erwachsenen Menschen mit Intelligenzminderung führe, erscheint nur dann berechtigt, wenn damit der Mensch als Ganzes auf diese Entwicklungsrückstände (im Sinne von Defiziten) reduziert wird. In unserem Verständnis von Entwicklungsorientierung soll gerade das Gegenteil ermöglicht werden. In der Praxis heißt das:

Mit der Anpassung an den intellektuellen Entwicklungsstand des Gegenübers kann es gelingen, *uns* verständlich zu machen, insbesondere indem *wir* unsere Sprache entsprechend gestalten und/oder *wir* in der Lage sind, auch andere Kommunikationskanäle anzubieten. Dazu ist die Kenntnis der intellektuellen Niveaus (z. B. in Form einer psychologischen Testuntersuchung) sehr hilfreich. Zwar ist auch durch Ausprobieren (mit hohem Risiko der Fehleinschätzung und der Beschämung des Gegenübers) und aufgrund (»klinischer«) Erfahrung eine Annäherung möglich. Aber mit diesem Vorgehen *unterstellen* wir ein intellektuelles Niveau und machen eigentlich das Gleiche wie bei einer standardisierten Intelligenzdiagnostik, allerdings nach subjektiven Maßstäben und mit dem (»guten«) Gefühl, jemanden durch einen IQ-Wert nicht zu blamieren.

Umgekehrt können wir die »Lebensäußerungen« (Sprache, Verhalten, Mimik, Körperhaltung, Emotionen, Gefühle, soziales Verhalten) nur verstehen und angemessen einschätzen, wenn wir eine (mindestens ungefähre) Vorstellung vom Entwicklungsstand des Gegenübers haben. Auch den »sozioemotionalen Entwicklungsstand« werden wir zunächst nur mit dieser Hilfe erfassen, bevor zusätzliche Beobachtungen, evtl. sogar spezielle diagnostische Verfahren wie z. B. der SEO (vgl. auch Kolb 2014)[24], und vor allem anamnestische Hinweise genauere Aufschlüsse geben. In vielen Situationen sind wir auf die »Übersetzungsfähigkeiten und -qualitäten« der Bezugspersonen angewie-

24 SEO ist die niederländische Abkürzung für »Schema van emotionele Ontwikkeling« und wurde von Anton Došen entwickelt. Der Fragebogen wurde erstmals in deutscher Sprache in Došen (2010, S. 371 ff.) der breiten Fachöffentlichkeit in Deutschland zugänglich. Das Konzept des SEO wurde bereits davor im Berliner Behandlungszentrum für erwachsene Menschen mit geistiger Behinderung und psychischer Erkrankung (BHZ) in der Abteilung für Psychiatrie, Psychotherapie und Psychosomatik des Evangelischen Krankenhauses Königin Elisabeth Herzberge in Berlin-Lichtenberg in der klinischen Arbeit benutzt und bis heute mehrfach modifiziert (vgl. Sappok et al. 2011; 2012; Sappok 2014).

sen (mit dem Risiko, das Kind oder den Jugendlichen nur durch deren Brille wahrzunehmen).

3.6.2 Entwicklungsorientierung und »integrative Diagnostik« (A. Došen)

Neben der biologischen Dimension, der sog. Funktionsdimension und der sozialen Dimension (Umwelt- oder Umgebungsbedingungen) konstatiert Došen (2010) eine vierte *Entwicklungsdimension*, die er aus klinischer wie theoretischer Sicht für das Verständnis von Verhaltensproblemen für unerlässlich hält (»entwicklungsdynamisches Konzept«).

> »Unter der biologischen Dimension versteht man genetische Veränderungen und andere biologische Abweichungen des zentralen Nervensystems, wodurch dessen Funktion teilweise oder ganz verändert werden kann. In der Funktionsdimension werden motorische und sensorische, aber besonders kognitive, soziale und emotionale Aktivitätsbereiche zusammengefasst. Die soziale Dimension umfasst die soziale Umgebung mit allen dazugehörigen Interaktionen. Unter der Entwicklungsdimension wird ein sequenzieller, d. h. schritt- oder phasenweiser Verlauf der Entwicklung verstanden, der letztendlich auf einem bestimmten Niveau stehen bleibt« (Došen 2010, S. 26).

Došen nennt sein spezifisches diagnostisches Vorgehen »integrativ« und versteht darunter (vgl. die eindrucksvollen Beispiele auf den Seiten 86 ff. seines Buches):

1. Die psychiatrische Diagnose umfasst die kategoriale Klassifikation gem. ICD und DSM, die Diagnosen von Funktionsstörungen, genetische Befunde, heilpädagogische Diagnose (Art der Verhaltensprobleme) sowie Einordnung der Probleme im Kontext der aktuellen Umweltbedingungen und früherer Belastungen.
2. Der Entstehungsmechanismus und die Dynamik des Problems (klassische Pathogenese, aber auch systemische Hypothesen zur Funktion der Symptomatik) werden in einer Art deskriptiver, dimensionaler Diagnose dargestellt.
3. Sämtliche weiteren diagnostischen Aspekte, sofern bekannt, können aufgeführt werden, u. a. spezielle biologisch-körperliche Fak-

toren, Ausmaß der Intelligenzminderung, Stand der Persönlichkeitsentwicklung, Bedürfnislage, Persönlichkeitseigenschaften.

4. Welcher Hilfebedarf liegt vor und welche Behandlungsstrategien werden empfohlen?

Die Ansätze von Došen (ebd., S. 83) ähneln den *Prinzipien der multidimensionalen Diagnostik der Kinder- und Jugendpsychiatrie* (vgl. Remschmidt 2011; Döpfner et al. 2000), die ein möglichst komplexes Bild verschiedener Dimensionen des Lebens eines Kindes oder Jugendlichen in seinem gesamten Lebenskontext mit vielfältigen Methoden beschreiben. Weniger als bei Došen (2010) werden allerdings der Entwicklungsaspekt sowie systemische Zusammenhänge beachtet.

Die erhebliche Komplexität des diagnostischen Vorgehens verlangt eher ein voll-/teilstationäres Setting, wobei die strukturellen Voraussetzungen für leistungsstarke ambulante Angebote (und Behandlungsmöglichkeiten) in den Niederlanden günstiger als hierzulande zu sein scheinen (vgl. Došen 2010, S. 335 ff.).

Die Ergebnisse der integrativen Diagnostik begründen dann ganzheitliche, die verschiedenen Entwicklungsdimensionen integrierende therapeutische Konzepte.

4 Diagnostik und Therapie psychischer Störungen unter Berücksichtigung behinderungsspezifischer Färbungen

4.1 Aggressive Verhaltensweisen

Aggressive und gewalttätige Verhaltensweisen bei Menschen mit Intelligenzminderung zählen zu den häufigsten Verhaltensauffälligkeiten dieser Personengruppe. Prävalenzschätzungen gehen von 10 % bis fast 50 % je nach untersuchter Population aus. Die Messung und Erfassung aggressiven Verhaltens ist einigermaßen schwierig, weil die Wahrnehmungen sehr unterschiedlich sind und die Erscheinungsformen im Kontinuum der Ausprägungsgrade nicht sicher kategorisiert werden können. Ohne Zweifel handelt es sich aber um ein erhebliches Problem, was jeder Mitarbeiter der Behindertenhilfe und jeder Angehörige sofort bestätigen wird. Aggressiv erscheinende Verhaltensauffälligkeiten sind bei Menschen mit Intelligenzminderungen eine der Hauptursachen für die Inanspruchnahme psychosozialer Hilfen.

Das könnte bedeuten, dass aggressive Verhaltensweisen geradezu typisch für den intellektuell beeinträchtigten Menschen sind, also *wesensmäßig* zu ihm gehören. Aggression wäre danach direkter Ausdruck der Intelligenzminderung (i. S. einer Hirnfunktionsstörung). Neuropsychologische Befunde, die von einer geringeren Fähigkeit ausgehen, emotionale Impulse zu regulieren, scheinen diese noch hartnäckig vertretene Sichtweise zu unterstützen. Unbestritten ist aber, dass Aggression auch bei intelligenzgeminderten Menschen ein sinnvolles menschliches Verhalten ist. Beide Aspekte zusammengenommen, könnten bedeuten, dass *aggressives Verhalten für den Betroffenen eine leicht verfügbare, naheliegende, mit unmittelbarer Wirksamkeit verbundene Art ist, emotionale Zustände auszudrücken*. Dabei sei unterstellt - und dafür sprechen die Evidenz der Erfahrungen sowie die oben zitierten neuropsychologischen Befunde -, dass Menschen mit Intelligenzminderung in ihren Möglichkeiten, emotionale Zustände auszudrücken, offenbar wesentlich direktere Ausdrucksformen haben, auch aggressives Verhalten in diesem Sinne nutzen, zumal ihnen manchmal für uns verständliche verbale Ausdrucksmöglichkeiten fehlen.

Die Erscheinungsformen von aggressivem und gewalttätigem Verhalten bei Menschen mit geistiger Behinderung können auf jedem beliebigen Punkt des Kontinuums zwischen *abwehrender Aggression und beabsichtigter Gewalttätigkeit* angesiedelt werden - in unendlich vielen Variationen, die nur im konkreten Kontext verstehbar und moralisch sowie auch juristisch entscheidbar sind. Eindeutige Bewertungen sind also oftmals nur an den beiden Enden des Kontinuums möglich.

Für unseren Zusammenhang finden sich in diesem Kontinuum auch aggressive und gewalttätige Verhaltensweisen, die Ausdruck einer seelischen Befindlichkeit sind. Inneres, emotionales Erleben verschafft sich Ausdruck in offensiver, abgrenzender Weise, aber auch destruktiv (oft selbstdestruktiv) und feindselig gegen andere Menschen gerichtet. Die Irritationen der seelischen Befindlichkeit, die mehr oder weniger tief greifenden Veränderungen im Erleben und Verhalten *ermöglichen* Äußerungsformen (u. a. eben Aggression und Gewalt), die nicht auftreten würden, wenn diese Irritationen nicht da wären. In der Außenperspektive aber kann die ursprüngliche Sinnhaftigkeit »verloren« gehen. Aggressive Verhaltensweisen erscheinen gerade bei Menschen mit Intelligenzminderung oftmals unangemessen und losgelöst von konkreten Bedingungen und Auslösern als ein generalisiertes Reaktionsmuster auf jedwede Anforderung, als einzige Möglichkeit der Durchsetzung von Bedürfnissen, als ausschließliches Mittel, sich selbst in dieser Welt zurechtzufinden.

Dennoch bleibt Aggressivität immer persönlicher, subjektiv sinnhafter, wenn auch manchmal »dysfunktionaler« emotionaler Ausdruck, den es zu verstehen gilt. Es kann zudem nicht ausgeschlossen werden, dass sie eine gezielte, kontrollierte und verantwortliche Verhaltensweise darstellt.[25] Sie sind daher sehr vieldeutige und unspezifische

25 Inwieweit Menschen mit Intelligenzminderung für ihr aggressives Handeln verantwortlich gemacht werden können, ist eine außerordentlich wichtige Frage, die aber hier nur am Rande erwähnt werden kann. Die Diagnose einer psychi-

Äußerungsformen von Aggression und Gewalt.

Diese Sichtweise wird bestärkt durch die klinische Erfahrung, dass aggressives Verhalten bei einer Vielzahl von definierten psychischen Störungen symptomatisch vorkommen kann (Liste in alphabetischer Reihenfolge mit ICD-10-Ziffer):

- Angst- und Panikzustände (F41)
- Anpassungsstörungen, posttraumatische Belastungsstörungen (PTBS) (F43)
- Autistische Syndrome (tief greifende Entwicklungsstörungen; F84)
- Persönlichkeitsstörungen (insbes. emotional-instabile sog. Borderline-Persönlichkeitsstörung; F60.3)
- Chronisches hirnorganisches Psychosyndrom nach Hirnschädigung (Meningitis, Enzephalitis, Schädel-Hirn-Verletzung, cerebrales Anfallsleiden) (F0)
- Depression (F32, F34)
- Manisch-depressive Psychosen (F31)
- Schizophrene Psychosen (F20)

Aggressive Verhaltensweisen von Menschen mit Intelligenzminderung deuten in vielen Fällen auf gravierende psychosoziale Probleme (nicht Ursachen!) in den familiären Kontexten, in den Förderschulen, in der Versorgung und Betreuung in der Behindertenhilfe hin. Das betrifft sowohl die Entstehungsbedingungen von Aggressivität und deren Aufrechterhaltung als »sinnvolle Verhaltensweisen« als auch die Voraussetzungen von Betreuung und die Belastungen der betreuenden Personen selbst (emotionale Verstrickungen, Überforderung, Gefahr für Leib und Leben, Risiken der Gegengewalt; vgl. Hennicke 1999).

schen Störung bedeutet nicht zwangsläufig eine Entlastung von der Verantwortlichkeit für das eigene aggressiv-gewalttätige Handeln.
Das deutsche Strafrecht definiert allerdings einige Störungsbilder, die die Schuldfähigkeit einschränken (§21 StGB) oder aufheben (§20 StGB) und aufgrund derer »der Täter zum Zeitpunkt der Tat unfähig war, das Unrecht der Tat einzusehen und nach dieser Einsicht zu handeln«, u. a. eben auch »Schwachsinn« (geistige Behinderung verschiedenen Grades).

Sie können sich zu einer hoch problematischen, die soziale Gemeinschaftsfähigkeit riskierenden Form von Lebensäußerung von Menschen entwickeln und sind ein wesentlicher Grund für die Tendenzen zur Aussonderung und Isolierung in speziellen Einrichtungen. Insofern stellen sie für alle Helferkontexte eine weit über die unmittelbare Fachlichkeit hinausgehende ethische Herausforderung dar.

Aggressive Grenzüberschreitungen von Kindern und Jugendlichen sind zwar zunächst die Domäne pädagogischen Handelns, aber die beschriebene Nähe zu konflikthaften emotionalen Äußerungsformen wie auch als häufige Symptomatik seelischer Störungen sollte Anlass sein, gerade bei intelligenzgeminderten Kindern und Jugendlichen psychotherapeutisch-psychiatrische Expertise zur Hypothesenbildung heranzuziehen. Nicht zuletzt werden oftmals pharmakotherapeutische Interventionen verlangt, die entsprechend fachgerecht indiziert und durchgeführt werden müssen.

Der Bedeutungskontext aggressiver Äußerungsformen wird wie beschrieben sozial konstruiert. Und selbst die professionellen Konstrukteure, die für Familien mit behinderten Kindern eine besonders große Rolle spielen, leiten aus ihren Ideen oft überraschend unterschiedliche Empfehlungen ab. So kann der eine Experte es für erforderlich halten, dass dem Kind mehr Freiräume zugestanden werden müssen, dass vor allem seine Umgebung sich angemessener mit dessen Bedürfnissen auseinandersetzen muss, während der andere das Erleben von Grenzen für entscheidend hält und ein höheres Maß an Mitverantwortung für das Kind einfordert. Unsere Annahme wäre, dass aggressives Verhalten vor allem dann zu einer dauerhaften Äußerungsform und damit zur chronischen Belastung wird, wenn es in den Lebenskontexten nicht gelingt, eine konsensuelle »Bedeutungslandkarte« entstehen zu lassen, die dem Kind oder dem Jugendlichen eine Orientierung in einer schwierigen Problemlage bietet. Wenn man berücksichtigt, dass die Grenzüberschreitung, das auffällige Verhalten, die Aggressivität für die Betroffenen zunächst als einzige angemessene Verhaltensweise erscheint, ergeben sich vielfältige diagnostische Fragen:

- Angenommen, das aggressive Verhalten diente einem guten Zweck, welcher könnte das sein?
- Auf wen richtet sich das Verhalten, auf wen nicht?
- Welche guten Erfahrungen wurden mit dem Problemverhalten gemacht?
- Wie steht es um die sozialen, emotionalen und kognitiven Kompetenzen des Kindes oder Jugendlichen?
- Welche alternativen Handlungsstrategien stehen dem Kind/dem Jugendlichen jetzt schon oder in Zukunft zur Verfügung? Wo anders empfinden sich die Betroffenen als selbstwirksam? Wo fühlen sie sich gesehen?
- Welche lebens- und entwicklungsgeschichtlichen Faktoren müssen berücksichtigt werden?
- Was geschah unmittelbar oder auch mittelfristig vor der aggressiven Handlung? Wie war genau die Befindlichkeit des Kindes oder Jugendlichen?
- Sind genetische (s. Verhaltensphänotypien) oder andere organische Faktoren zu beachten?
- Welche Optionen hat das Kind/der Jugendliche ansonsten bezüglich seiner Autonomieentwicklung?
- Welche Optionen hat das Umfeld zur Regulierung von Konflikten? Auf welche Muster trifft das Kind/der Jugendliche? Auf welche familiären oder institutionellen Ressourcen?
- Differenzialdiagnostisch müssen darüber hinaus immer die o. g. Störungsbilder mitberücksichtigt werden.

Die pädagogischen und therapeutischen Strategien müssen somit stets der individuellen Situation angepasst sein. Auch Kinder mit Intelligenzminderungen profitieren in der Regel von klaren, eindeutigen, für sie nachvollziehbaren Grenzen, an denen sie wachsen können und die nicht per se ihrer Autonomieentwicklung im Wege stehen. Um diese verlässlich durchsetzen zu können, benötigen Eltern oftmals Unterstützung, vor allem dann, wenn sie ohnehin durch besondere, manchmal von Schuldgefühlen geprägte Beziehungen zum Kind und/oder durch Betreuungsanforderungen und die speziellen Entwicklungsaufgaben des Kindes überdurchschnittlich gefordert sind und durch ganz unterschiedliche Ratschläge professioneller Helfer verwirrt wurden.

Sind verschiedene psychosoziale Helfer involviert, sollten sie daher unbedingt ihre Sichtweisen abstimmen. Gemeinsame, zielgerichtete Kooperation erscheint hilfreicher als gegenseitige Schuldzuschreibung. Die Erfolgsaussichten von auf das Individuum gerichteten Therapieprogrammen wie z. B. dem sogenannten »sozialen Kompetenztraining«, aber auch aller anderen Maßnahmen werden sehr davon abhängen, ob eine gemeinsame Rahmung gelingt. Hierbei ist die Einbeziehung der Eltern von zentraler Bedeutung. Wenn die Kinder und Jugendlichen in Institutionen leben und die Kooperation nicht befriedigend geklärt ist, sind eine sorgfältige Auftragsklärung und u. U. regelmäßige Verhandlungen über die gemeinsamen Ziele in den Fokus zu stellen.

Selbstverständlich müssen die individuellen Lebensräume auf die individuellen Potenziale der Kinder zugeschnitten sein. Dies gilt insbesondere auch für schwerer behinderte Kinder und Jugendliche. Sie sind mehr als andere auf eine gute Balance zwischen einem angemessenen, nicht überfordernden Reizangebot und individuellen Rückzugsmöglichkeiten sowie kommunikative Hilfe angewiesen. Ziel ist die Eröffnung »passgenauer«, emotionale Stabilität fördernder Handlungsspielräume, die sowohl depressiv-resignierenden als auch aggressiven Entwicklungen vorbeugen.

Lang anhaltende expansive Aggressivität ihrer Kinder führt Eltern an die Grenze ihrer Belastbarkeit. In diesen Fällen kann die Unterbringung in einer qualifizierten Wohngruppe zur sinnvollen Alternative werden. In diesem Prozess können Familien auf längerfristige therapeutische Hilfe angewiesen sein, die sie darin unterstützt, anstehende Veränderungen als von ihnen gestalteten Neuanfang verantwortlich und nicht als Eingeständnis von Versagen zu erleben.

Die Integration in die Wohngruppe gelingt leichter, wenn das dann notwendige Abgeben der unmittelbaren Verantwortung für Versorgung und Erziehung (ohne die elterliche Beziehung aufzugeben) für alle Beteiligten ohne Gesichtsverlust erfolgen kann und auch für das Kind kein spürbares Unbehagen und keine Unklarheiten bleiben.

Bei schweren Formen chronifizierten aggressiven Verhaltens können auch betreuende Teams an den Rand ihrer Leistungsfähigkeit geraten. Um in diesen Fällen extremem aggressiv-expansivem Verhalten begegnen zu können, müssen einerseits die Teammitglieder realistische Ziele entwickeln, die sie vor Überforderung schützen. Hierbei ist eine gründliche diagnostische Differenzierung aus unterschiedlichen Perspektiven unabdingbar. Andererseits müssen die institutionellen Rahmenbedingungen unbedingt auch den Schutz und die Sicherheit der Mitarbeiter gewährleisten. Unsicherheit und Angst können zu einer weiteren Zunahme der aggressiven Symptomatik des Betreuten führen und vor allem eine *hoch risikoreiche Gegengewalt* provozieren. In diesem Zusammenhang können neben einer intensiven Supervision psychopharmakologische Interventionen im Rahmen eines umfassenden pädagogischen Konzepts zu deutlichen Erleichterungen führen. Die dann meistens langfristigen Medikationen sind allerdings häufig von nicht unerheblichen Nebenwirkungen belastet, sodass sowohl kontinuierliche Überprüfungen möglicher Nebenwirkungen als auch der Frage des Fortbestehens der Indikation erforderlich sind. Regelmäßige internistisch-psychiatrische Kontrollen (»Monitoring«) einschließlich sorgfältig geplanter Absetz- oder Reduktionsversuche sind obligatorisch.

Die häufig für diese andauernden aggressiven Äußerungsformen benutzten Begriffe »herausforderndes Verhalten« (engl. *challenging behavior*) oder »Problemverhalten« werden im Kap. 8 der Online-Materialien[26] ausführlich kritisch diskutiert.

26 http://www.carl-auer.de/machbar/psychische_stoerungen_bei_kindern_und_jugendlichen_mit_intelligenzminderung.

4.1.1 Delinquenz und Kriminalität

Die Fragen, wann gewalttätiges, grenzüberschreitendes Verhalten als delinquent oder kriminell zu betrachten ist, ob und wie Kinder und Jugendliche mit Intelligenzminderungen in Verantwortung zu nehmen sind, inwieweit sie also strafrechtlich belangt werden könnten oder sogar sollten, ist weitgehend ungeklärt.

Manche der Jugendlichen, die uns im Kontext von Aggressivität bzw. mit eindeutigen Deliktformen (Diebstahl, Körperverletzung, sexuelle Übergriffe) vorgestellt werden, hören zum ersten Mal, dass ihre Taten »Straftaten«, also streng verbotene Gesetzesübertretungen sind, dass sie für ihre Taten zur Verantwortung gezogen und mit Gefängnis bestraft werden können und dass es beispielsweise Orte wie forensische Einrichtungen gibt, an denen u. a. Menschen mit Behinderungen leben, die Straftaten begangen haben. Diese Jugendlichen haben bisweilen wenig Vorstellung davon, inwieweit sie auch sich und ihre eigene Zukunft gefährden, wenn sie sich weiter so verhalten. Gerade für solche Klienten ist die Formulierung von Anforderungen durch die im sorgerechtlichen Sinne Verantwortlichen, ggf. ergänzt durch (familien-)gerichtliche Vorgaben, unbedingt notwendig. Nach unserer Erfahrung entscheiden diese - häufig aufwendig zu klärenden - Rahmenbedingungen wesentlich mit, ob die Jugendlichen selbst wieder fähig werden, Eigenverantwortung zu nutzen und mit ihren Schwächen und Potenzialen in Kontakt zu kommen. In diesem Prozess wird definiert, ob und unter welchen Bedingungen welche (multi-)professionelle Unterstützung erfolgt und welche Konsequenzen und Begrenzungen notwendig werden.

In Fällen, in denen sich delinquent zeigende Jugendliche selbst traumatisiert wurden und diese Erfahrung die Verantwortlichen in ihrem Handeln lähmt, kann es erforderlich sein, in mehreren ambulanten Vorgesprächen zunächst eine Deutungsebene zu erarbeiten. Sie sollte eine möglichst große Schnittmenge aller Beteiligten darstellen, da die Jugendlichen meist aufgrund ihrer Erfahrungen und intellektuellen Befähigung besonders auf Eindeutigkeit in den Erwartungen angewiesen sind.

Zum Ende eines stationären Aufenthaltes formulieren Jugendliche nicht selten selbst den Wunsch, in klareren, engeren Rahmenbedingungen zu leben, innerhalb derer sie zumindest vorübergehend durch Kontrolle von außen mehr Sicherheit im eigenen Handeln verspüren, aber auch zunehmend mehr Freiheit mittels selbst erarbeiteter Fortschritte erfahren.

4.2 Selbstverletzendes Verhalten bei Kindern und Jugendlichen mit Intelligenzminderungen

Selbstschädigende oder selbstverletzende Verhaltensweisen (SVV) bei Menschen mit Intelligenzminderung sind motorische Handlungen, die wiederholt und relativ stabil (d. h. stereotyp) durchgeführt werden und direkte körperliche Schädigungen hervorrufen. Sie werden gemeinhin als »pathologisch« bzw. als »sozial unakzeptabel« aufgefasst (leicht modifiziert nach der Definition von Bienstein u. Rojahn 2013, S. 31). Eine Funktionalität ist nicht immer nachweisbar. In der ICD-10 wird das Störungsbild *Stereotype Bewegungsstörung mit Selbstverletzung (F98.41)* aufgeführt. Die Prävalenzraten werden mit 5–8 % angegeben (ebd., S. 37). Die Inzidenz korreliert eng mit der Schwere der Intelligenzminderung. Je deutlicher die geistige Behinderung ist, desto wahrscheinlicher ist das Auftreten häufig über Jahre stabiler selbstverletzender Verhaltensweisen.

4.2.1 Erscheinungsformen/Symptomatik

Die häufigsten Verhaltensweisen, die bereits bei jüngeren Kindern mit deutlicher Intelligenzminderung vorkommen können, sind Schlagen auf den Kopf oder ins Gesicht mit den Händen oder Fäusten, manchmal mit dem Knie, das Schlagen mit dem Kopf (z. B. gegen Wände), Augenbohren, sich selbst Beißen (z. B. in die Hand), Kneifen, Knibbeln, Reißen, Kratzen an diversen Hautpartien. Die Verletzungen reichen von harmlosen Rötungen bis zu schweren Verletzungen (der Haut, der Augen, der Finger, der Lippen). Bei leicht intelligenzgeminderten Jugendlichen ist die Symptomatik meistens »ausgestalteter« (z. B. »Ritzen« an allen Hautpartien, Stechen mit Nadeln, Einnahme schädlicher Substanzen, Deosprays zur Provokation lokaler Erfrierungen) als bei Kindern und Jugendlichen mit deutlicherer Intelligenzminderung.

4.2.2 Entstehungshintergründe

SVV sind Folge komplexer Wechselwirkungsprozesse von biologischen und psychosozialen Bedingungen.

Belegt ist die erhöhte Inzidenz im Rahmen verschiedener genetischer Syndrome wie vor allem bei Kindern mit Lesh-Nyhan-Syndrom, mit Smith-Magenis-Syndrom oder dem Cornelia-de-Lange-Syndrom. Kinder mit frühkindlichem Autismus sowie insgesamt sehr schwer intellektuell Beeinträchtigte haben ein höheres Risiko. Zu beachten sind durch Schmerzen bedingte Aggravierungen und Selbstbetäubungen (bei Kopf-, Zahn- und Ohrenschmerzen).

Erschwerte Anpassungsmöglichkeiten, geringe Selbstwirksamkeitserfahrungen sowie andauernde Überforderungssituationen infolge der kognitiven, emotionalen, kommunikativen und sozialen Beeinträchtigungen sind grundlegende Voraussetzungen der Entstehung und Entwicklung selbstverletzender Verhaltensweisen (vgl. Bienstein u. Warnke 2013). Da für den Beobachter alle Formen von selbstverletzenden Verhaltensweisen meistens schwer erträglich sind und zu unverzüglichen Gegenreaktionen (Schutz, Einschränkung, Fixierung) herausfordern, entsteht daraus eine kaum vermeidbare Dynamik, ein Teufelskreis von SVV und verstärkenden sozialen Reaktionen als wesentlicher Teil des Gesamtproblems. Z. B. ist für manche Eltern diese alltägliche Belastung oft nicht mehr ertragbar. Sie geraten dann in kotraumatische Prozesse mit zunehmender parentaler Hilflosigkeit mit der Folge, dass sie durch unangemessene Interventionen die Autoaggression des Kindes weiter verstärken und möglicherweise zur Chronifizierung beitragen.

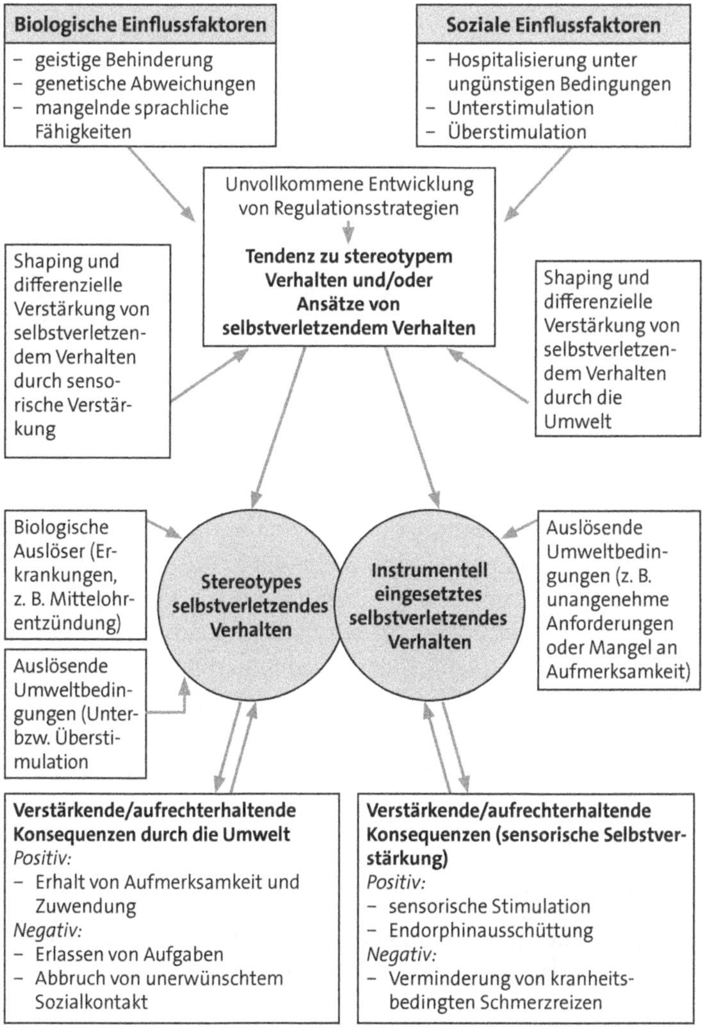

Abb. 3: Integratives Modell zur Entstehung und Aufrechterhaltung selbstverletzenden Verhaltens bei Kindern mit geistiger Behinderung nach Petermann und Winkel (2005)

Während insbesondere bei sehr chronifizierten Verläufen eine Funktionalität des Verhaltens kaum mehr feststellbar ist, kann in vielen Fällen doch ein Sinnzusammenhang des Verhaltens erfasst werden, wenn es beispielsweise gelingt, durch autoaggressive Handlungen Anforderungen zu vermeiden, Interessen durchzusetzen oder Unsicherheiten und Ängste zu reduzieren.

Bei Jugendlichen mit leichteren Intelligenzminderungen sind ähnliche Dynamiken zu erwarten wie bei normal intelligenten Jugendlichen. Sowohl depressive Entwicklungen als auch posttraumatische Reaktionen (insbes. auch Erfahrungen sexueller Übergriffe) oder akzentuierte Persönlichkeitsentwicklungen[27] spielen hier eine Rolle. Die Risiken für selbstverletzende Verhaltensweisen erhöhen sich im Kontext von Adoleszenzkrisen durch das Erleben sozialer Ausgrenzung oder andauernder Überforderung.

Ein integratives Modell zur Entstehung und Aufrechterhaltung selbstverletzenden Verhaltens bei Kindern mit geistiger Behinderung zeigt das Schaubild in Abb. 3 (in: Bienstein u. Rojahn 2013, S. 82).

Die primäre Diagnostik beruht zunächst auf der Beobachtung der Symptomatik. Die vertiefte und spezielle Diagnostik ergibt sich aus der Klärung der Entstehungsbedingungen und der Funktionalität des Verhaltens. SVV sind - wie die Grafik zeigt - immer auch Ausdruck eines spezifischen Lebensproblems und von daher niemals nur als isolierte Symptomatik oder gar als ein in sich geschlossenes Störungsbild zu betrachten.

4.2.3 Umgang und Therapie

Der Umgang mit selbstverletzendem Verhalten gehört zweifelsfrei zu den größten Belastungen, denen sich Familien stellen müssen. Dies

27 Auch wenn Jugendliche Verhaltensweisen zeigen, die häufig Persönlichkeitsstörungen zugeordnet werden, wählen wir hier eine »weichere« Formulierung. Hintergrund sind die in diesem Alter noch offenen Entwicklungsoptionen und die oftmals stigmatisierende und pathologisierende Wirkung des Begriffs der Persönlichkeitsstörung.

gilt natürlich umso mehr, je chronifizierter und je ausgeprägter die Autoaggression ist, je unberechenbarer sie auftritt und je öfter sie auch mit Fremdaggressivität kombiniert wird.

Die betroffenen Familien benötigen ein hohes Maß an unmittelbarer Unterstützung, zeitlicher Entlastung und Würdigung der alltäglich bewältigten Aufgaben. Psychosoziale Helfer sollten unbedingt vermeiden, die Eltern durch zusätzliche Vorwürfe zu belasten. In vielen Fällen ist ohnehin therapeutische Bescheidenheit angebracht, da die Symptomatik sehr stabil sein kann. Hier geht es dann eher um eine gemeinsame Suche nach tragbaren Lebensbedingungen, ggf. in einer besonders qualifizierten Einrichtung der Behindertenhilfe.

Ob die Wohngruppe eher homogen oder heterogen ausgerichtet sein soll, ist nicht immer einfach zu entscheiden. Nach unserer Erfahrung sind eher heterogene Gruppen angemessen. Allerdings ist zu beachten, dass auch die Mitbewohner unter den Verhaltensweisen leiden, diese als u. U. traumatisierend erleben. Immer sollte die Umgebung auf die Verhaltensweisen vorbereitet sein, die Belastung anderer Peers, ebenso wie die von Eltern und Mitarbeitern ernst genommen werden.

Selbstverletzende Verhaltensweisen lösen vor allem, wenn sie zu gefährlichen Verletzungen führen (Schädeltraumen, Blindheit nach Schlägen gegen das Auge, versorgungspflichtige Platzwunden, Trommelfellrupturen etc.), aufseiten der Eltern und weniger erfahrener Betreuer erhebliche Ängste aus, die wiederum mit den affektiven Unsicherheiten der sich verletzenden Kinder, die sehr sensibel auf ihre Umgebung reagieren, synergetisch korrespondieren.

Wir erinnern uns an eine Jugendliche mit autistischen Verhaltensweisen, einer leichten Intelligenzminderung und massivem selbstverletzendem Verhalten. Die Jugendliche schlug so heftig mit dem Schädel gegen Waschtische, dass diese zerbarsten, ohne dass sie selbst aktuell Schaden nahm. Sie malte am liebsten Bilder mit einer Gebärmutter, Hinweise auf sexuelle Traumatisierung ließen sich zumindest nicht bestätigen. Beide Eltern – die Mutter deutlich psychisch belastet – wurden eng in die Therapie einbezogen. Nachdem sie mitten in einer Weihnachtsfeier heftig ihren Kopf auf den festlich gedeckten Tisch schlug, formulierte der damals zuständige psychologische Kollege: »Wenn du nicht sofort aufhörst, binde ich dir auch die Hände frei.« (Die Hände waren auf ihrem Rücken mit einem Tuch – das teils nur symbolhaft umgelegt, teils aber auch fest gebunden war – fixiert, um Selbstverletzungen einzuschränken.) Die Jugendliche beendete nach der »Drohung« mit der »Defixierung« eindrucksvoll ihre Autoaggression. Die psychologische Intervention war somit hilfreich, wenn auch nicht durch andere replizierbar: Bei Kollegen, die mehr Angst vor der möglichen Verletzung hatten, hätte dieselbe Aussage zu vermehrter Selbstverletzung geführt.

Nehmen Selbstverletzungen ein Ausmaß an, das zu irreversiblen Schädigungen führen könnte, entsteht die Frage nach Freiheitseinschränkungen bis hin zu Fixierungen. Diese Einschränkungen müssen dann, wenn sie regelmäßig erfolgen, durch die regionalen Gerichte überprüft und genehmigt sein. Gleiches gilt für die Information des Trägers der Einrichtung. Wir raten eine maximale Transparenz des Vorgehens an und informieren selbst in den Fällen, bei denen nach geänderter Rechtsprechung eine seitens der Eltern genehmigte Fixierung formal ausreichend wäre, die Gerichte. In Einzelfällen kann auch die Einbeziehung von Ethikinstitutionen hilfreich sein.

Es kann die Frage entstehen, wie viele Risiken man beispielsweise bei Selbstverletzungen im Gesichtsbereich eingehen kann. In derartige Entscheidungen müssen alle Verantwortlichen einbezogen werden, damit Risiken gemeinsam getragen werden können. Werden Selbstverletzungen mechanisch verhindert, kann der spätere Abbau der Restriktionen zu einem erheblichen Problem werden. Auch können sich alternativ Selbstverletzungen mit dann noch gravierenderen Folgen entwickeln.

Zusammenfassend einige Empfehlungen zum Umgang mit schweren Selbstverletzungen:

- Selbstverletzungen können zu erheblichen Verunsicherungen, Ohnmacht, auch Wut und Hilflosigkeit bei allen Beteiligten führen. Der Umgang mit diesen Affekten erfordert eine hohe Kooperationskultur unter den Betreuern, mit den Eltern und sonstigen Helfern und in therapeutischen Teams ein großes Maß an Erfahrung.

- Belastungen lassen sich dann besser ertragen, wenn alle Beteiligten eng kooperieren, selbst dann, wenn Lösungsstrategien nicht immer unmittelbar zur Verfügung stehen.
- Bei dem ohnehin erheblichen Druck, der auf allen Beteiligten lastet, kann es sich als hilfreich erweisen, Anforderungen an Veränderungsschritte zu reduzieren bis hin zur Akzeptanz eigener Ohnmacht im Einzelfall.
- Eltern und Betreuer benötigen ein Umfeld konstruktiver Unterstützung. In stationären Einrichtungen bedeutet das bei oft schwer aushaltbaren Problemlagen auch die entlastende Präsenz der jeweiligen pädagogischen und therapeutischen Leistungen.
- Es kann sinnvoll sein, die Selbstverletzung primär als einen - wenn auch gefährlichen - Lösungsversuch der Betroffenen zu akzeptieren. Durch diese affektive Distanzierung können die Handlungsoptionen für die Betreuer erhöht werden. Für Eltern kann dies schwer leistbar sein.
- Maßnahmen wie beispielsweise das mechanische Verhindern der Selbstverletzung können zwar Entwicklungsoptionen verstellen, gleichwohl haben sie aber auch mit Blick auf die psychische Gesundheit der Begleitpersonen ihre Berechtigung.
- »Schwierige« oder »problematisch« erscheinende Interventionen machen immer wieder eine Mitbeurteilung nicht unmittelbar Beteiligter erforderlich. Juristische und ethische Perspektiven müssen in den Dialog einbezogen werden.

Für weniger schwere Fälle sind folgende Vorgehensweisen zu empfehlen:

- Ausschluss medizinischer Verursachungen von Autoaggression mit entsprechender Behandlung (z. B. Schmerztherapie). Regulierung des Tagesablaufs einschließlich der Herstellung eines angemessenen Schlaf-wach-Rhythmus.
- Genaue Diagnostik des Entwicklungsstandes des Kindes oder Jugendlichen mit dem Ziel, die Umgebung so zu gestalten, dass Überforderung vermieden wird und Handlungs- und Mitgestaltungsoptionen erweitert werden.

- Diagnostik aller Ausnahmen vom Problemverhalten und Ausweitung alternativer, mit Selbstverletzung nicht vereinbarer (z. B. Ballspielen, Trommeln, Tragen von Tabletts etc.) Tätigkeiten oder verstärkte Angebote entspannender Handlungen (z. B. taktile oder andere sensorische Stimulationen).
- Reduzierung aller Maßnahmen, die entweder vermeidbarer Auslöser von Autoaggressionen sind oder eine Zunahme selbstverletzenden Verhaltens nach sich ziehen.
- Anforderungen sollten auf ein machbares Maß reduziert und dann aber auch durchgesetzt werden, da ansonsten ausschließlich gelernt würde, dass Selbstverletzung vor Unangenehmem bewahrt. Generell sollte der durch Selbstverletzung herbeigeführte Aufmerksamkeitsgewinn reduziert und die Fokussierung auf Zuwendungen für alternatives Verhalten gelenkt werden.
- Stärkung und Entlastung der wesentlichen Bezugspersonen, damit diese Auszeiten vom Problemzyklus nehmen und sich in anderen Betätigungsfeldern als wirksam erleben können.
- Behandlung der o. g. psychischen Störungen.

Zu den speziellen Beobachtungs- und Dokumentationsmethoden im Kontext einer funktionalen Verhaltensbeobachtung verweisen wir auf die umfassende Darstellung und Zusammenfassung der Datenlage (einschließlich Hinweisen auf oft unklare Evidenzen mancher Interventionen) in dem von Bienstein und Rojahn (2013) herausgegebenen Sammelband.

4.2.4 Psychopharmakotherapie

Krisenhaft eskalierende Selbstverletzung kann ebenso wie schwere, anhaltende Autoaggression die Frage nach psychopharmakologischen Interventionen bedingen. Auch hier gilt, dass Pharmakotherapie nur dann sinnvoll und vertretbar ist, wenn sie in einen multidisziplinären Behandlungsrahmen eingebettet wird. Ebenso bedarf es aufgrund der erheblichen Risiken von nicht tolerablen Nebenwirkungen eines sehr genauen Monitorings, vor allem dann, wenn sich die Betroffenen kaum über negative Effekte äußern können. Zur speziellen Indikationsstellung (Welcher Wirkstoff verspricht am ehesten einen Nutzen?) ist eine genaue Analyse des Verhaltens und seiner auslösenden Faktoren eine wesentliche Voraussetzung:

- Spielen vor allem Irritabilität, Angst oder Anspannung eine Rolle?
- Liegt neben der geistigen Behinderung eine Autismusspektrumstörung vor?
- Zeigen sich depressive Symptome?
- Werden ausgeprägte zwanghafte Zustände beobachtet?
- Bestehen zusätzlich aggressive Impulsdurchbrüche?
- Gibt es Hinweise auf ein psychotisches Geschehen?
- Ist die Autoaggression u. U. durch eine beispielsweise aufgrund einer Epilepsie verabreichte Medikation mitbedingt?

Wie in vielen anderen Bereichen ist eine große Zahl gängiger Psychopharmaka für diese Indikationsstellung nicht zugelassen, wenngleich die klinische Praxis auf Wirksamkeit hinweist. Entscheidungen müssen hier besonders - sofern möglich - mit den Betroffenen, insbesondere aber mit den Sorgeberechtigten abgestimmt werden: Sie müssen in die Behandlung auf der Basis umfassender Information einwilligen und können diese Zustimmung jederzeit widerrufen.[28]

Zum Einsatz kommen u. a. Benzodiazepine, Antidepressiva, sogenannte Stimmungsstabilisatoren, häufig Neuroleptika, seltener Betablocker und Opioidrezeptorantagonisten (siehe auch Häßler 2016, S. 91-94). In Einzelfällen kann eine begründete Kombinationsbehandlung notwendig werden. Dabei hängt das Verordnungsverhalten auch von den jeweiligen persönlichen Erfahrungen der Mediziner ab und

28 »Viele der bei Erwachsenen eingesetzten modernen Psychopharmaka besitzen keine oder nur auf einige Indikationen beschränkte Zulassung im Kindes- und Jugendalter. Bei einer fehlenden Zulassung können diese Medikamente im Rahmen eines therapeutischen Heilversuches (sog. ›off-label-use‹) eingesetzt werden, wobei dann besonders strenge Maßstäbe an die Aufklärung und Dokumentation anzulegen sind. Andererseits wäre unethisch, Kindern mit hohen Nebenwirkungsrisiken neuere Substanzen zu verwehren. Zu beachten ist auch, dass es bei dieser Anwendung Probleme mit der Kostenerstattung durch die jeweilige Krankenkasse geben kann« (Häßler 2016, S. 40).

wird mitbeeinflusst durch die Zuversicht, die vermittelt wird und die die jeweiligen Betreuer in die Arzneiwirkung haben. In den letzten Jahren hat aus vielen - auch guten - Gründen die Verordnung sogenannter atypischer Neuroleptika zugenommen. Deren zumindest aktuell relativ geringere Nebenwirkungsrate wird allerdings auf lange Sicht zumindest zum Teil durch Nebenwirkungen metabolischer Art erkauft, die beispielsweise das Risiko einer Adipositas oder von Herzkreislauferkrankungen deutlich erhöhen.

4.3 Psychotiforme Zustände und Psychosen

Gerade im Kindes- und Jugendalter werden Diagnostik, Beratung und Therapie psychosenahen oder psychotischen Verhaltens zur Herausforderung und zur Gratwanderung für Betreuer und Therapeuten. Halluzinatorische Phänomene werden bei nahezu 10 % aller jüngeren Schulkinder gesehen - ohne zugrunde liegende psychiatrische Störungen. Fantasiegefährten sind gerade in frühen Entwicklungsphasen und bei dissoziierten Entwicklungen und Mangel an alternativen Ausdrucksmöglichkeiten bei Kindern mit Behinderung ein nicht ungewöhnliches Phänomen.

Umgekehrt kann das Übersehen psychotischer Belastung für Betroffene und deren Betreuer zu anhaltend qualvollen Erfahrungen und früher Chronifizierung führen. Gerade im Themenfeld Psychose ist multidisziplinäres Aufeinanderzugehen unumgänglich - mit über die Zeit durchaus unterschiedlichen Akzentuierungsschwerpunkten. Grabenkämpfe, wie sie gelegentlich zwischen Pädagogik und Medizin ausgetragen werden, schädigen die ohnehin belasteten Familien.

Bei Menschen mit Intelligenzminderung ist - so auch die aktuelle wissenschaftliche Leitlinie (vgl. Häßler 2016) - mit einem erhöhten Risiko für die Ausbildung von schizophrenen Störungen im Jugendalter zu rechnen (vgl. Sarimski u. Steinhausen 2008). Die Prävalenzraten schwanken und reichen bis zu 5 % der Population aller Menschen mit Intelligenzminderung (vgl. Došen 2010, S. 237). Das würde eine 5-mal höhere Prävalenz als in der Allgemeinbevölkerung bedeuten, die ihre Erklärung nicht nur in genetischen Faktoren, sondern auch in psychosozialen Belastungen finden dürfte, so u. a. zunehmende Erkenntnisse zu den Wirkungen von »social defeat«, des Erlebens von Fremdheit und Niederlage am Rande der sozialen Einheit (vgl. Schmitt et al. 2014).

4.3.1 Diagnostik

Die Diagnostik kann in Abhängigkeit vom Schweregrad der Behinderung und der kommunikativen Einschränkungen erheblich erschwert sein. Im Kern psychiatrische Symptome können als behinderungsbedingt (»Overshadowing«) fehlinterpretiert werden. Eingeschränkte verbale Fähigkeiten erschweren schnell nachvollziehbare Einschätzungen und führen ihrerseits zum »Underreporting« relevanter Symptome (v. a. halluzinatorischer Erlebnisse und Wahninhalte). Nicht selten werden beispielsweise ein psychosebedingter kognitiver Abbau und eine affektive »Verflachung« nicht ernst genommen bzw. als behinderungsbedingt verstanden.

Es bedarf also einer besonders sorgfältigen individuellen Diagnostik und eines besonders differenzierten Einlassens auf die Kinder und Jugendlichen (Hennicke 2002). Insbesondere aber müssen die Berichte aller relevanten Bezugspersonen gründlich exploriert werden. Denn die Veränderungen des Denkens, der Affektivität, des Realitätsbezugs, des Verhaltens und mögliche körperliche Auffälligkeiten können häufig nur von diesen erfahren werden. Anzuraten ist auch die Befragung weiterer wesentlicher Kontaktpersonen, die oft einen sehr differenzierten Blick auf ihre Schüler haben. Dabei muss darauf geachtet werden, dass diese Symptome mit zunehmendem Schweregrad der Intelligenzminderung in besonderer Weise »ausgestaltet« werden und mit den Symptombeschreibungen der Klassifikationssysteme nur noch schwer in Übereinstimmung gebracht werden können. Es gilt also, die Äußerungsformen aus den Beobachtungen und Berichten in diese Symptombeschreibungen zu »übersetzen«. Dazu kann die Idee, dass sich bei nicht verbal ausdrucksfähigen Menschen innere Zustände in äußerem Verhalten ausdrücken (sog. »Verhaltensäquivalente«), hilfreich sein. Derartige Äquivalente könnten sein:

- für die Bezugspersonen nicht mehr nachvollziehbare, akute Wesens- und Verhaltensveränderungen;
- plötzliche oder schleichende Leistungseinbußen - erworbene Fähigkeiten und Fertigkeiten gehen verloren;
- Schreien oder Rufen ohne erkennbare Auslöser;
- Stimmungswechsel;
- ängstlicher getönter Rückzug;
- plötzlicher, nicht nachvollziehbarer, »unpassender« Affekt;
- abruptes Abbrechen von ansonsten vertrauten Handlungen;
- Verweigerungen mit Misstrauen oder Angst;
- Irritabilität und Unruhe;
- verändertes Schrift- oder Malbild sowie veränderte Gestaltungen;
- Blickwendungen als Ausdruck von Fehlwahrnehmungen;
- vielfältige motorische Phänomene;
- Schlafstörungen.

Alle oben genannten Verhaltensänderungen sind auch in Zusammenhang mit anderen Störungen oder Verstörungen zu registrieren. Dies gilt beispielsweise für posttraumatische Belastungen, teils auch depressive Entwicklungen und Autismusspektrumstörungen. Von daher ist immer die Einbeziehung eines klinisch erfahrenen Kinder- und Jugendpsychiaters anzuraten, wenn derartige Veränderungen und Äußerungsformen auftreten. Sind diese schwerwiegend, ist eine umfassendere, auch neuropädiatrische Diagnostik unumgänglich, die neben der körperlichen Untersuchung ein EEG sowie eine Bildgebung, ggf. ergänzt durch weitere Laboruntersuchungen, umfasst. Pharmakologisch beispielsweise durch Antikonvulsiva induzierte Psychosen sind gleichfalls auszuschließen.

Differenzialdiagnostisch ist schließlich immer die Möglichkeit einer Adoleszentenkrise zu beachten, da Jugendliche mit Intelligenzminderungen aufgrund vielfältiger Veränderungen in diesem Zeitraum vor besonderen Herausforderungen stehen. So fatal es wäre, eine derartige Krise beispielsweise pharmakologisch zu behandeln, so gefährlich ist es andererseits, Psychosen nicht frühzeitig zu behandeln und damit erhebliche zusätzliche chronische Einschränkungen in Kauf zu nehmen.

Diagnostik schließt immer auch die Frage ein, in welchem lebensgeschichtlichen Kontext das Verhalten steht, welche besonderen Belastungen zu psychotischem Verhalten führen und in welchen Situationen die Symptome nachlassen. Psychosen sind eben keine kontextunabhängigen, zwangsläufigen Ereignisse.

Unbedingt zu beachten ist, dass Familien nicht durch die Art der Diagnostik verunsichert oder Schuldgefühle induziert werden. Gerade Jugendliche mit Intelligenzminderungen haben ein hohes Bedürfnis, als »normal« wahrgenommen zu werden. Umso mehr Sicherheit benötigen sie, wenn es um für sie schwierige und belastende Themen geht, die sie potenziell auf einem weiteren Terrain zu Außenseitern machen könnten. Diagnostik richtet sich weiterhin darauf, wie sich die Betroffenen selbst und ihre Familien entlasten können.

4.3.2 Therapeutische Interventionen

Psychopharmaka

Der mit der Einführung der sogenannten atypischen, vermeintlich nebenwirkungsärmeren Neuroleptika verbundene Optimismus in der Psychosetherapie ist in den letzten Jahren wieder realistischeren Einschätzungen gewichen. Wenn auch akute extrapyramidal-motorische Nebenwirkungen seltener sind, kommt es durch die »Atypika« zu einem zusätzlichen breiten Spektrum neuartiger, z. B. metabolischer und hormoneller Nebenwirkungen. Mögliche Spätfolgen und die damit verbundene Reduzierung der Lebenserwartung müssen diskutiert werden. Aktuell sind auch die Kriterien, anhand derer der Therapieerfolg eingeschätzt wird, Gegenstand des wissenschaftlichen Diskurses, da neben der Beeinflussung florider psychotischer Symptome Fragen nach der dauerhaften sozialen Teilhabe in den Fokus geraten. Derzeit wird mittels einer multizentrischen Studie versucht, die Frage zu klären, ob die dauerhafte Medikation ihrem Anspruch hinsichtlich einer verbesserten Alltagsbewältigung langfristig tatsächlich gerecht wird oder ob nicht psychosoziale Hilfen eine nachhaltigere Evidenz besitzen (dazu Näheres unter: http://www.apic.rwth-aachen.de/). Dies bedeutet keinesfalls, dass zum jetzigen Zeitpunkt ein unreflektierter Verzicht auf Neuroleptika vertretbar wäre.[29] Nach wie vor aber müssen die Betroffenen und Angehörigen, gerade auch im Hinblick auf die höheren Nebenwirkungsraten bei Menschen mit Intelligenzminderungen, eine sehr sorgsame, offene und auch zeitaufwendige Beratung erfahren. Zu den grundlegenden Standards der Psychopharmakotherapie wird auf das Kapitel 5 verwiesen.

Hilfen zur Teilhabe

Neben den psychopharmakologischen Interventionen gewinnen - gerade auch auf dem Hintergrund eines behutsamen Umgangs mit Neuroleptika - psychotherapeutische Verfahren und weitere interdisziplinär gut abgestimmte Maßnahmen zur Verbesserung der sozialen Teilhabe zunehmend an Bedeutung. Dies erfordert vernetzte Strukturen mit Wahlmöglichkeiten zwischen ambulanten, möglichst auch aufsuchenden, teil- und nötigenfalls vollstationären Hilfen, die immer an der Reintegration in den gewünschten Lebensalltag orientiert sind. Allen Akteuren ist ein besonders hohes Maß an Berufsgruppen- und Helfersystemgrenzen überschreitender Kooperation in Bezogenheit auf die familiären Anliegen abverlangt, was unter den jetzigen Bedingungen der »versäulten«, sich gegenseitig strikt abgrenzenden Hilfesysteme nur in Ausnahmefällen realisiert werden kann.

Noch sind Konzepte wie das Hamburger Modell (Lambert 2015) zur integrierten Versorgung von Menschen, die sich psychotisch zeigen, Ausnahmen in der Versorgungslandschaft. Dennoch besteht die Hoffnung, dass geänderte Finanzierungsmöglichkeiten gerade auch in der Kinder- und Jugendpsychiatrie zur Stärkung vernetzter, auch im Krisenfall aufsuchender Arbeit beitragen.

29 Neuere Konzepte entzündungshemmender (antiinflammatorischer) Therapie, die Gabe von Acetylcystein oder von hoch dosierten Omega-3-Fettsäuren, sind noch nicht abschließend beurteilbar.

Psychoedukation und »Familientherapie«

Psychotiforme Krisen können zu tief greifenden Verunsicherungen und Ängsten bei allen Beteiligten führen, insbesondere aber in den Familien. In einem ersten Schritt wird es um das Vermitteln von Zuversicht, um die Implementierung von Strategien, die das Ohnmachtserleben reduzieren, und um die Entlastung von Schuldgefühlen gehen. Wird psychotisches Verhalten als nicht mehr verstehbar, nicht mehr einfühlbar empfunden, suchen die Angehörigen nach Erklärungen und immer wieder nach eigenen Fehlern (bei sich, beim Gegenüber), um das Geschehen begreifbar zu machen. In dieser Phase stehen also die Erarbeitung einer gemeinsamen, entlastenden Sichtweise und die Entwicklung eines gemeinsamen »Verstehensmodells« im Vordergrund, in dem den jeweiligen Konzepten viel Raum gelassen wird. Es empfiehlt sich, eine Neutralität den verschiedenen Konstrukten gegenüber zu bewahren, ohne eine eigene fachliche Haltung zu verlieren, um sie dann mit den Familien auf ihre Bekömmlichkeit oder Unbekömmlichkeit hin zu überprüfen.

Psychoedukation ist daher keineswegs nur die Vermittlung eines fachlich begründeten Konzepts über das »Störungsbild«, sondern die sorgfältige, therapeutisch begleitete Auseinandersetzung mit den »Alltagskonzepten« der Betroffenen, um zu Lösungen zu kommen, die für alle erträglich sind. Für die einen (Eltern und Betroffene) kann die Überzeugung, eine Krankheit zu haben, die sich psychiatrisch plausibel erklären lässt, außerordentlich entlastend und hilfreich sein. Für andere wird die »didaktische« Vermittlung eines derartigen Konzepts zu sehr nach einer »besserwissenden Erziehung« oder Stigmatisierung aussehen und abgelehnt werden.

So sehr interaktionelle Faktoren bedeutsam sind, so sehr familiäre Beziehungskonstellationen eine Rolle spielen können, so sensibel muss mit diesen Aspekten im Sinne einer Unterstützung und nicht einer Bewertung von Familien umgegangen werden.

Hervorgehoben sei, dass Gruppen von Pychosebetroffenen auch bei Menschen mit Behinderungen ein hilfreiches Therapiemodul darstellen.

Systemische Therapie

Menschen, die psychotische Symptome zeigen, gestalten diese im weiteren Verlauf sehr unterschiedlich hinsichtlich ihrer Ausprägungen, im Ausmaß von begleitender Angst und Erregung sowie mit besonderen kognitiven und affektiven Färbungen. Einflüsse behinderungsbedingter Belastungen fließen ebenso ein wie unterschiedliche familiäre Ressourcen.

Psychotische Krisen verführen Therapeuten häufiger dazu, regulativ tätig zu werden. Hinter der Einwegscheibe gewinnt man dann den Eindruck, als regelten sie gewissermaßen wie Verkehrspolizisten (Arnold Retzer, mündl. Mitteilung) die familiäre Interaktion. Diese Rolle kann im Krisenfall hilfreich und für die Familie entlastend sein, bedarf aber spätestens im Verlauf kritischer Reflexion. Wie mittlerweile alle Therapieverfahren beachtet auch die systemische Therapie sehr genau die familiären Ressourcen, was keinesfalls dazu führen darf, die Nöte der Familien nicht ernst zu nehmen und nicht angemessen zu würdigen. Weiterhin werden Ausnahmen vom Problemverhalten erfragt und die Vermutungen der Familie, was derartige Ausnahmen begünstigt. Fragen nach dem Ausmaß der Betroffenheit der einzelnen Familienmitglieder geben Hinweise auf wichtige Interaktionsmuster. Ebenso relevant ist das Erfragen der Erklärungslandkarten, die die Familie mitbringt. Mittels zirkulärer Fragen können sie in ihrer Bedeutsamkeit an Plastizität gewinnen.

Einige Familien werden Erfahrungen mit psychotischen Angehörigen haben, sodass wichtig ist zu wissen, welche Prämissen sie auf die aktuelle Situation anwenden. Welche Erfahrungen waren hilfreich, welche eher für die Familie schädlich? Wie sind die Einstellungen zu den einzelnen Therapieformen?

Natürlich sollten der familiäre Kommunikationsstil, die gegenseitigen Rollenzuschreibungen, die Beziehungskonstellationen und strukturellen Verschiebungen aufmerksam registriert werden. Wir sind eher unsicher, ob Explorationen zu vermeintlich pathogenen familiären Interaktionsmustern hilfreich sind, zumal im Einzelfall schwer unterscheidbar bleibt, ob beispielsweise das oft angesprochene emotionale

Erregungsniveau eher Auslöser oder Folge der Krise ist. Wichtiger sind Erkenntnisgewinne, über welche Ressourcen und Copingstrategien die Familie bei zurückliegenden belastenden Life Events verfügte und bei aktuellen Belastungen wieder verfügen kann.

Auch wenn die Dramatik von Symptomen zu schnellem Handeln verführt, bedarf es immer wieder eines ausreichend distanzierten Vorgehens unter besonderer Berücksichtigung des familiären Tempos oder der familiären Tempi sowie der Sicherheit der Betroffenen und ihrer Angehörigen, sich mit schwierigen Themen einbringen zu können. Und schließlich ist auch die Frage nach einem vorstellbaren individuellen und systemischen Nutzen der psychotischen Symptomatik erlaubt. Tatsächlich erlebt ein Teil der Betroffenen »Heilung« auch als Verlust.

Im stationären Setting ermöglicht es die Beteiligung vieler Akteure in unterschiedlichen Situationen, Perspektiven zu erweitern, kritisch zu hinterfragen und als Hypothesen in den therapeutischen Prozess einzubringen. Dies ist von großem Nutzen und durchaus auch eine Indikation für klinisch-stationäre Diagnostik und Behandlung.

Halten wir jemanden für krank, kann das leicht dazu führen, ihn vor zu vielen »belastenden« Informationen (z. B. über die familiäre Dynamik, über das Störungsbild, über die Prognose) zu schützen. Wir neigen dazu, ihn von der weiteren Kommunikation auszuschließen. Dieser vom Helfersystem betriebenen »Exkommunikation« zu folgen, erscheint uns in vielen Fällen nicht gerechtfertigt. Retzer (1994) spricht von der Notwendigkeit der »Wiedereinführung des Exkommunizierten in Kommunikation«.

Wir erinnern uns an eine junge Frau mit einer spastischen Parese und einer geistigen Behinderung, die zu uns kam mit der Diagnose einer »paranoiden Psychose«. Sie lebe – so hieß es – völlig in einer Traumwelt, könne sich nur wirr äußern, wenn überhaupt. Am besten bespreche man sich ohne sie. Wir haben uns entschlossen, die junge Frau von Beginn an in das Familiengespräch einzubeziehen, und ihr gegenüber signalisiert, dass es offensichtlich im Moment für sie gute Gründe gebe, für uns unverständliche Ideen zu äußern. Wir seien aber interessiert, mehr zu verstehen. Im weiteren Verlauf des Familiengesprächs reagierte die junge Frau jeweils heftig, wenn für sie relevante Themen angesprochen wurden: die anstehende Ablösung von zu Hause, der Besuch der Werkstatt, die Auseinandersetzung mit der Behinderung, ihr Kampf mit den Pflegeeltern. Auch an den weiteren Familiengesprächen war sie sehr interessiert. Später meinte sie, dass sie sich durchaus an manches erinnere, was sie zunächst nicht habe kommunizieren können.

Dass Exkommunikation für Menschen mit Intelligenzminderungen nicht nur bei Psychosen ein relevantes Thema ist, liegt auf der Hand. Umso wichtiger ist, sie hinsichtlich ihrer Partizipation auch bei psychotischen Entwicklungen zu unterstützen. Allerdings ist große Sensibilität angezeigt beim Ansprechen familiärer Geheimnisse, beschämender Versäumnisse, von drohenden Trennungen u. a. Ohne dass die Familie, v. a. aber die Eltern, solchen »Veröffentlichungen« explizit zustimmt, sollte dieser Schritt ausschließlich diesen überlassen bleiben.

Dass für Psychose-Betroffene der Switch in psychotisches Erleben ein sinnvoller Austritt aus angsterfüllter, überfordernder Kommunikation sein kann, ändert an der Grundhaltung nichts und weist lediglich auf die Notwendigkeit hin, mit ihnen zusammen nach *alternativen* Copingstrategien zu suchen. Gerade Menschen mit Intelligenzminderung verfügen häufig über keine relevanten Copingstrategien. Zur Therapie mit Menschen mit Intelligenzminderungen gehört schließlich auch, Sorge dafür zu tragen, dass die Lebensbedingungen so gestaltet sind, dass die Betroffenen sich als selbstwirksam, mit ihren Potenzialen gesehen und nicht überfordert fühlen.

Das Konzept der Frühinterventionen

Die Erfahrung, dass Menschen mit einer »floriden« Psychose häufig eine vorausgehende längere Phase »auffälligen« Verhaltens zeigen, hat - verbunden mit der Hoffnung, dass eine frühe Behandlung die Prognose verbessert - zum Konzept der Frühinterventionen geführt. Dort werden psychosenähere und psychosefernere Symptome unterschieden. Es spricht vieles dafür, dass auf die einzelnen Problemlagen zugeschnittene Maßnahmen

> »Übergänge zunächst in das psychosenahe Risikostadium und dann in die volle psychotische Ersterkrankung verhindern können« (Klosterkötter im Vorwort zu Bechdolf et al. 2015).

Die genannten Therapieprogramme finden heute auch in psychosenahen Stadien Anwendung.[30]

Allerdings kann die Differenzialdiagnose zu anderen psychischen Störungen im Jugendalter bzw. zu Adoleszentenkrisen schwierig, eine zu frühe Festlegung auf eine psychotische Entwicklung mit übereilter Psychopharmakotherapie schädlich sein. Je jünger die Kinder bzw. die Jugendlichen sind, desto eher sind Fehleinschätzungen möglich, weil beispielsweise Positivsymptome auch in der Allgemeinbevölkerung bei Kindern und jüngeren Jugendlichen keine seltenen Phänomene sind und selbst andere Kriterien nicht die gleiche Vorhersagevalidität haben wie bei jungen Erwachsenen (Schultze-Lutter u. Schimmelmann 2013).

In dem Wissen, dass Intelligenzminderung (ebenso wie einige genetische Syndrome) mit einem erhöhten Psychoserisiko verbunden ist, kann der Praktiker bei der Vielzahl sich auch widersprechender Befunde in Dilemmata geraten. In Einzelfällen, bei denen die Differenzialdiagnose nicht sicher gelingt, kann sich eine probatorische Medikation als hilfreich erweisen.

Prophylaktische und frühinterventionelle Maßnahmen müssten sich also auf psychosoziale Stressoren auch und gerade für diese Kinder und Jugendlichen beziehen, deren kognitive Verarbeitungsstrategien für Belastungen meistens reduziert sind. Eine dieser Belastungen kann chronische Überforderung sein, eine andere die schwierigere Verarbeitung psychosozialer Traumata (u. a. durch medizinische Interventionen, Erfahrungen von Aussonderung, besondere Herausforderungen in der Pubertätsentwicklung). Wenn also eine stützende Umgebung mit guten Problemlösefähigkeiten als protektiv gilt, sollten alle Möglichkeiten genutzt werden, Familien, die besonderen Belastungen ausgesetzt sind, in die Lage zu versetzen, ihre Kinder zu unterstützen

30 Bei Bechdolf et al. (2015) findet sich auch eine eingehende Diskussion zu Grundannahmen kognitiver Verhaltenstherapie, verbunden mit einem praxisnahen Behandlungsmanual.

und ihre Chancen zu erhöhen, sich selbstwirksam zu erleben. Schizophrene Störungen sind per se in vielen Fällen »mit schwerem, langjährigem Leid« (Bechdolf et al. 2015, S. 26) verbunden. Daher kumulieren die Belastungen gerade in Familien mit behinderten Kindern in einem kaum erträglichen Maße, wenn beispielsweise über Jahre mühsam erlernte soziale Fähigkeiten und Fertigkeiten erneut verloren gehen.

Viele der im Rahmen des o. g. Manuals gegebenen Anregungen lassen sich auch im Verlauf der Therapie psychotischer Phänomene im Rahmen einer manifesten Psychose anwenden. Bei Jugendlichen mit Behinderungen gehört die Einbeziehung wesentlicher Bezugspersonen unbedingt hinzu. Alle Maßnahmen sind auf den akuten Zustand abzustimmen. Ein von Angst, Unruhe und wahnhaftem Erleben überfluteter Jugendlicher wird zunächst auf andere, häufig auch pharmakologische Unterstützung angewiesen sein. Erst wenn dem Jugendlichen ein Mindestmaß an Differenzierung und Distanzierung möglich ist, werden andere Strategien wirksam wie beispielsweise ein Training im Hinblick auf das An- und Ausschalten von Stimmen oder Konzepte für eine verbesserte Alltagsbewältigung trotz psychotischer Symptome wie Aufmerksamkeitsstörungen oder Gedankenblockaden. Jugendliche mit Behinderungen werden hier von Visualisierungen von Hilfen profitieren können.

Neben dem Symptommanagement hat in der Verhaltenstherapie die Bearbeitung sogenannter dysfunktionaler Denkmuster einen großen Stellenwert, auch dies stets mit Blick auf auslösende Situationen und Überzeugungen. Eine sinnvolle Prophylaxe gibt den Betroffenen mit ihnen abgestimmte Handlungsideen für den Fall eines Wiederauftretens der Symptome an die Hand. Derartige gemeinsam erarbeitete Vereinbarungen helfen den Jugendlichen und seinen Eltern, sich trotz möglicher mehrfacher Krisen noch als selbstwirksam zu erleben.

Zwei Fallbeispiele

1. Die Geschichte eines Jugendlichen, der Art Garfunkel ähnelt, einer Familie und eines Behandlungsteams auf einem Weg mit vielen Fragen

Der berühmte Gianfranco Cecchin hielt das Lesen von mindestens 50 Romanen für eine gute Grundlage der Therapieausbildung systemischer Therapeuten. Und in der Tat finden sich in unseren Begegnungen mit Kindern, Jugendlichen und Familien reichhaltige Geschichten, die uns, wenn wir die Räume hierfür schaffen, erzählt werden und die uns immer wieder berühren und bereichern. In einem durch viele Formalitäten gekennzeichneten klinischen Alltag, in dem wir uns durch Professionalisierung Strukturhilfen geben, ist die Öffnung für Kreativität und Erzählungen überaus hilfreich. Vielfach sind uns die Geschichten über Jahre erinnerlich, und wir freuen uns, wenn wir die Mitautoren heilsamer Geschichten werden können.

Die Leser mögen nachsichtig sein, wenn wir gelegentlich Anflüge von Poesie zeigen. Immerhin sei daran erinnert, wie wirksam und hilfreich viele Geschichten waren, die wir als Kinder erzählt bekamen. Geschichten haben einige Vorteile: Es geht kaum darum, dass sie in einem wissenschaftlichen Sinne stimmen. Sie führen – gut erzählt – in eine etwas andere Welt, und die Zuhörer haben die Wahl, sich das aus der Geschichte »herauszupicken«, was ihnen guttut. Hypnotherapeuten, die einen tiefen Einfluss auf die systemische Therapie haben, binden ihre Interventionen übrigens ebenso gern in Geschichten ein wie Therapeuten, die sich der Externalisierung verschrieben haben (s. die Monsterbekämpfung bei White u. Epston 1990).

Nun zu unserer Geschichte:

Viele Kollegen unserer Station würden sicher den Jugendlichen, über den wir berichten, einen Künstler nennen (Joseph Beuys: »Jeder Mensch ist ein Künstler!«, vgl. Bodenmann-Ritter 1988). Hervorzuheben ist auch die Besonderheit der Familie, die Kämpfen gewohnt und dabei auch fit war für den »Kampf« mit unserem Behandlungsteam. Anrührend war die Beziehung zwischen unserem »Patienten« und seinem Vater, der seit vielen Jahren mit einem immer wieder metastasierenden Karzinom lebte.

Samuel, der übrigens optisch eine bestechende Ähnlichkeit mit Art Garfunkel aufwies, stellte uns zu Beginn vor erhebliche Herausforderungen.

Samuel hatte keine Sprache, zumindest keine verbale. Und seine Ausdrucksformen bestanden seit Längerem aus Autoaggressionen, z. B. »In-die-Hand-Beißen« bei Verärgerung, und auch massiveren Fremdaggressionen bei Frustrationserleben. Er lautierte eher wenig, die Familie berichtete, dass er Monate vor der Aufnahme in die Klinik seine gewohnte Kommunikation über Zeigen und Mimik fast vollständig eingestellt hatte.

Zu uns gekommen wegen monatelanger massiver Schlafprobleme, stürzte er uns vom ersten Moment an in große Verwirrung. Um es wenig professionell auszudrücken: Er erschien uns zunächst äußerst seltsam, kaum verstehbar. Wir waren durch seine Besonderheiten deutlich behindert in unserer Wahrnehmung seiner Symptomatik.

Bereits in der Aufnahmeuntersuchung bot sich uns ein Bild, das uns an zahlreiche Horrorszenarien der Psychiatrie denken ließ: athetoide Bewegungsmuster, wurmartige Bewegungen mit den Gliedmaßen, plötzliches Überstrecken des Rumpfes, inadäquate Übererregung mit hyperventilationsartiger Atmung, Grimassieren. Samuel schien kaum zur Ruhe zu kommen, wirkte dabei jedoch immer abwesend, dann wie aus dem Nichts massiv angespannt, Angst auslösend oder ängstlich.

Hinzu kam, dass Samuel ein halbes Jahr zuvor erstmalig einen Grand-Mal-Anfall gehabt hatte. Die Eltern erinnerten, dass sich Samuel in den Wochen vor dem ersten Anfall zunehmend verändert hatte, er sei aggressiver geworden, gereizter, aber auch ängstlicher. Ein normales Familienleben sei kaum mehr möglich gewesen. Nach dem ersten Anfall sei Samuel wie ausgewechselt, wieder fröhlich und ausgeglichen gewesen. Insgesamt hatte er bis zum Aufenthalt drei weitere Grand-Mal-Anfälle, jedes Mal mit einem ähnlichen dem Anfall vorangehenden Zustand. Aufgrund der Epilepsie war Samuel schließlich ambulant antikonvulsiv eingestellt worden.

In den letzten Wochen vor dem Aufenthalt war er nun erneut massiv verändert erschienen, griff in der Schule bei Anforderungen die Lehrer an, kam zu Hause kaum noch aus dem Arbeitszimmer des Vaters und nahm in keiner Weise mehr am Familienleben teil. Aufgrund der Aggressionen und Anspannung hatte die ambulante Neuropädiaterin ihm Risperidon verordnet.

Da standen wir nun. Wir sahen einen »skurrilen« Jugendlichen mit einer geistigen Behinderung und den damit verbundenen Besonderheiten, mit bizarren Bewegungsabläufen und großer spürbarer Angst, mit einer Epilepsie, möglicherweise auch mit extrapyramidal-motorischen Nebenwirkungen (EPMS) aufgrund der neuroleptischen Medikation, und wir sahen eine Familie, die uns einen Behandlungsauftrag erst mal nur für die Schlafstörung erteilen wollte.

In den nächsten Wochen tauchten in den Teamsitzungen mal gleichzeitig, mal nacheinander verschiedene Hypothesen und Erklärungsversuche auf, die zusammenzuführen nicht immer ganz einfach war. Die Teamsitzungen schienen immer auch Spiegelbild von Samuels Gefühlserleben zu sein: Hilflosigkeit, Angst, Wut und Mitleid waren sicher nur einige der Motive, die neben den gleich genannten Hypothesen unsere Diskussionen färbten. Dabei lösten Hilflosigkeit und Angst sicher nicht nur in unserem Team den Wunsch nach einer schutzgebenden Medikation aus.

Die Hypothese der Katatonie:

Katatone Bewegungsmuster sind bei Menschen mit Behinderungen oft schwer einzuschätzen und werfen vielfältige differenzialdiagnostische Fragen auf. Eher zu selten wird an eine Psychose als Verursacher gedacht. Differenzialdiagnostisch konnte beispielsweise eine Verursachung durch neurotrope Viren ausgeschlossen werden. Labor, EEG und EKG sowie Kernspintomografie blieben ohne Befund.

Die epileptologische Hypothese:

Menschen mit Epilepsien können bekanntlich anfallsartig unverständliche Bewegungsmuster zeigen. Andererseits kommen Psychosen mit verschiedenen Varianzen je nach Anfallstyp vermehrt bei von Epilepsie Betroffenen vor.

Die Hypothese medikamentös induzierter Veränderungen:
Was macht die antikonvulsive Medikation? Das verabreichte Medikament kann Nebenwirkungen zeigen wie Ruhelosigkeit, Depression, emotionale Instabilität bzw. Stimmungsschwankungen, Feindseligkeit oder Aggression, Schlaflosigkeit, Nervosität oder Reizbarkeit, Persönlichkeitsstörungen, anormales Denken, Schwindel, Konvulsionen, Kopfschmerzen, Hyperkinesie, Ataxie, Tremor, Verwirrtheit, Halluzinationen und noch viele weitere mehr ... Auch sehen wir unter Risperidon nicht nur EPMS, sondern gelegentlich auch eine Zunahme psychotischer Symptome.

Die familiendynamische Hypothese:

Die Geschichte von Samuels Angst - oder hat noch jemand Angst? Der Vater ist schwer an einem Karzinom erkrankt, eines der Geschwister Samuels über Monate in stationärer psychiatrischer Behandlung. Gab es hier zentrale Auslöser von Überforderung und Belastung?

Die »pädagogische« Hypothese:

Es gab auch Stimmen im Team, die wenig »Krankes« sahen, die einen »verwöhnten behinderten kleinen Prinzen« wahrnahmen, eher pubertär, Grenzen austestend, frech und auch überfordert mit der Situation der Familie. In diesem Fall konnten wir uns schnell darauf einigen, dass eine Einschätzung seiner Befindlichkeit und Ressourcen immer wieder neu überprüft werden muss: Hat Samuel gerade keinen Bock oder ist das schon »krank«? Um solche Einschätzungen vornehmen zu können, war es zunächst wichtig, einen Rahmen herzustellen, der für Samuel in ungewohnter Umgebung Berechenbarkeit und Sicherheit bereithielt. Mit zunehmender Sicherheit Samuels schien auch die Familie vertrauensvoller mit uns umzugehen. Dazu später mehr.

Die medizinischen Interventionen setzten zunächst - sowohl im Hinblick auf katatoniforme Muster als auch eine mögliche epileptogene Komponente - an der ergänzenden Akuttherapie mit dem Benzodiazepin Lorazepam in höherer Dosierung an. Nach Rücksprache mit den Neuropädiatern erfolgten die Umstellung auf ein hinsichtlich psychischer Nebenwirkungen günstigeres Antiepileptikum sowie die Umstellung auf ein Neuroleptikum mit nur geringen extrapyramidal-motorischen Risiken als langfristiger Schutz vor weiteren psychotischen Zuständen. Im Verlauf folgte dann natürlich noch stationär das fraktionierte Absetzen von Lorazepam.

Es gab immer wieder kleinere und größere Behinderungen in der Kommunikation zwischen den Eltern und uns. Die Familie erwies sich für uns zunächst als »unbequem«, gerade die Mutter war sehr misstrauisch und zwang uns dazu, unser mitunter hohes Tempo herunterzufahren und erst einmal das Vertrauen der Familie zu erarbeiten (zurück zu Simon and Garfunkel 1966: Slow down, you're moving too fast; aus: »The 59th Street Bridge Song«. Veröffentlicht in ihrem Album »Parsley, Sage, Rosemary and Thyme«; für Therapeuten auch in anderen Zusammenhängen hilfreich).

Es war auch nicht immer leicht, die Schwerpunkte in der Behandlung festzulegen. Epilepsie? Katatonie? Familiendynamik? Pädagogik?

Hierbei zeigte jedoch zumindest Samuel selbst einigen Durchblick, indem er in den Familiengesprächen immer dann erst den Raum betrat, wenn unsere Ärztin den medizinischen Teil beendet hatte und den Raum wieder verließ. (Oder aber er verließ den Raum, wenn die Ärztin hereinkam.) Das zog er einige Monate lang recht konsequent durch. Wir verstanden, dass der medizinische Teil Samuel nicht so besonders interessierte. Was dann? Mit zunehmendem Vertrauen konnten uns die Eltern berichten, dass Vater und Sohn schon immer sehr nah beieinander gewesen waren, auf dem Familienbrett waren sie zudem als zentrale »Figuren« der gesamten Familie zu identifizieren.

Wir dachten uns, dass ein Vater-Sohn-Familiengespräch mit uns für Samuel ganz interessant und wichtig sein könnte. Dabei war für uns als Behandlungsteam eine wertvolle Erfahrung, dem Vater zuzuhören, wie er davon berichtete, dass sich Samuel seit der väterlichen Erkrankung vor einigen Jahren immer wieder ins Arbeitszimmer des Vaters zurückzogen habe, wenn dieser nicht da gewesen sei. Weiter erzählte der Vater, dass er sich von all seinen Kindern um Samuel eigentlich die wenigsten Sorgen mache, dass Samuel – soweit er das wie auch immer habe verstehen können – am detailliertesten über den Krebs informiert sei, weil er aufgrund seines Betreuungsbedürfnisses häufiger bei Gesprächen mit Ärzten dabei gewesen sei.

Für uns besonders spannend ist in solchen Situationen immer die Reaktion von Kindern und Jugendlichen, die über keine Sprache verfügen, aber häufig geradezu seismografische Fähigkeiten zu besitzen scheinen für die Befindlichkeiten ihrer Familien. Daran kann man oft ganz gut erkennen, was für Menschen mit Intelligenzminderungen wesentlich ist.

Samuel war das gesamte Gespräch über ungewohnt konzentriert und schwingungsfähig; war sein Vater traurig, versuchte er ihn aufzuheitern. Es war beeindruckend, wie viel Verantwortung Samuel für seinen Vater zu übernehmen schien. Abschiedsprozesse spielen in der Adoleszenz sicherlich in jeder Familie eine Rolle, in Samuels Fall hatten sie noch mal eine Zuspitzung erfahren. Dieses Gespräch, das wir nicht in allen Details vorstellen können, war eines der zentralen des gesamten Aufenthaltes. Derartige Familiengespräche, die Familie und Stationsteam zusammenführen sollen, aber auch der Weiterentwicklung von Lösungen dienen, sind zentraler Baustein bei jedem unserer Behandlungsprozesse.

Verantwortung für die Gestaltung von Behandlung heißt also auch, ein derartiges »Mannschaftsspiel« aller, die neue Wege unterstützen wollen, anzuregen.

Den Beteiligten ist dabei ein hohes Maß an gegenseitigem Respekt abverlangt als zentraler Aspekt der Stationskultur.

Die Familie hat ein Recht darauf, kritisch zu sein im Umgang mit sogenannten Experten. Wir mussten uns darauf einlassen und haben durch die Verlangsamung Zeit gewonnen für anderweitige Überlegungen. Wir konnten Samuel sowohl als »verwöhnten, pubertierenden Jugendlichen« als auch als »kranken, hilfsbedürftigen Patienten« wahrnehmen, weil das Team in der Lage war, verschiedene Positionen auf Augenhöhe, nebeneinander und konstruktiv aufeinander und die Familie zugehend zu vertreten. Es gibt häufig jemanden, der anderer Meinung ist als die anderen, der das Team zum Reflektieren zwingt. In diesem Fall waren es in besonderen Maße die Eltern.

Samuel war bei der Entlassung bei Weitem noch nicht »der Alte,« so wie wir uns das zu Beginn gewünscht hatten, aber die Familie und er schienen wieder einen guten Weg zu gehen. Samuel blieb phasenweise skurril und zeigte verwirrende Bewegungsmuster. Aber er war deutlich zufriedener, schlief regelmäßig und liebte es, uns Stationsmitarbeiter zu provozieren und zu verstören. An den Wochenenden nahm er wieder am gewohnten Alltag der Familie teil. Er lachte viel häufiger und war insgesamt zugänglicher.

2. Der weiße Hai und die Stimmen

Die zweite Geschichte ist die eines 16-jährigen Jugendlichen, der in die Klinik kam, weil in sein und das Leben seiner Umwelt Angst und Schrecken eingezogen waren. Schrecken verbreitete der junge Mann vor allem in seiner Familie und in der Schule. Wie aus dem Nichts hatte er begonnen, seine Mutter und Geschwister anzugreifen, zu würgen, mit heißem Tee zu überschütten. In der Schule war er völlig enthemmt auf Lehrer zugegangen, hatte Schüler bedroht und war keinem Eingreifen mehr zugänglich. Zudem hatte er mit seinen Händen rektal immer wieder stark manipuliert, bis er blutete. All dies war im Zuge weniger Tage geschehen.

Angst war neben der Aggression der ständige Begleiter. Im Verlauf erfuhren wir, dass unser »Patient« bereits ein halbes Jahr zuvor an sich Veränderungen bemerkt hatte, die ihm Angst bereiteten. Wir werden den jungen Mann im folgenden Martin nennen, in Anlehnung an Martin Brody, den Helden aus dem Weißen Hai, weil auch in unserer Geschichte ein weißer (Miniatur-)Hai eine wichtige Rolle spielt; dazu später mehr. Und auch, weil es dem Jugendlichen selbst sicher gefallen würde, nach Martin Brody benannt zu werden.

Wir können uns noch sehr gut an die Aufnahme dieses zunächst sehr bedrohlich anmutenden Jungen erinnern, der deutlich halluzinatorisch beeinträchtigt und nicht zur Ruhe zu kommen schien.

Martin kam in Begleitung seiner Eltern, die er immer wieder attackierte und anknurrte. Es war deutlich, dass für ihn noch weitere Personen und Stimmen im Raum waren, er schien »unserer Welt« kaum zugänglich. Er war zuvor schon einige Tage in stationärer Behandlung in einer anderen Klinik gewesen, die uns aufgrund unseres spezialisierten Behandlungsschwerpunkts um Übernahme gebeten hatte.

Neben der psychopharmakologischen Behandlung, die in diesem Fall zunächst aus hoch- und niedrigpotenten Neuroleptika und Benzodiazepinen bestand, schien von Anfang an ganz wesentlich, Martin selbst im ganzen Geschehen wieder als über Mitgestaltung und Kontrolle verfügende Instanz zu »installieren«.

Unsere Erfahrungen zeigen, dass die Stabilisierung im therapeutischen Sinne im besten Falle im ersten Moment der Kontaktaufnahme beginnt. In Martins Fall hieß das, dass wir zunächst die Anamnese und Exploration außen vor ließen und mit ihm und seinen Eltern gemeinsam versuchten, Martin wenigstens kurzzeitig in die Lage zu versetzen, seine Stimmen in die Schranken zu weisen. Wenn das gelänge, hätten wir möglicherweise ein wenig Vertrauen des »Patienten« gewonnen. Vertrauen ist sicherlich für jeden therapeutischen Bezug ein wichtiger Bestandteil: Für die Therapie unserer von Schizophrenie betroffenen Jugendlichen ist sie ebenso wie die Einbindung der Eltern ganz wesentlich. In Martins Fall war es der Vater, den wir auch in der heftigsten Phase wahnhaften Erlebens bei Martin als vertrauensvolle, Sicherheit gewährende Instanz nutzen konnten. Er wurde durch uns unterstützt, Martin mitzuteilen, dass ihm auf der Station nichts Böses widerfahren werde.

Martin zeichnete sich durch großen Mut aus. Ihm gelang es bereits in der Aufnahmesituation, kurzzeitig von seinen imperativen Stimmen zu erzählen, und er konnte mitteilen, was sie ihm sagten. In seinem Erleben waren es sehr wütende Stimmen, die durcheinander sprachen und ihn aufforderten, auch wütend zu sein auf alles, andere anzugreifen, anderen zu misstrauen.

Zu Beginn der Behandlung geht es bei florider psychotischer Symptomatik zunächst in allererster Linie um Abschirmung, Herstellung von transparenten Strukturen und Schutzräumen für die Jugendlichen und ihre Familien und um psychopharmakologische Behandlung. In den nächsten Schritten und bei hinreichender Stabilisierung ist uns wichtig, dass die Jugendlichen mit ihren Stimmen in einen Kontakt kommen, in dem sie sich selbst kurzzeitig als »mutig« und »tonangebend« erleben. In Martins Fall haben wir nach einigen Tagen versucht, gemeinsam mit ihm einen Weg zu finden, wenigstens partiell ein Gefühl von Kontrolle über seine wahnhafte Welt zu erlangen.

In einer Sitzung mit den Eltern sprachen wir ihm Sätze gegen die Stimmen vor, die er nachsprechen konnte. Manchmal gingen die Stimmen nicht weg, wenn er zu ihnen sagte: »Ich, Martin, kann dich grad nicht brauchen, ich will hier zuhören, ich will, dass ihr weggeht.« Aber es war ein Kontakt hergestellt, der nicht ein hilfloses Ausgeliefertsein symbolisierte, sondern ein erstes Aufbäumen. Martin konnte dadurch kurzzeitig dem Gespräch folgen, er war durch die Interaktion mit den Stimmen plötzlich mit uns in Kontakt. Zwar war er weiterhin wahnhaft und häufiger auch urplötzlich angespannt, aber es gelang ihm in sehr kurzen Frequenzen, sein Fenster nach außen ein wenig zu öffnen.

Wertvoll ist immer, dass die Jugendlichen ihr Gegenüber in dieser Situation als hilfreich erleben. Erst dann gelingt es ihnen (und den Angehörigen), Zuversicht in ihre Entwicklungspotenziale auszubilden.

Wir entwickeln häufig gemeinsam mit den Jugendlichen »Kraftsätze«, Sätze, die ihnen selbst wieder mehr Profil geben und in denen das »Ich« an Bedeutung und Stärke gewinnt. In der Regel fangen diese Sätze mit eben diesem »Ich« an.

Auch mit intensiver therapeutischer und pharmakologischer Unterstützung kam es in den ersten Tagen immer wieder zu Situationen, in denen Martin seine Umgebung verkannte, uns angriff und leider intermittierend auch isoliert oder fixiert werden musste.

Über die Stimmen inhaltlich ins Gespräch zu kommen und Lösungen zu erarbeiten, war für Martin zunächst schwierig. Mit einem hinreichenden »pharmakologischen Schutzfilm« konnten sich die psychotherapeutischen Kollegen im Verlaufe der Zeit aber immer mehr trauen, mit Martin die Stimmen zum Thema zu machen.

Was wir machen konnten, war, Fragen zu stellen. Wann kommen die Stimmen eigentlich? Die Stimmen kamen für ihn zunächst immer wie aus dem Nichts. Mit medikamentöser Unterstützung kamen sie weniger, jedoch weiterhin mehrmals am Tag, und sie waren nach wie vor sehr belastend.

Wann kommen die Stimmen besonders häufig vor (wenn du alleine bist, wenn viele um dich rum sind)? Gibt es ein Muster? Gibt es Ansätze zur (dauerhaften)

Kontrolle? Martin erkannte für sich, dass Aufenthalte in Gruppenräumen für ihn zunächst noch sehr verwirrend und oft Anlass waren, Stimmen zu hören. Also entwickelten wir mit ihm ein Konzept von langsamer Annäherung an die Gruppe mit vielen Rückzugsmöglichkeiten und Phasen, in denen er sich völlig zurückziehen konnte.

Wochenlang sah man ihn stundenlang allein auf unserer Gartenschaukel, da er diese als einen Ort identifiziert hatte, an dem er keine Stimmen hören musste. In den einzeltherapeutischen Gesprächen gelang es Martin dann zunehmend, mit den Stimmen in Kontakt zu kommen, sie »zu verstehen« als Ausdruck seines Gefühlserlebens und Signalgeber für brenzlige, ihn überfordernde Situationen.

Bei Martin, aber auch bei anderen psychotischen Jugendlichen sehen wir häufig Ängste und Scham insbesondere auch ihren Eltern gegenüber, aus Angst, ihren Erwartungen nicht gerecht zu werden, sie zu enttäuschen. Diese Auseinandersetzung kennen Jugendliche unserer Station häufig schon in Bezug auf ihre Behinderung. Eine Psychose wird von uns manchmal zumindest in Teilen auch als ein möglicher Ausweg aus einer nicht lösbaren Auseinandersetzung mit den eigenen Fähigkeiten und den Anforderungen der Außenwelt verstanden.

In Elterngesprächen haben wir diese Sorgen thematisiert, mit den Eltern besprochen, dass sie Martin »erlauben«, die Stimmen zu hören und den Status quo akzeptieren. Spannenderweise führen solche Gespräche gerade nach wochenlanger Stagnation häufig zu Veränderungen bei den Jugendlichen. Vielleicht auch eine Form pubertärer Opposition?

Bei Martin handelten wir so, wie wir grundsätzlich mit Stimmen umgehen (erst einmal ganz viel fragen):

- Langsame Annäherung an die Inhalte der Stimmen, Sammeln, Aufzeichnungen einzelner Äußerungen
- Fragen: Wie finden meine Eltern, wie findet meine Umgebung, dass ich Stimmen höre?
- Was sind meine eigenen Erwartungen an mich? Darf ich Stimmen hören?
- Werde ich immer Stimmen hören? Entkatastrophisieren, zumindest ansatzweise!
- Wie bekomme ich die Kontrolle, wenn ich immer Stimmen hören sollte?

- Externalisierungsübungen: Schick die Stimmen weg, schick sie zum Essen, gib ihnen lächerliche oder aber ernsthafte Namen, mach dich über sie lustig, schreib ein Lied über sie!
- Arbeit mit dem inneren Parlament, wenn es mehrere Stimmen sind – gibt es Fraktionen, die hilfreich sind?
- Wer ist hier der Boss? Immer an Interessen der Jugendlichen anknüpfen, Eltern nach persönlichen Eigenschaften der Jugendlichen ausfragen, erforschen, was den Jugendlichen vorher stark interessiert hat.
- Gerade im Leben unserer mittlerweile immer häufiger inkludierten Jugendlichen, die oft vordergründig »brav-behindert« (manchmal auch als Klassenmaskottchen zwischen ihren normalintelligenten Mitschülern) durchs Leben gehen, spielt es eine große Rolle, beispielsweise auch mal die rotzfreche pubertäre Göre sein zu wollen – das kann man ja auch an den Stimmen üben?
- Kann man den Stimmen auch mal zuhören? Oder sagen sie nur Unsinn? »Stimmen wollen mich stoppen, wenn ich nerve«, haben wir von Martin zu hören bekommen.

Die Distanzierung von Stimmen und dadurch die Reduktion der Angst gelang Martin und gelingt vielen anderen Patienten am ehesten spielerisch mit einer guten Portion Humor, einer der wichtigen Bestandteile unserer Umgehensweise auch mit von psychotischem Erleben Betroffenen.

Hier sei nun endlich vom weißen Hai berichtet:

Martin ist ein großer Fan von Nippes, auf seiner Fensterbank lag immer ein von ihm liebevoll angelegtes Sammelsurium von kleinen Plastikfiguren, Flummis, Steinen, Kuscheltieren, Osterdekorationshäschen (im Juni) und vielem mehr. Dies war immer schon so gewesen. Die Eltern berichteten außerdem, dass er sich stundenlang auf sein Zimmer zurückziehen und intensiv mit Plastikfiguren beschäftigen könne.

Man konnte also davon ausgehen, dass Martin zumindest einen gewissen Sinn für spielerische Herangehensweisen haben könnte. Besonders angetan hatte es Martin ein recht harmlos aussehender Plastik-Hai, den er gerne den Tag über mit sich herumtrug. Der Hai wurde während einer im Verlauf plötzlich auftretenden Krisenzeit zu unserer wichtigsten Figur.

Martin hatte trotz bis dahin wirkungsreicher Medikation plötzlich erneut begonnen, uns anzugreifen, er wollte sein Gegenüber wie aus dem Nichts würgen, schien wieder in massive innere Not zu geraten. In den Einzelgesprächen berichtete er, die Qualität der Stimmen habe sich verändert, es seien keine Stimmen mehr, es seien »Kribbelgefühle«. Im Nachhinein war es sicher ein Zeichen deutlicher Überforderung, auch aufgrund wiedererlangter Fähigkeiten bei der Reizwahrnehmung bei gleichzeitig noch nicht hinreichend erfolgter emotionaler Stabilisierung nach monatelangem Kontrollverlusterleben.

Wir fragten gezielt nach Dingen, die ihn in dieser für ihn erneut schwierigen Zeit unterstützen würden. Wir versuchten, den Hai als eine Art Totem zu installieren. Möglicherweise etwas unpassend, in der Psychosetherapie das Symbol einer animistischen kulturellen Vorstellungswelt anzubieten, aber bei Martin erwies sich dies als hilfreich. Der Hai wurde zu seinem Beschützer, er war in der Lage, die »Kribbelgefühle« aufzufressen. Er wurde nun gezielt in Situationen mitgenommen, konnte die Anspannungszustände in Martins Erleben auch teilweise schon im Vorhinein verhindern. Schritt für Schritt konnte Martin Abstand nehmen von den Stimmen und Kribbelgefühlen, immer mehr auch als Manager seiner eigenen Symptomatik mit zunehmend weniger Unterstützung, zumindest im therapeutischen Sinne.

Mittlerweile lebt Martin wieder bei seinen Eltern, ist stolz, weniger Medikation zu benötigen, zeigt sich dabei jedoch weiterhin noch stark beeinträchtigt. Die pädagogische Unterstützung wird die nächste Zeit noch intensiv sein müssen. Möglicherweise werden wir ihn auf der Station noch einmal sehen, weil die Herausforderung vielleicht die Kräfte der Familie übersteigt.

4.4 Affektive Störungen

Emotionale Störungen, Ängste und depressive Verstimmungszustände kommen bei Kindern und Jugendlichen mit Intelligenzminderung wesentlich häufiger als bei nichtbeeinträchtigten Kindern vor (vgl. Decker et al. 2002; Emerson 2003). Soltau et al. (2015) fanden nach Einschätzungen der Lehrer in der Child Behavior Checklist (CBCL), dass 1/3 der Berliner Schulkinder in den Schulen mit dem Förderschwerpunkt geistige Entwicklung sog. »internalisierende« oder »internale« Auffälligkeiten (sozialer Rückzug, körperliche Beschwerden, Angst/ Depressivität) zeigen. Oeseburg et al. (2010) stellte bei 16,4 % der mit einem speziellen Fragebogen untersuchten Jugendlichen (Strengths and Difficulties Questionnaire, SDQ) emotionale Probleme fest. Die Befunde sind umso bemerkenswerter, als diese Äußerungsformen in den familiären und betreuenden Kontexten wie wahrscheinlich auch von Kinderärzten selten als »auffällig«, störend oder als Ausdruck von Unzufriedenheit, seelischen Konflikten und Leiden wahrgenommen werden. Dies mag seinen Grund in der unverändert geringen Aufmerksamkeit haben, die die seelische Gesundheit von Menschen mit Behinderungen erfährt.

4.4.1 Symptomatiken

Allerdings bestehen oftmals erhebliche diagnostische Schwierigkeiten, das gezeigte Verhalten zu differenzieren und depressive Muster im Kontinuum zwischen depressiven Verstimmungszuständen, Dysthymie und tief greifenden Depressionen mit psychotischen Symptomen zu identifizieren. Zunächst müssen die klassischen Symptombereiche der Depression beobachtet werden, nämlich die Stimmung (traurige Verstimmung und geringe/fehlende affektive Resonanz), die Einengung des Denkens (vornehmlich auf sich selbst gerichtete negative Gefühle und Wahrnehmungen), die Probleme auf der Handlungsebene (Verlangsamung, manchmal auch gesteigerter Antrieb und Aktivität) sowie diverse unspezifische körperliche und vegetative Symptome. Ihre Ausgestaltungen nach Lebensalter, sozioemotionalem Entwicklungsstand und Schweregrad der intellektuellen Beeinträchtigung sind sehr unterschiedlich. Ihre Differenzierung bedarf erheblicher Expertise und sorgfältiger Exploration der beteiligten Bezugspersonen. Vor allem sollten die »klassischen« behinderungstypischen Verhaltensweisen wie Fremd- und Autoaggression, motorische, »hyperkinetische« Unruhe, ängstlicher Rückzug bei Anforderungen immer danach untersucht werden, ob sich nicht depressive Phänomene dahinter verbergen.

Depressive Symptome in Abhängigkeit vom Alter			
	Vorschulalter	**Schulalter**	**Adoleszenenz**
Emotionalität	Undifferenzierte, häufig motorische Ausdrucksformen wie Schreien, Jammern, Reizbarkeit, Anhänglichkeit, Stimmungsschwankungen, Nahrungsverweigerung, Apathie, Albernheit und Umtriebigkeit, Agitiertheit	Verborgene „explosive“ Konflikte, hochgradige Ambivalenz, Frustrationsintoleranz, Aggressionsstau, Einsamkeit, Kampf um Liebe, Anerkennung und Selbstständigkeit, (nächtliche) Angstzustände	Zunehmend auch verbaler Ausdruck von Gefühlen der Leere, Freudlosigkeit, Zukunftslosigkeit, Sinnlosigkeit, Wertlosigkeit, Selbstvorwürfe, Schuldgefühle, Kummer, Ekel, Müdigkeit, diffuse, besonders schwer einzuschätzende suizidale Tendenzen
Verhalten Fähigkeiten	Eingeschränktes Spielen, gestörtes Essverhalten, psychomotorische Auffälligkeiten	Antisoziales Verhalten, destruktives Verhalten auf die eigene Person bezogen, Stehlen, auf sich aufmerksam machendes Verhalten, Schulversagen, Pseudoreife, Autostimulation (exzessive Masturbation)	Ungerichtete Steigerung oder Nachlassen des psychomotorischen Antriebs, Verlangsamung der Denk- und Handlungsabläufe, Endlosigkeit des Denkens, Verlust von Interesse zielgerichteter Aktivität, Konzentration und Aufmerksamkeit
Somatische Befunde	Allgemeine Entwicklungsverzögerung, somatische Korrelate bedrohter Vitalität = „Kränkeln“ (Gewichtsverlust, Anorexie, Infektanfälligkeit, Schlafstörungen, Enuresis, Enkopresis)	Enuresis, Enkopresis, Störungen des Ernährungs- oder Sexualverhaltens als Zeichen aggressiver oder regressiver Tendenzen in Ambivalenzkonflikten um Abhängigkeit und Selbstständigkeit, unklare Schmerzzustände	Druckgefühle in Brust und Magen, vegetative, funktionelle Störungen, Appetitverlust, Libidoverlust, Verstopfung, Kopf-, Rückenschmerzen, Schmerzempfindlichkeit, Schlafstörungen mit fiühem Erwachen und Schlaflosigkeit, Unfähigkeit zur Entspannung und Erholung

Tab. 4: Altersbedingte Depressionszeichen
(nach Eggers u. Stage 1994, S. 179 zit. n. Essau u. Petermann 2000, S. 301)

Bei schwerer beeinträchtigten Kindern imponiert eine Symptomatik mit dysphorischer, gedrückter Stimmung, autoaggressivem und aggressivem Verhalten, Stereotypien, Starrheit, Reizbarkeit und leichter Erregbarkeit, Veränderungen der Aktivitäten, Problemen mit Schlafen und Essen. Diese Symptomatik verändert sich mit abnehmendem Behinderungsgrad: Die Kernsymptome der Depression werden deutlicher, möglicherweise werden Themen berichtet, die mit Sterben und Tod zu tun haben und sich bis zu wahnähnlichen, bedrohlichen Wahrnehmungen steigern können. Auto- und Fremdaggressionen nehmen zu. Bei leicht intelligenzgeminderten Kindern zeigen sich vor allem weitere Probleme wie Hyperaktivität, Passivität und Antriebsminderung, Versagensängste, deutliche Affektverarmung, Selbstwertkrisen (plötzliche Äußerungen wie: »dumm«, »nicht gut«). Leistungsprobleme sind häufig, zunehmende körperlich-vegetative Symptome oder gar sekundäres Einnässen und Einkoten können auftreten. Ernsthafte Suizidalität ist im Kindes- und Jugendalter bei Intelligenzgeminderten selten.

Depressive Reaktionsformen hängen sehr stark mit dem sozioemotionalen Entwicklungsstand zusammen, also den zur Verfügung stehenden Möglichkeiten der Gestaltung der Beziehungen zu Personen, des Umgang mit Gefühlen, des Umgangs mit sich selbst. Auch aus der »normalen« Kinder- und Jugendpsychiatrie wissen wir, dass sich depressive Symptome je nach Altersstufe recht unterschiedlich gestalten, wie dies in Tab. 4 dargestellt wird.

Došen (2010, S. 255 ff.) hat versucht, gängige Störungskonzepte in seinen »entwicklungsorientierten Ansatz« in Bezug auf Menschen mit Intelligenzminderung zu integrieren. Damit sollen verschiedene Depressionsformen unterscheidbar werden je nach Zeitpunkt der Entwicklung (Entwicklungsphasen) (siehe Abschnitt 3b), zu dem die Mangelzustände und Belastungen stattgefunden haben. Im Folgenden haben wir das Ergebnis zusammengefasst:

1. *Adaptionsphase (0–6 Monate):* Bei schwerwiegendem Mangel oder Fehlen von Struktur, Ort, Zeit und Person bzw. verursacht durch eine andere eingreifende Störung der psychophysiologischen Homöostase können folgende Zustände entstehen: anaklitische Depression (nach R. Spitz), massiver Rückzug, Jaktationen.
2. *Sozialisationsphase (6–18 Monate):* Bei Verlust oder Fehlen einer affektiven Bindung und bei andauernder Bedrohung der basalen Sicherheit können depressive Zustände entstehen (Protest-Ver-

zweiflungszustand nach Bowlby, selbstvernichtende autoaggressive Tendenzen).

3. *Individuationsphase (18–36 Monate):* Bei schwerwiegenden Beeinträchtigungen der Prozesse der Individuation und Autonomieentwicklung sowie bei traumatischen Erlebnissen können depressive Symptome entstehen im Sinne von tief greifender Selbstunsicherheit und Identitätsverlust.
4. *Identifikationsphase (4–7 Jahre):* Bei andauernder Überforderung und ständigen Misserfolgen können resignative Formen i. S. erlernter Hilflosigkeit und depressive Denkmuster entstehen.

Wenn die Hinweise nicht (nur) im Sinne kausaler Zusammenhänge gesehen werden, sondern auch als Hypothesen über *gegenwärtige* Copingstrategien von Menschen, die in diesen Entwicklungsphasen belastet wurden, ergeben sich für therapeutisch-pädagogische Unterstützungs- und Behandlungsstrategien sehr hilfreiche Aspekte.

4.4.2 Diagnostik

Die Kernsymptome müssen unter Berücksichtigung ihrer Ausgestaltungen beobachtbar sein. Aufgrund der lebensgeschichtlichen Bedingtheit depressiver Störungen (im Zusammenwirken mit genetischen und anderen biologischen Faktoren; s. u.) ist die sorgfältige Exploration der Entwicklungsgeschichte von großer Bedeutung, ebenso die der belastenden normativen Übergänge (Kindergarten, Einschulung, Pubertät und Adoleszenz). In den diagnostischen Prozess müssen also stets die wichtigen Bezugspersonen und das soziale Umfeld einbezogen werden:

- Welche besonderen Belastungen ergeben sich aus der Individual- und Sozialanamnese? Gibt es Hinweise auf Traumatisierungen oder den Verlust inner- oder außerfamiliärer Bezugspersonen?
- Über welche Copingstrategien verfügte das Kind? Über welche Strategien im Umgang mit Belastungen verfügt die Familie?
- Gibt es Belastungen (insb. Verlusterfahrungen, bedrohliche Erkrankungen, plötzliche Armut) bei den Familienangehörigen? Welche Lösungsstrategien bestanden und bestehen? Einerseits

geht es darum, erfolgreiche Strategien im Umgang mit Krisen zu eruieren, um diese ggf. auch für die »Symptomatik« des Kindes nutzen zu können. Andererseits erleben wir zunehmend, dass auch Eltern in psychischer Not sind und sich daher schwertun, das Kind in Richtung einer Entwicklung zu mehr Selbstwirksamkeit zu unterstützen.

- Wie erlebt sich das Kind/der Jugendliche im Umgang mit Geschwistern und Gleichaltrigen? Gibt es Mobbingerfahrungen, gewaltsame Ausgrenzungen, schulische Misserfolge und Zurücksetzungen?
- Wie sind die Ausdrucksmöglichkeiten des Kindes/Jugendlichen? Wie ist sein Entwicklungsstand und wird es sowohl in Hinblick auf Fähigkeiten und Einschränkungen bzw. Unterstützungsbedarf realistisch gesehen?
- Wie sehr sind die Betroffenen in familiäre Problemlagen involviert? Mit welchen Loyalitäten sind sie überfordert?
- Wie steht es um die familiäre Akzeptanz der Behinderung? Erlebt das Kind sich so, wie es ist, als sicher? Erlebt die Familie sich mit einem behinderten Kind als sicher, handlungsfähig und hinreichend unterstützt?
- In welchen Bereichen empfindet das Kind sich als erfolgreich? Welche Ausnahmen gibt es von der depressiven Grundstimmung, und wie können Faktoren, die diese Ausnahmen begünstigen, verstärkt genutzt werden?
- Wem hilft das Kind mit seiner Depressivität? Wie geschieht das?
- Differenzialdiagnostisch müssen organische Ursachen einer depressiven Entwicklung ausgeschlossen werden wie Schilddrüsenunterfunktionen, Nebenwirkungen von Medikamenten (Neuroleptika, Stimulanzien), Folgen von Epilepsien. Auch genetische Syndrome können im Einzelfall mit erhöhten Vulnerabilitäten korreliert sein.

4.4.3 Entstehung und Entwicklung depressiver Störungen

Übereinstimmend werden in allen Konzepten zur Depressionsentstehung (vgl. Došen 2010, S. 255-258; Remschmidt 2005, S. 202) lebensgeschichtliche Verluste oder erfahrene emotionale Mangelzustände, traumatische Belastungen, aktuelle Überforderungen (z. B. auch durch Identitätskrisen) sowie ständiges Misserfolgserleben angeführt. Genetische und andere biologische Faktoren im Sinne erhöhter Vulnerabilitäten sowie spezielle Persönlichkeitseigenschaften werden nicht ausgeschlossen.

Unmittelbar plausibel im Kontext von älteren Kindern und Jugendlichen mit Intelligenzminderung ist das *Konzept der erlernten Hilflosigkeit* (Seligman 1979). Die andauernden Erfahrungen der Hilflosigkeit, nämlich, dass die Welt weder kontrollierbar noch beeinflussbar ist und dass ich als Person mich nicht als selbstwirksam erleben kann, werden generalisiert auf alle Lebensbereiche, Ereignisse und Anforderungen. Die Chancen für Kinder und Jugendliche mit Intelligenzminderung, sich im sozialen Alltag als selbstwirksam und gleichwertig erleben zu können, sind sowohl infolge ihrer kognitiven Beeinträchtigungen als auch aufgrund ihrer Lebenserfahrungen von ständig wechselnder Über- und Unterforderung (Hohn u. Janssen 2004) eher erschwert. Antriebsminderung, Rückzug und affektive Verarmung könnten so auch als Schutz vor den nicht zu bewältigenden Anforderungen des Lebens verstanden werden. Wege zu alternativen Lösungen erscheinen aufgrund der geringeren Bewältigungsmöglichkeiten von Belastungen versperrt.

4.4.4 Therapie

Ob und ab wann die Entscheidung getroffen wird, das »depressive« Verhalten als störend oder verstörend, als Störung von Krankheitswert, als entwicklungshemmend, als Behinderung der Teilhabe wahrzunehmen, also als veränderungswürdig oder »behandlungsbedürftig«, hängt von vielen Faktoren ab. Wir plädierten oben für eine eher sensiblere Wahrnehmung der dahinterstehenden emotionalen Situation, weil die Erfahrung zeigt, dass die Schwellen, auch die »stillen« Auffälligkeiten bei Intelligenzgeminderten als Leidensformen anzusehen, sehr hoch sind.

Es geht aber auch um Nützlichkeitsprüfungen zur Reduzierung von Leid (des eigenen oder des Leidens der Umwelt), deren Passung im konkreten Miteinander überprüft werden muss. Therapeuten sind gut beraten, wenn sie nicht allzu dogmatisch ihre Hypothesen an ihre Klienten heranführen und in Abstimmung mit diesen weg von einer Position des »Auf-jeden-Fall-nur-so« hin zu einer Offenheit der Optionen des »Sowohl-als-auch« finden. Angebotene Krankheitskonzepte erhöhen möglicherweise die Gefahr, die Betroffenen und ihre wichtigsten Bezugspersonen zu sehr aus der Verantwortung für die eigene Gestaltung zu nehmen und durch stigmatisierende Festschreibung auf ihre »Erkrankung« hin festzulegen. Auch systemische Beschreibungen unterliegen der Gefahr, mittels linear kausaler Beschreibung von Verursachungsmustern der Vielfalt denkbare Konstruktionen nicht gerecht zu werden. Im klinischen Alltag ist es uns wichtig, anknüpfungsfähige Hypothesen zur Verfügung zu stellen, ohne diese zu verabsolutieren. Hier geht es dann nicht um das Präferieren eines einzigen Zugangskonzeptes, sondern um das Nebeneinander unterschiedlicher Möglichkeiten, die sich in der Regel konstruktiv ergänzen können.

Aufgrund der vermuteten psychodynamischen Situation könnten gerade primär pädagogisch sozialisierte Helfer, aber auch Bezugspersonen die Betroffenen mit unterstützenden und aktivierenden Interventionen eher überfordern. Es könnte der innere Druck des Kindes oder Jugendlichen nicht erkannt werden, für sich selbst im Moment keine andere Wahl zu haben als das gezeigte Verhalten. Die Folge wäre, dass die Betroffenen mit immer stärkeren Konsequenzen und Sanktionen weiter beeinträchtigt werden.

Es stehen also wieder Fragen nach dem guten Zweck des vermeintlichen Problemverhaltens im Vordergrund, nach dessen Wirksamkeit im sozialen Miteinander, nach Bedingungen von »Ausnahmen«, nach Anregungen zu alternativen Lösungswegen und deren konkreter Erprobung. Weitere Fragen zielen darauf ab, wer die Betroffenen dabei unterstützen kann, ihre Ressourcen zu nutzen, und wie deren Umgebung so gestaltet wird, dass sie auch auf dem Hintergrund von Einschränkungen sich selbst als wertvoll und ihre Äußerungen als bereichernd erleben.

Bei schwerwiegender chronifizierter Symptomatik können psychopharmakologische Interventionen notwendige Voraussetzung sein, den Klienten ein Mindestmaß an Distanzierung vom bisherigen Verhalten und die Nutzung eigener Ressourcen zu ermöglichen (durch ihre »stimmungsaufhellende«, »depressionslösende«, »antriebssteigernde« oder »antriebsdämpfende« Wirkung). Hier steht eine breite Auswahl von antidepressiv wirksamen Medikamenten zur Verfügung, die im Einzelfall sorgfältig indiziert werden müssen. Sie sind jedoch stets von Beginn an nur als Teil eines komplexeren Angebots zu verstehen. Im Verlauf gewinnen dann wieder psychotherapeutische Interventionen an Bedeutung, die sich an den gewünschten Entwicklungsschritten und an den Ressourcen der Betroffenen und ihrer Angehörigen orientieren.

4.5 Traumafolgestörungen

4.5.1 Vorbemerkungen

Kindertraumatologen bedienen sich gern angesichts großer Herausforderungen einer erleichternden Metapher: *»Wie esse ich einen Elefanten? - Bissen für Bissen.«* Für Kinder und Jugendliche mit Intelligenzminderung, die an einer Traumafolgestörung leiden, müssen die Bissen oft kleiner sein. In der Traumatherapie geht es also um individuelle Verträglichkeit und Bekömmlichkeit, die sich an den Wünschen, Potenzialen und Einschränkungen der Betroffenen orientiert.

Betroffenheit soll hier in einem erweiterten Sinne verstanden werden. Es sind nicht nur die Kinder und Jugendlichen, sondern auch deren Eltern, Verwandte, Freunde, ggf. Lehrer und Betreuer betroffen. Wie jedes andere Ereignis trifft das, was als Trauma definiert wird, auf eine soziale Situation und kann durch konkretes oder imaginatives Miterleben Kontaktpersonen gleichfalls traumatisieren. Das vom Kind intensiv wahrgenommene Miterleben der Erwachsenen wird mitentscheidend für weitere Bewältigungsstrategien sein.

Eltern, die kaum aushalten, was dem Kind geschehen ist, werden in ihrer Halt gebenden Funktion dem Kind gegenüber gestärkt werden müssen. Und auf diese strukturierenden und Halt gebenden Assistenzen sind gerade Kinder mit Intelligenzminderungen besonders angewiesen. Umgekehrt werden sie, da sie sich häufiger an Erwachsenen als an Gleichaltrigen orientieren, besonders stark die Betroffenheit der Eltern wahrnehmen. Dies kann beispielsweise bei sexuellen Grenzüberschreitungen der Fall sein, wenn die Belastung des Kindes durch das Entsetzen der Eltern eher erhöht als gelindert wird.

Betroffenheit entsteht durch die Notwendigkeit, sich auf eine neue, mit Belastungen verbundene Situation einzustellen, vielleicht hilflos zu sein mit Fragen wie: Was hat mein Kind eigentlich mitbekommen? Was verstanden? Was empfunden? Und wie kann es Hilfe erfahren? Und wie kann ich als Vater/Mutter/Betreuer meine Hilflosigkeit und Ohnmacht überwinden? Fragen, die ungleich schwerer zu beantworten sein können, wenn sich die Kinder nur eingeschränkt oder gar nicht äußern können.

Betroffenheit kann entstehen in Zusammenhang mit Schuldfragen sehr unterschiedlicher Art: Warum hast du das Kind auf der Straße spielen lassen? Warum hatte es Kontakt mit dem übergriffigen Verwandten aus deiner Familie? Betroffenheit in besonderer Weise entsteht, wenn Täter häuslicher Gewalt zum engsten Familienkreis gehören oder wenn nach dem Offenwerden von Traumatisierung die Familie zerbricht. Oder wenn nur vermutet wird, dass Übergriffe von einem Familienmitglied ausgehen, sich dies jedoch nicht sicher klären lässt.

Durch Traumata ausgelöste Verstörungen treffen also in der Regel ganze Sozialsysteme und lösen sehr unterschiedliche Copingstrategien aus. Am ehesten wird hilfreich sein, all das zu nutzen, was der Familie auch bislang hilfreich war. Möglicherweise werden aber auch familiäre Blockaden zutage treten, Flashbacks schwer verarbeiteter Vorerfahrungen in der eigenen Vergangenheit oder der naher Verwandter. Wie viel schwerer wird einer selbst traumatisierten Mutter u. U. der Umgang mit dem Trauma ihres Kindes fallen?

Traumatherapeutische Angebote müssen sich also in aller Regel sowohl an Individuen richten als auch an den Lebenskontext, in dem sie leben und der günstigstenfalls der wirksamste Ort von Stabilisierung ist.

4.5.2 Definitionen und Epidemiologie

Eine der gebräuchlichsten Definitionen von Trauma geht zurück auf Fischer und Riedesser (1999). Ein psychisches Trauma wird hier verstanden als

> »... ein vitales Diskrepanzerlebnis zwischen bedrohlichen Situationsfaktoren und eigenen individuellen Bewältigungsmöglichkeiten, das mit dem Gefühl von Hilflosigkeit und schutzloser Preisgabe einhergeht und so eine dauerhafte Erschütterung von Selbst- und Weltbild bewirkt« (zitiert nach Hanswille u. Kissenbeck 2008, S. 33).

Differenzierungen werden vorgenommen nach Zahl, Vorhersehbarkeit bzw. Unvorhersehbarkeit von Traumata oder beispielsweise nach Verursachern (von Menschen verursacht versus »Naturkatastrophen«). Besonders relevant gerade bei Kindern mit Intelligenzminderungen dürfte das Konzept kumulativer Traumatisierung sein, innerhalb dessen aktuelle traumatische Erfahrungen auf frühere, gegebenenfalls andere Traumatisierungen folgen.

Hanswille u. Kissenbeck (2008) legen eine Unterscheidung in außerfamiliär oder innerfamiliär verursachte Traumata nahe und verweisen auf die besondere Bedeutung der Beziehungslage zwischen Tätern und Opfern. Traumafolgen sind in der Regel umso gravierender, je näher sich Täter und Opfer stehen.

Allgemein wird davon ausgegangen, dass Menschen mit Behinderungen einem erheblich erhöhten Risiko von Traumatisierungen ausgesetzt sind (zusammenfassend nach Hennicke 2012): Beispielsweise werden für sexuelle Traumatisierungen bis zu zehnfach erhöhte Risiken angegeben mit bis zu 100 % Prävalenzraten in Institutionen. Man mag einzelne absolute Werte infrage stellen. Es gibt jedoch keinen Zweifel, dass Menschen mit Behinderungen deutlich häufiger Gewalt und Traumatisierung erfahren als Vergleichsgruppen.

4.5.3 Risiken einer Traumatisierung

Traumatisierung bei Kindern und Jugendlichen mit Behinderungen kann viele Formen haben: körperliche und emotionale Gewalterfahrungen, sexuelle Übergriffe, oft kaum beachtete Folgen medizinischer Eingriffe und Prozeduren und schmerzhafte Erkrankungen, Unfälle, Vernachlässigungen, Verluste wichtiger Bezugspersonen, andauernde Überforderung.

Je jünger die Kinder, je geringer das Entwicklungsniveau, desto größer sind Risiken einer Traumatisierung, desto verletzlicher sind die Kinder. Hanswille u. Kissenbeck (2008) verweisen auf

- ihre entwicklungs- und erfahrungsbedingte geringere Stressfertigkeit,
- ihre noch undifferenzierte Matrix zur Einordnung und Relativierung von Ereignissen,
- einen daraus resultierenden Mangel an Zutrauen in eigene Bewältigungsmöglichkeiten,
- ihre Position der Hilflosigkeit und des Ausgeliefertseins, durch die erlebte Traumatisierungen stärker eingebrannt werden und ihre Verarbeitung erschwert wird,
- ihre Abhängigkeit von erwachsenen Bezugspersonen,
- ihre frühen, lebensnotwendigen Überzeugungen (z. B. »Erwachsene haben immer recht!«),
- mangelnde Möglichkeiten (bei sehr jungen und intellektuell stärker eingeschränkten Kindern), das Geschehene zu verbalisieren; aus der mangelnden verbalen Einordnung resultieren eine erschwerte Verarbeitung, Sinneseingebung und Traumaintegration in die eigene Lebensgeschichte.

4.5.4 Symptomatik der posttraumatischen Belastungsstörungen bei Kindern

Nach Steil u. Rosner (2009), die sich am Kriterienkatalog des DSM-IV-TR orientieren, sind traumatisierte Kinder in den folgenden Bereichen verändert:

Symptome des Wiedererlebens

- wiederholtes und wenig lustbetontes Nachspielen der traumatischen Situation
- Albträume, häufig aber unspezifisch, Flashbacks recht selten bzw. kaum zu erkennen
- bei Konfrontationen mit Triggern Anklammern, plötzliche Aggressivität, Ängste, Bauch- oder Kopfschmerzen

Symptome der Vermeidung traumabezogener Reize

- eher selten
- Symptome emotionaler Taubheit
- Gefühle der Emotionslosigkeit, eher seltener
- selbstverletzende Verhaltensweisen
- Perspektivlosigkeit/Resignation (erwachsen zu werden, die Schule zu beenden etc.)
- übermäßige Besorgnis, anderen könnte etwas zustoßen

Symptome erhöhter autonomer Erregung

- Wachsamkeit, Schreckhaftigkeit, erhöhte Reizbarkeit und Aggressivität
- Ein- und Durchschlafschwierigkeiten
- Konzentrations- und Gedächtnisprobleme, Leistungseinbußen

Spezielle Symptomatiken bei Vorschulkindern
(Scheeringa et al. 2003)

- neue und plötzlich auftretende Trennungsangst
- neue und plötzlich auftretende aggressive Verhaltensweisen
- neue und plötzlich auftretende Ängste, die möglicherweise keine direkten inhaltlichen Verbindungen mit dem Trauma haben (z. B. altersinadäquate Dunkelangst)
- Verlust von prätraumatisch schon erworbenen Fähigkeiten (z. B.

lesen oder schreiben), regressives Verhalten (z. B. Daumenlutschen, sekundäre Enuresis oder Enkopresis)

Entwicklungsstandbezogene Symptome mit besonderer Relevanz für Kinder und Jugendliche mit verzögerten oder dissoziierten Entwicklungen (Krüger u. Reddemann 2007)

- 0–1 Jahre: Schreien, vermehrte Schreckhaftigkeit, Schlaf-, Fütter-, Gedeihstörung
- 1–3 Jahre: zusätzlich zu o. g. Symptomen: Affektlabilität, Hyperaktivität, Unruhezustände, Hyperreagibilität oder Apathie, Angst, Jactatio capitis, Mutismus, regressive Symptome
- 3–6 Jahre: die o. g. Symptome sowie zusätzlich: Somatisierungen, traumatisches Spiel (Reinszenierung mit Peers und Spielzeugen), dissoziative Symptome, Tic-Störung, sozialer Rückzug, autistoide Verhaltensweisen, dissoziales Verhalten
- 6–10 Jahre: zusätzlich zu o. g. Verhaltensweisen: zunehmende Symptome einer PTBS, Schulleistungsstörungen, Konzentrationsstörungen, ADHS-Symptome, pessimistische Sicht auf die Welt, quälende Schuldgefühle, depressive Symptome, Risikoverhalten, selbstverletzendes Verhalten, Suizidalität, dissoziative Symptome, Zwangssymptome
- 10–14 Jahre: Symptome wie 6–10-Jährige; zusätzlich zunehmend klassische Symptome der PTBS, bei Beziehungstraumatisierung sog. »Enactment«, d. h. Wiederherstellen traumatischer Situationen in sozialen Situationen, Essstörungen, Drogenkonsum, psychotische Symptome
- 14–18 Jahre: Symptome der 10–14-Jährigen; zusätzlich Circulus vitiosus des Scheiterns: emotional defizitäre Selbstwahrnehmung, soziales und schulisches Scheitern, weitreichende existenzielle Zukunftsängste.

4.5.5 Schwierige Diagnostik

Es liegt auf der Hand, dass die Diagnostik traumainduzierter Störungen bei Kindern, die sich verbal artikulieren, einfacher ist als bei solchen, die das nicht können. Hier ist dann die *Differenziertheit* der Beobachtungen und Berichte der Bezugs- und Betreuungspersonen entscheidend (sofern diese nicht aufgrund eigener Betroffenheit überfordert sind). Kinder und Jugendliche mit leichten Intelligenzminderungen werden sich in der Regel in einem ihnen gerecht werdenden Rahmen auch zu sexuellen Übergriffen annähernd differenziert äußern können wie ihre nicht von Behinderung betroffenen Peers. Im juristischen Sinne tragfähige Diagnostik erfordert umfassende Kenntnisse. Anfänglicher Optimismus über die Aussagekraft eher indirekter Hinweise (z. B. Zeichnungen von Genitalien) ist zunehmender Zurückhaltung gewichen: Was sexuelle Übergriffe angeht, sind nahezu alle Hinweiszeichen unspezifisch. Dies gilt auch bei nicht selten anzutreffenden sexualisierten Verhaltensweisen, die zwar hinweisend auf vorausgegangene Traumata sein können, aber nicht müssen. Nicht selten bleibt eine große Unsicherheit, die dann, über Jahre perpetuiert, selbst zum Entwicklungshemmnis wird.

Der Entscheidungsweg ist in unklaren Situationen schwierig: Falsche Verdächtigungen haben für die Betroffenen und ihre Angehörigen ähnlich katastrophale Auswirkungen wie der Schutz, der verloren geht, wenn man nicht interveniert. Hilfreich, aber auch nicht immer Sicherheit gebend sind interkollegiale Dialoge und die Einbeziehung relevanter Bezugspersonen für die Beurteilung. Auf diese schwierigen Dilemmata werden wir unten ausführlicher eingehen.

4.5.6 Grundlagen der Traumatherapie bei Kindern und Jugendlichen mit Intelligenzminderung

Angesichts vielfältiger Verursachungen und Verarbeitungsformen traumatischer Belastung sind allgemeine Hinweise nur eingeschränkt hilfreich. Einen guten Überblick vermittelt der von Hennicke (2012) herausgegebene Tagungsband zur »Traumatherapie bei Kindern und Jugendlichen mit geistiger Behinderung«.

Ob potenzielle Traumatisierung zur traumatischen Erfahrung wird, hängt davon ab, über welche Ressourcen Menschen zum Zeitpunkt der Traumatisierung verfügen, welche Bewältigungsstrategien sie bezüglich akuter oder dauerhafter Überforderung mit Belastungen haben, wie ihr Vertrauen in die Wirksamkeit eigenen Handelns und die Sicherheit gebende soziale Umgebung ist. Bedeutungen von Traumata werden darüber hinaus sozial konstruiert. Das heißt nichts anderes, als dass die Bedeutung, die Ereignisse im Leben und Erleben der Betroffenen bekommen, sehr wesentlich von der Reaktion des Umfeldes abhängen. Zu fragen wäre, ob die Fokussierung auf Traumakonzepte für die Klienten nützlich ist. So hat Tom Levold (1994) beispielsweise auf die Gefahr der Betonierung der Opferrolle hingewiesen. Ein weiteres Problem zeigt sich, wenn lediglich Vermutungen zu möglichen Traumata geäußert werden, in deren Bearbeitung aber die höchsten Erwartungen gesetzt werden.

Gelegentlich lähmt die Suche nach dem Experten dann alle anderen konkreten Hilfen, wird beispielsweise der Verbleib schwieriger Bewohner in Einrichtungen davon abhängig gemacht, ob ihr Verhalten traumatherapeutisch bearbeitet werden kann. Dabei wird in Kauf genommen, dass die Betroffenen perspektivisch in eine große Unsicherheit geraten. Die Geschäftsbedingung lautet dann zugespitzt: Traumatherapie oder Heimplatzverlust.

Tatsächlich sehen wir gerade in der Klinik viele dieser Auftragslagen verbunden mit der irrigen Hoffnung, dass Kinder und Jugendliche, denen gerade der Boden unter den Füßen verloren geht, sich in der Klinik »öffnen« würden. Es bleibt also nur, mit großer Nüchternheit dem Thema Traumatisierung zu begegnen und auch sich selbst vor überzogenen Erwartungen zu schützen. Gleichwohl ist Expertise gefragt, Offenheit und Bereitschaft, sich auch dieser Fragestellung in einem guten Verbund mit allen Verantwortlichen anzunehmen.

Umgekehrt gilt es, traumatisierte Kinder und Jugendliche nicht alleine zu lassen, achtsam zu sein und die Äußerungen von Menschen mit Intelligenzminderungen keinesfalls zu bagatellisieren. Viele Traumatisierungen werden bei Menschen mit Behinderungen erst gar nicht bedacht. Das macht es auch den Betroffenen, die sich in der Regel loyal verhalten und z. T. sogar das Trauma als selbst verschuldete Belastung erleben, schwierig, ihre innere Not anzusprechen. Beispielsweise besteht kaum ein Bewusstsein dazu, in welchem Ausmaß sich Kinder verletzt und traumatisiert fühlen bei den medizinischen Prozeduren, denen sich viele von ihnen unterziehen müssen und deren Folgen z. T. auch von den Angehörigen nicht leicht zu verarbeiten sind.

Uns wurde eine Jugendliche vorgestellt, die zunehmend oppositionelles, aber auch zwanghaftes, psychotiformes Verhalten zeigte. Erst allmählich wurde uns deutlich, dass sie als ehemaliges Frühgeborenes über viele Monate intensivmedizinisch behandelt und noch als Kleinkind mit einem Tracheostoma versorgt worden war. Hinzu kamen Herzoperationen. Die damit verbundenen Traumatisierungen und die sich daraus entwickelnden Überlebensstrategien hatten die Familie nachhaltig belastet. In Zusammenhang mit einer sich abzeichnenden Autonomieentwicklung wurden frühe Versorgungsmuster und Ängste »wiederbelebt«. Besondere Achtsamkeit gegenüber der Fürsorglichkeit der Mutter, aber auch den Entwicklungswünschen der Tochter erwiesen sich in einer eher mittelfristigen therapeutischen Begleitung als hilfreich. Die »Jugendliche« ist mittlerweile erwachsen und wohnt in einer Wohngruppe.

Im Themenfeld Traumatisierung und Intelligenzminderung geht es um Angebote mit spezifischem Wissen über posttraumatische Belastung und gleichermaßen um Resilienzfaktoren und Ressourcen, um Achtsamkeit im Lebensalltag und wie immer um die ganze Familie, das ganze Bezugsfeld. Und natürlich auch darum, Perspektivenvielfalt anzuregen und zusammen mit allen Verantwortlichen genau zu prüfen, welche Fokussierung dem Kind am ehesten dient.

4.5.7 Besonnenheit, Ruhe und Stabilisierung

Aufseiten der Helfer ist eher Besonnenheit gefragt als übereiltes Handeln. Nicht jedes Trauma führt zu Traumatisierung. Vorzeitige invasive Traumatherapie kann zu mehr Traumatisierung führen.[31] Somit

31 Mittlerweile ist bekannt, dass die bei der Twin-Tower-Katastrophe am 11. Sept. 2001 in New York zu schnell Behandelten ein schlechteres Outcome hatten als die Vergleichsgruppe.

kann es zunächst um Beruhigung gehen. Andererseits sollten die Klienten darauf vertrauen können, dass ihr therapeutisches oder pädagogisches Gegenüber offen ist für oftmals sehr belastende Berichte über psychische Verletzungen.

Offenheit bedeutet hier nicht überbordendes empathisches Mitgehen. Auch wird in der Regel wenig nützlich sein, wenn Therapeuten von eigenem Entsetzen überschwemmt sind. Nach unserer Erfahrung werden die Kinder und Jugendlichen sich nur den Personen öffnen, die den Eindruck vermitteln, die Geschichten annehmen und zugleich ausreichend Schutz und Stabilität bieten zu können. Hier sind professionelle Dialoge und Supervisionen erforderlich. Besonders schwierig kann auch sein zu akzeptieren, wenn Kinder oder auch Mütter beispielsweise traumatisierende Väter weiterhin mögen und sie nicht verdammen. Es sollte Raum sein für sehr ambivalente Gefühle.

Stabilisierung heißt also zunächst auch, dass die Berater für ihre eigene Stabilität und nötigenfalls Restabilisierung Sorge tragen, um dann wiederum offener für die Anliegen der Klienten zu sein. Viele Eltern und Mitarbeiter in Einrichtungen erzählen von großer Hilflosigkeit nach der Eröffnung eines akuten Traumas. Hier ist man gut beraten, zunächst besonnen zu reagieren und bei Unsicherheit professionelle Hilfe anzufragen.

Gerade bei akuter Traumatisierung gelten prinzipiell ähnliche Regeln wie in jeder Krisensituation: Kindern und Eltern wird Raum gegeben, ihre Anliegen zu äußern, und man wird explorieren, wer und was genau bislang in Notsituationen hilfreich war. Das können Verwandte oder Freunde sein, bestimmte Orte, Musik, Wärme, körperliche Aktivität, vertraute Tätigkeiten.

Traumafolgestörungen sind ganz wesentlich durch ein Gefühl von Ohnmacht oder zumindest deutlich reduziertes Selbstwirksamkeitserleben charakterisiert. Deshalb gilt besonders im Umgang mit Menschen mit Intelligenzminderungen, den Betroffenen so zu begegnen, dass das Vertrauen in die eigenen Gestaltungsmöglichkeiten erhöht und nicht weiter erniedrigt wird.

In Einzelfällen kann die Freistellung von Alltagsaufgaben hilfreich sein. Häufiger ist aber eine Beibehaltung haltender Alltagsstrukturen günstiger. Nicht selten berichten Kinder und Jugendliche recht extensiv bei unterschiedlichsten Gelegenheiten ihre traumatischen Erfahrungen. Dies führt selten zu Verbesserungen; im Gegenteil: Die Traumaerfahrung droht zur lebensbestimmenden Grundidee zu werden. In der Regel ist anzuraten, dass feste Zeiten, Plätze und Ansprechpartner vereinbart werden, an denen die Traumatisierung auf eine gute Weise besprochen werden kann.

Wesentlicher Stabilisierungsfaktor sind tragfähige Beziehungen zu den wichtigsten Bezugspersonen. Sind diese selbst massiv belastet und überfordert, bedürfen vor allem sie individueller Unterstützung. Hierzu gehören sicher auch Informationen darüber, wie Traumata verarbeitet werden, wann mit welchen Reaktionen zu rechnen ist, die nötigenfalls auch der Schule oder anderen betreuenden Einrichtungen zur Verfügung gestellt werden. Unterschätzt wird häufig die stabilisierende Wirkung vertrauter Alltagsstrukturen (z. B. Schule, Freizeit, Routinen und Rituale).

Zu speziellen traumatherapeutischen Techniken und Methoden siehe Kapitel 6 der Online-Materialien.[32]

4.5.8 Besondere Dilemmata

Umgang mit unklaren Verdachtsmomenten gegenüber Familienmitgliedern und professionellen Helfern

Menschen mit Intelligenzminderungen sind aus den oben genannten Gründen besonders gefährdet, Opfer von (verbaler, non-verbaler, sexueller) Gewalt zu werden. Ihr Angewiesensein auf Hilfen in der Alltagsbewältigung, geringe Peergruppenkontakte, besondere Loyalität Erwachsenen gegenüber und eingeschränkte kommunikative Möglichkeiten begründen hohe Traumatisierungsraten.

32 http://www.carl-auer.de/machbar/psychische_stoerungen_bei_kindern_und_jugendlichen_mit_intelligenzminderung.

Die Diagnostik solcher Traumatisierungen kann gerade bei deutlicherer Intelligenzminderung sehr erschwert sein. Nicht selten zeigen sich Familienangehörige den Tätern gegenüber ebenso loyal wie die Betroffenen. Mütter verteidigen beispielsweise übergriffige Väter, weil sie diese selbst als schwach und unterstützungsbedürftig sehen. Andere Leugnungen können in der Idee begründet sein, dass die Betroffenen es ohnehin nicht mitbekommen, es selbst gewollt haben etc. Tatsächlich gibt es immer wieder Kinder und Jugendliche, die sich bei ansonsten niedrigem Selbstwert durch sexuelle Aktivitäten eines Familienmitglieds ernst genommen und endlich einmal als besonders bedeutsam erleben. Selbst vernetzte diagnostische Vorgehensweisen führen hier u. U. zu keinen greifbaren Ergebnissen. Da Kindeswohlgefährdung besteht, ist in jedem Fall ein qualifizierter Austausch mit dem Jugendamt gem. §8a SGB VIII (auch anonym möglich) erforderlich.

Für Helfer sind derartige Situationen schwer auszuhalten. Erst nach Klärung wird möglich sein, das Kind vor belastenden Täterkontakten zu schützen. Dann wird ganz wesentlich sein, die nicht beteiligten Familienangehörigen für die Unterstützung zu gewinnen, damit die Betroffenen selbst nicht in eine Sündenbockrolle geraten. Anzeigen können Familien sozial ruinieren; Unterstützung ist in diesen Momenten umfassend erforderlich.

Umgang mit Traumatisierungen durch Peers

Kindern und Jugendliche mit Intelligenzminderungen können natürlich selbst sexuelle und körperliche Gewalt gegenüber Gleichaltrigen ausüben. Nicht selten werden solche Grenzüberschreitungen mit großer Nachsicht behandelt. Unsere Position wäre eher die, auch Menschen mit Intelligenzminderung soweit eben möglich ernst zu nehmen und ihnen die Verantwortung für ihr Tun zuzuschreiben - selbst wenn zu berücksichtigen ist, dass sie selbst nicht selten traumatisiert sind oder aus anderen Gründen Unterstützung benötigen. Jedenfalls würde uns kaum nachvollziehbar sein, dass ihre Peers zu besonderer Rücksichtnahme verpflichtet sind.

Gerade in Institutionen mit einer Verdichtung mit Bewohnern mit herausforderndem Verhalten dürfte es zu Traumatisierungen durch das Betroffensein und Miterleben von Gewalt kommen. Ganz wesentlich erscheint uns dann neben der eindeutigen Positionierung dem »Aggressor« gegenüber (ggf. auch mit Strafanzeige) die Nachbesprechung mit der betroffenen Gruppe unter Einbeziehung der Erziehungsberechtigten, ggf. auch der Aufsichtsbehörden.

Prävention

Erster Schritt zur Prävention ist eine bewusstere Wahrnehmung der verbreiteten Traumatisierung von Menschen mit Intelligenzminderungen, die eine vermehrte Achtsamkeit nach sich ziehen muss. Beginnend bei medizinischen Prozeduren über schwierige Erfahrungen in sozialen Gruppen bis hin zum Erleben innerfamiliärer Gewalt geht es um ein bewussteres In-den-Blick-Nehmen - ohne übereilten Interventionismus, aber mit entschiedenen Hilfsangeboten unter Einbeziehung aller sich bietenden Ressourcen.

Sicherlich ist auch sinnvoll, wenn Menschen mit Behinderungen lernen, sich selbstbewusst zu wehren, Grenzen zu markieren, ihr Leben auf ihre Art zu gestalten. Dies darf aber nicht dazu führen, dass sie sich noch schuldiger fühlen, wenn sie der Traumatisierung nicht erfolgreich entgegengetreten sind. Eher ist hier nötigenfalls assistierte Selbsthilfe angefragt - und bei Bedarf ein passgenaues Angebot an professioneller Unterstützung, orientiert an den Betroffenen und ihren Familien.

4.5.9 Systemische Fragen in der Therapie von Traumafolgestörungen

Welches sind besondere Ressourcen oder Resilienzfaktoren, die die Familie für die Verarbeitung traumatischer Erfahrungen nutzen kann?

- Wie kann die Ankopplung psychosozialer Helfer an die Anliegen der Familie sinnvoll und konstruktiv geleistet werden?
- Welche Veränderungen bewirken das Trauma und seine Auswirkungen im System? Wer benötigt welche Entlastung?

- Welche weiteren Personen in der Verwandtschaft oder im psychosozialen Umfeld könnten unterstützend einbezogen werden?
- Wie sind die psychosozialen Helfer vernetzt, wenn es auch um Fragen von Kindeswohlgefährdung geht? Wer ist verantwortlich für Kontrolle, wer für Therapie und wer für Pädagogik?
- Was bedeutet bisher im psychosozialen Umfeld Achtsamkeit, welche Medien und Zugangswege haben dem Betroffenen bislang die meiste Sicherheit gegeben, welche Peergruppenkontakte können genutzt werden?
- Sofern Belastungen geäußert werden: Welche Situationen werden berichtet, in denen die Belastung geringer ist, und was waren deren Wirkfaktoren?
- Welche Lösungen strebt die Familie an und welche Schritte können konkret umgesetzt werden?
- Wann ist Kontrolle erforderlich, um Sicherheit für die Betroffenen herzustellen, und wie kann Kontrolle konstruktiv genutzt werden?

4.6 Persönlichkeitsakzentuierungen

Die Frage, ob es legitim ist, Menschen eine Störung ihrer Persönlichkeit zu attestieren, hat im systemischen Feld Kontroversen provoziert. Kaum ein psychiatrischer Terminus ist für die Betroffenen mehr mit dem Gefühl der Abwertung verbunden - erst recht, wenn die Rede ist von Psychopathen. »Persönlichkeitsakzentuierung« ist demgegenüber weicher, hoffentlich nicht ausweichend. Denn es soll nicht darum gehen, die Phänomene zu leugnen, die hinter den verschiedenen Konzepten von Persönlichkeitsstörungen stehen.

Allgemeine diagnostische Kriterien in der ICD-10 sind zusammengefasst die Folgenden:

- Die charakteristischen und dauerhaften inneren Erfahrungs- und Verhaltensmuster der Betroffenen weichen insgesamt deutlich von kulturell erwarteten und akzeptierten Vorgaben ab.
- Die Abweichung ist so ausgeprägt, dass das daraus resultierende Verhalten in vielen persönlichen und sozialen Situationen

unflexibel, unangepasst oder unzweckmäßig ist.

- Es bestehen persönlicher Leidensdruck oder nachteiliger Einfluss auf die soziale Umwelt.
- Die Abweichung ist stabil und hat im späten Kindesalter oder der Adoleszenz begonnen.
- Die Abweichung kann nicht durch das Vorliegen oder die Folge einer anderen psychischen Störung erklärt werden.
- Eine organische Erkrankung, Verletzung oder deutliche Funktionsstörung des Gehirns muss als mögliche Ursache ausgeschlossen werden.

Bei Menschen mit Intelligenzminderungen müssen die Abweichungen nach Maßgabe ihres allgemeinen Alltagserlebens und individuellen Entwicklungsstands eingeschätzt werden. Wenn z. B. die Flexibilität aufgrund kognitiver Beeinträchtigung eingeschränkt ist, sprechen wir nicht von einer Persönlichkeitsstörung.

Wir haben darauf hingewiesen (Abschnitt 2.1), dass die kognitiven Beeinträchtigungen selbst wie auch deren Modifikationen durch psychosoziale Erfahrungen typische Äußerungsformen entstehen lassen, die mehr oder weniger charakteristisch für Menschen mit Intelligenzminderung sind (Zigler et al. 2002, zit. n. Došen 2010, S. 292):

- Positive Reaktionstendenz: eine hohe Motivation zur Interaktion mit wichtigen Bezugspersonen bei gleichzeitiger großer Abhängigkeit von diesen;
- negative Reaktionstendenz: Zurückhaltung im Umgang mit unbekannten Menschen;
- niedrige Erfolgserwartung bei der Bewältigung von Aufgaben;
- Außengerichtetheit: Beobachten, wie andere Menschen Probleme lösen;
- unangemessene Erregung bei einer erfolgreichen Problemlösung;
- Gehorsam: Es werden nur solche Lösungsstrategien akzeptiert, die von wichtigen Bezugspersonen beigebracht wurden;
- geringe Neugier auf neue Situationen und geringe Kreativität bei der Bewältigung von Aufgaben.

Ihre individuellen Ausprägungen je nach Alter und Entwicklungsstand sind selbstverständlich und nicht zu verwechseln mit andauernden Persönlichkeitszügen i. S. einer Störung. Dennoch können sich bei zunehmender Akzentuierung und Modifizierung im Verlauf sozialer Erfahrungsprozesse Verhaltensmuster und Erlebensweisen entwickeln, die den Diagnosekriterien einer Persönlichkeitsstörung entsprechen. Demgegenüber gibt es bei mittelgradiger und schwerer Intelligenzminderung erhebliche Zweifel - auch hinsichtlich der Validität der Kriterien.

Erwachsenenpsychiater tun sich schwer zu verstehen, warum die Diagnose einer Persönlichkeitsstörung häufig erst so spät formuliert wird, während die Kinder- und Jugendpsychiater sich meist in Zurückhaltung üben. Auf der einen Seite steht die Sorge, in der Therapie, die ohnehin nicht einfach ist, wertvolle Zeit mit unspezifischen Interventionen zu verlieren. Auf der anderen Seite ist zu befürchten, dass in schwierigen Lebenslagen, in denen sich viele Jugendliche in einem noch offenen adoleszenten Entwicklungsprozess befinden, allzu leicht eine diagnostische Festlegung erfolgt, die die Betroffenen stigmatisiert und das Problemverhalten chronifiziert.

4.6.1 Borderlinestörung

Die diagnostischen Kriterien für die Borderlinestörung, von denen mindestens fünf erfüllt sein müssen, benennt DSM-IV wie folgt:

1. verzweifeltes Bemühen, tatsächliches oder vermutetes Verlassenwerden zu vermeiden
2. ein Muster instabiler und intensiver zwischenmenschlicher Beziehungen, das durch einen Wechsel zwischen den Extremen der Idealisierung und Entwertung gekennzeichnet ist
3. Identitätsstörung: ausgeprägte und andauernde Instabilität des Selbstbildes oder der Selbstwahrnehmung
4. Impulsivität in mindestens zwei potenziell selbstschädigenden Bereichen, z. B. Geldausgeben, Sexualität, Substanzmissbrauch, rücksichtsloses Fahren

5. wiederholte suizidale Handlungen, Selbstmordandeutungen oder -drohungen oder Selbstverletzungsverhalten
6. affektive Instabilität infolge einer ausprägten Reaktivität der Stimmung, z. B. hochgradige episodische Dysphorie, Reizbarkeit oder Angst, was gewöhnlich einige Stunden und nur selten mehr als einige Tage andauert
7. chronische Gefühle von Leere
8. unangemessene, heftige Wut oder Schwierigkeiten, die Wut zu kontrollieren, z. B. häufige Wutausbrüche, andauernde Wut oder wiederholte körperliche Auseinandersetzungen
9. vorübergehende, durch Belastung ausgelöste paranoide Vorstellungen oder schwere dissoziative Symptome.

Einordnende Raster können sowohl bei den Therapeuten als auch bei den Betroffenen selbst Unsicherheit und Angst reduzieren, sie bieten einen Vertrautheit schaffenden Erklärungshorizont an, der auch vor überzogenen Erwartungen schützt und Fremdheitserleben reduziert. In Fällen institutioneller Begleitung von Jugendlichen kann er die Bezugspersonen unterstützen, eine wohlwollende Distanz zu bewahren, und sie auf krisenhafte Zuspitzungen und die Besonderheiten einer geduldigen Distanz-Nähe-Regulierung vorbereiten.

Für Kinder und Jugendliche mit Intelligenzminderungen kann die Entwicklung einer stabilen Emotionalität mehr noch als für die nicht von Behinderung betroffenen Altersgenossen zur Herausforderung werden.

Zur Bewältigung der sich während der Pubertät stellenden Entwicklungsaufgaben sind sichere Bindungserfahrungen und soziale Kompetenzen ebenso erforderlich wie Umweltbedingungen, die Jugendlichen in ihrer passageren Instabilität bei der Bewältigung einer Neuorientierung in den Peergruppenkontakten und einer allmählichen Ablösung vom Elternhaus rahmengebend zur Seite stehen. Mitentscheidend wird ähnlich wie in früheren Entwicklungsphasen auch die Zuversicht der Umwelt in den von den Jugendlichen selbst gewählten Weg sein. Zwischen den Polen zu starker Restriktion und Reglementierung und dem Sich-selbst-Überlassen ohne Orientierungspunkte in konstruktiven Auseinandersetzungen müssen auch die Bezugspersonen sich selbst neu verantwortlich und respektvoll der zunehmenden Eigenverantwortlichkeit den Jugendlichen gegenüber definieren.

In diesem Prozess werden nun vielfältige Faktoren relevant wie Vorerfahrungen mit Feindseligkeit und verschiedenen Formen der Traumatisierung (Gewalterfahrungen, Mobbing, sexuelle Grenzüberschreitung), mangelndes Vertrauen in die eigenen sozialen Kompetenzen, familiäre Belastungen durch psychische Nöte der Bezugspersonen (vor allem wenn sie mit dem Erleben von Hilflosigkeit und Ohnmacht verbunden sind), negative Erfahrungen mit Freundschaften oder intimen Kontakten, chronische Überforderungen hinsichtlich der schulischen und beruflichen Perspektive. Unsicherheiten können Kontakte zu problematischen Peergruppen bahnen, in denen die Jugendlichen im sozialen Miteinander dann die Wertschätzung und Struktur suchen, die ihnen bislang nicht ausreichend zu Verfügung stand.

Zusammen mit konstitutionellen Besonderheiten können diese Belastungen zu Persönlichkeitsmerkmalen führen, die denen einer Borderlinestörung entsprechen.

Für ihre psychosozialen Helfer, Betreuer und Lehrer, aber auch stationäre Behandlungsteams ist die Begleitung der Jugendlichen häufig eine ungewöhnlich schwierige Aufgabe.

> »Das Training«, so Linehan (1996, S. 12), »von Fertigkeiten mit Borderline-Patientinnen ist in etwa so, als würde man versuchen, jemandem beizubringen, inmitten eines Orkans ein Zelt aufzubauen.«

Nun möge der Leser selbst entscheiden, wie er sich am liebsten in Orkanen verhält. Wir selbst sind zurückhaltend, Jugendlichen bedingungslos ins Zentrum ihrer Orkane zu folgen. Meist haben sie auf diesem Terrain mehr Erfahrung, während wir in dem Wunsch, sie zu retten, zunehmend unsicher werden. Auf der anderen Seite scheint auch ein zu weiter Abstand vom Orkan nicht nur vorteilhaft, will man den Anschluss an die Jugendlichen zwischen Stürmen und Zeiten unerträglicher Windstille nicht verlieren.

Teams sind gut beraten, für die ambivalenten, sich scheinbar widersprechenden Impulse sowohl der Betroffenen als auch der Mitarbeiter ein Containment zu vereinbaren, in dem unterschiedliche

Affekte und Reaktionen u. U. auch konflikthaft Platz haben können, ohne dass der Gesamtzusammenhalt verloren geht. Es setzt eine hohe kommunikative Kultur voraus, sich respektvoll der jeweils anderen Perspektive zu stellen und in einen Dialog einzutreten. Zu sehr auf die eigene Harmonie bedachte Teams dürften hier leicht an Grenzen geraten. Die Kehrseite wäre ein zentrifugales Auseinanderdriften von Mitgliedern, die sich beispielsweise sehr auf die Seite der Bedürftigkeit der Jugendlichen begeben, und solchen, die Jugendliche als mitverantwortlich für beispielsweise aggressive Eskalationen in die Verantwortung nehmen können.

Den nicht seltenen akuten Zuspitzungen und den dann notwendigen stationären Kriseninterventionen haben Steinert et al. (2014) ein umfassendes Buch gewidmet, in dem berichtet wird, dass Patienten mit IQ-Werten im Grenzbereich zwischen niedriger Intelligenz und leichter Intelligenzminderung insbesondere dann, wenn sie die eigenen kognitiven Einschränkungen leugnen, im Alltag vermehrt scheitern. Aber auch das Erlernen alternativer Strategien (z. B. Skills) sei verzögert und erschwert.

Wir würden für das Jugendalter insofern zustimmen, als es tatsächlich sehr herausfordernde Jugendliche gibt. Andererseits können sich Jugendliche in stationären Behandlungssettings unterlegen und am Rand fühlen. Diese profitieren jedenfalls nach unserer Erfahrung eher von spezialisierten Settings.

Gelegentlich äußern Teams, dass man Borderlinestörungen daran erkennen könne, dass sie Polarisierung und Zwist im Team erzeugen. Das mag im Einzelfall berechtigt sein. Gelegentlich bestehen aber Konflikte bereits vorher, und die Frage des Umgangs mit der Borderlinestörung wird gern genutzt, um die Unbekömmlichkeiten am Leben zu erhalten, ohne selbst in Verantwortlichkeit neue Wege zu suchen. Insofern erweist sich hier die vermeintliche Störung als nützlich für das Team - in ähnlicher Weise, wie möglicherweise die schmerzhaften Unverträglichkeiten zwischen Nähe und Distanz, Impulsivität und Resignation sich im sozialen Kontext als hilfreich erwiesen.

Wesentliches Therapieelement ist der Aufbau einer dauerhaft

tragfähigen therapeutischen Beziehung mit behutsamem Augenmaß für die Nähe-Distanz-Regulierung und dem Wissen über die Tendenz der Klienten, Beziehungen (zumindest noch) zwischen den Polen extremer Idealisierung und Abwertung zu gestalten. Dabei bedarf es - wie in anderen Fällen auch - einer Würdigung der Verhaltensmuster i. S. (noch) notwendiger Lösungen.

Den Betroffenen selbst, aber auch Angehörigen oder Betreuern ist Geduld abverlangt, insbesondere Betreuern auch eine Distanz, die alle Beteiligten vor Enttäuschungen schützt, wenn zu viele Erwartungen an Nähe und positive Resonanz auf »Fürsorge« zu Eskalationen oder Ausschluss führen. Geduld auch mit vermeintlichen Rückfällen, damit sie nicht die Negativattribuierungen zementieren. Und natürlich werden Kriseninterventionsmöglichkeiten gemeinsam zu gestalten sein.

Allgemeine Informationen über Borderlinestörungen und psychoedukative Maßnahmen können darüber hinaus gerade zu Beginn hilfreich sein, weil sie eine eher versachlichte Kommunikation und mögliche Entlastung schon dann anbieten, wenn ein vertieftes Eingehen auf emotionale Prozesse die Betroffenen noch überfordert, sie an ihrer empfindlichsten, mit höchsten Unsicherheiten verbundenen Stelle treffen könnte.

Als Ziele der therapeutischen Arbeit können verbesserte Stresstoleranz, Begleitung bei der Entwicklung neuer sozialer Fertigkeiten, Erweiterung der emotionsregulierenden Kompetenzen sowie eine vermehrte Achtsamkeit benannt werden.

Mittlerweile liegen auch für Menschen mit Intelligenzminderungen adaptierte DBT-Programme vor sowie eine Vielzahl visualisierender Therapiebausteine und Alltagshilfen.

Eine besondere Herausforderung wird sein, auch die Jugendlichen zu gewinnen, die vordergründig aversiv reagieren und trotz wiederholter suizidaler oder expansiver Krisen kaum Veränderungsmotivation zeigen. Wohngruppen, aber auch Stationen benötigen hier zwischen der Entscheidung zu (den Jugendlichen oft schon bekannter, nicht selten provozierter) schneller Ausgrenzung und unangemessener Akzeptanz viel Fingerspitzengefühl und gute Abstimmung aller Beteiligten.

Soll das Ziel vermehrte Selbstwirksamkeit sein, dann gehört dazu selbst bei Rückschlägen auch die Zuversicht,

> »dass der Helfer dem Betroffenen die Lösung der Probleme zutraut. Auch bei einer Intelligenzminderung sollte der Betroffene nicht geschützt und behütet, sondern gefordert werden« (Rahn 2014, S. 354).

4.7 Zum Schluss: Eine weitere Fallgeschichte

Es würde den Rahmen dieses Buches sprengen, alle psychiatrischen Störungen differenziert darzustellen.[33] Unsere Ausführungen nehmen immer wieder Bezug auf Arbeiten von Kollegen, die nicht primär der systemischen Gemeinde zugerechnet werden. Viele dieser Arbeiten sind auch für Systemiker bereichernde und wertvolle Anregungen, auch für »Übersetzungen« in die systemische Arbeit. Wir empfehlen, sich zur Hypothesengenerierung unbedingt auch der »störungsspezifischen« Literatur und den vielen, zunächst einmal Sicherheit vermittelnden Manualen zu widmen, um dann doch zusammen mit den Familien eine von ihnen geprägte neue Landkarte zu entwickeln.

Nicht vorenthalten möchten wir Ihnen aber noch die Geschichte einer Jugendlichen mit Zwängen.

Mandy berichtete über Zwangsgedanken, die ihr unangenehm seien und die die ganze Gruppe in Unruhe versetzten. Sie wolle ihre Gedanken an Suizidhandlungen und Gewalttaten, die auszuüben sie befürchtet, einfach loswerden.

Dass Zwangsgedanken dieser Art nicht unbedingt mit entsprechenden Handlungen verbunden sind, war in der Heimgruppe nicht bekannt. Und so wurden die Äußerungen mit extrem vermehrten Kontakten bis hin zur 1:1-Betreuung beantwortet, was die Symptomatik eher verschlechterte als verbesserte. Dies mag ein Beispiel dafür sein, dass das Zusammenbringen pädagogischer und psychiatrischer Welten überaus hilfreich sein kann.

33 Neben einschlägigen Lehrbüchern empfehlen wir die Schriftenreihe der DGSGB (»Materialien der DGSGB«) zu weiteren speziellen Störungsbildern, insbesondere auch das Themenheft zu: »Zwänge, Tics und Stereotypien« (2005b; kostenloser Download unter www.dgsgb.de).

Interessanterweise waren die Zwangsgedanken bei uns nicht so dominant. Spannend auch, dass es sie in der Familie der Jugendlichen über Generationen gab – ohne dass beispielsweise die Oma durch reale Gräueltaten aufgefallen wäre. Es wäre sicher gut gewesen (aber in diesem Fall nicht möglich), Oma und Enkelin unter dem Thema in Kontakt zu bringen und die Oma zu befragen, wie sie das Symptom überlebt hat, ohne jemandem zu schaden. Vielleicht hätte das die Enkelin entspannen und ermuntern können, nicht so sorgenvoll mit ihren Symptomen umzugehen. Anamnestische Recherche wäre in diesem Sinne nicht so sehr darauf gerichtet gewesen, weitere Defektträger zu finden, sondern nach potenziellen Problembewältigern zu suchen.

Wie in der Therapie von Zwangsphänomenen üblich, versuchten wir, uns freizumachen vom Wunsch, die Zwänge zu kontrollieren. Die Jugendliche ließ sich allmählich ein.

Unsere Schule musste – wie immer – die Risiken im Hauswirtschaftsunterricht prüfen: Kochen darf nur derjenige, der die anderen Köche »nicht absticht«. Kochen war aber Mandy ganz besonders wichtig und im Tausch gegen das Messer gab sie ein leidenschaftliches Bekenntnis dazu ab, beim Kochen ihre Tötungsgedanken nicht in die Tat umzusetzen.

Verstanden haben wir die Zwänge zunächst nicht, sahen aber, wie schwer sich Mandy in Auseinandersetzungen tat, dass sie sich kaum durchsetzen und auch schwer mit Einschränkungen umgehen konnte. Daran haben wir, vor allem aber Mandy, gearbeitet.

Bei Mandy stehen heute nicht mehr die Zwangsgedanken im Vordergrund, sondern eher eine Interaktionsproblematik. Mittlerweile geht sie mehr in Kontakt mit den anderen Jugendlichen, braucht zunehmend weniger Unterstützung, auch bei Konflikten.

Auf die Zwangsgedanken, die zunächst auch in der Kontaktaufnahme bedeutsam zu sein schienen, wurde ernsthaft eingegangen. »Wir haben dann«, so die Therapeutin, »mit viel Achtsamkeit den Gedanken ihre Bedeutung genommen. Und mittlerweile sind die Gedanken viel weniger präsent und gar nicht mehr so wichtig.«

5 Allgemeine Anmerkungen zur Psychopharmakotherapie - auch unter systemischen Aspekten

Psychopharmakotherapie und systemische Therapie: Passt das überhaupt zusammen? Psychopharmakologische Interventionen befinden sich eher im Dunkelfeld systemischer Debatten. Gleichwohl sind sie weitverbreitet, und das gilt besonders für ihren Einsatz bei Menschen mit Intelligenzminderungen. In Heimeinrichtungen variiert die Psychopharmakaprävalenz zwischen 10 bis 100 % (im Durchschnitt 30-40 %). Polypharmazie ist an der Tagesordnung. Nicht selten werden einmal eingesetzte Behandlungen auch dann fortgeführt, wenn ihre Effekte fragwürdig sind. Der Einsatz von Psychopharmaka ist häufig Ausdruck von professioneller Hilflosigkeit und mangelnder Kompetenz im Umgang mit den ungewöhnlichen Äußerungsformen von Kindern und Jugendlichen mit Intelligenzminderung (vgl. dazu ausführlich Hennicke 2008).

Gleichwohl können Psychopharmaka unter den Bedingungen ihrer rationalen Verwendung im Kontext eines multimodalen Therapiekonzeptes eine hilfreiche Wirkung entfalten. Eine grundsätzliche Ablehnung - wie auch immer begründet - ist ethisch nicht vertretbar und kann den Betroffenen erhebliche Entwicklungsoptionen versperren.

Im Folgenden sind die wesentlichen Standards einer rationalen Behandlung mit Psychopharmaka aufgelistet:

Standards der Behandlung mit Psychopharmaka
1. Vorliegen einer psychiatrischen Indikation (psychiatrisches Störungsbild oder definierte Verhaltensauffälligkeit) als Ergebnis einer differenzierten Diagnostik
2. Vorliegen der allgemeinen Indikationsvoraussetzungen: erheblicher Schweregrad der Symptomatik
3. Signifikante Beeinträchtigungen im Erleben und Empfinden, der Lebensqualität und/oder der sozialen Teilhabe/Funktionsfähigkeit
4. Umfassende Aufklärung und informierte Zustimmung des Klienten und/oder seines gesetzlichen Vertreters ist notwendig (»informed consent«).

5.	Psychopharmakotherapie ist stets Teil eines multimodalen Behandlungskonzepts.
6.	Psychopharmakotherapie ist eine hochgradig individualisierte Therapieform: Austitrieren der optimalen effektiven Dosis nach dem Motto »start slow, go slow«.
7.	Notwendig sind regelmäßige medizinisch-internistische und psychiatrische Kontrollen (»Monitoring«) bezüglich körperlicher und psychischer Nebenwirkungen.
8.	Die Evaluation des Therapieeffektes und regelmäßige Prüfungen der Notwendigkeit sind zwingend.
9.	Möglichst Monotherapie (nur ein Wirkstoff), Langzeitbehandlung ist nur durch Absetzversuche begründbar.

Tab. 5: Grundlegende Standards der Behandlung mit Psychopharmaka

Über diese Standards besteht fachlicher Konsens. Ihre praktische Umsetzung ist allerdings häufig defizitär. Bei intelligenzgeminderten Kindern und Jugendlichen müssen noch einige zusätzliche Aspekte beachtet werden:

- Risiken von Interaktionen mit Antiepileptika (Komorbidität Epilepsie bis zu 40 %)
- Bei Kindern, die sich über Nebenwirkungen kaum oder gar nicht äußern können, haben die Bezugspersonen, insbesondere die Mitarbeiter der betreuenden Einrichtungen, eine hohe Verpflichtung, sehr genau auf Wirkungen und mögliche Nebenwirkungen zu achten und den behandelnden Arzt darüber zu informieren.
- Nebenwirkungen können von außen betrachtet sehr diskret sein und dennoch zu maximaler Irritation der Betroffenen führen. Neuroleptika können beispielsweise ein pelziges Gefühl auf der Zunge oder einen trockenen Mund auslösen, ohne dass sich Kinder mit deutlicheren Intelligenzminderungen hierzu äußern können. Gleiches gilt beispielsweise für Sehstörungen oder Schluckbeschwerden. Auch die psychotrope Wirkung (Sedierung, Müdigkeit, Antriebsreduzierung) kann die Kinder beunruhigen und zu paradox erscheinenden Reaktionen führen.

- Der Informed-Consent-Prozess sollte auf alle Beteiligten ausgeweitet werden (z. B. Betreuungsteams in Heimen oder Kliniken, ambulante Helfer und andere Therapeuten): Es muss unbedingt gewährleistet sein, dass der Einsatz von Medikamenten von allen Beteiligten unterstützt wird. Die Überzeugungen der wesentlichen Bezugspersonen haben erheblichen Einfluss auf die Wirksamkeit von Psychopharmaka (i. S. des Placebo-Effektes). In der Klinik haben wir erlebt, dass die Wirksamkeit eines Medikaments dort, wo man der Arznei nicht vertraute, erheblich niedriger war als auf der Nachbarstation.

Die Verordnung von Medikation geschieht in einem Rahmen, der von den Annahmen außerfamiliärer Veranlasser von Verordnungen, von denen der Ärzte selbst und denen der Familie geprägt ist. So haben beispielsweise pädagogische Mitarbeiter von Einrichtungen häufig sehr kritische Einstellungen gegenüber Pharmakotherapie. Eltern, die diese wünschen, können zwischen die Fronten geraten. Ärzte werden in ihrem Handeln beispielsweise von Leitlinien und gängigen Lehrmeinungen beeinflusst, die allerdings (wir haben auf den Wandel bei der Bewertung neuerer Neuroleptika im Abschnitt 4.3.2.1 hingewiesen) immer nur aktuelle Positionen darstellen und oft - angesichts weniger Untersuchungen bei Menschen mit Intelligenzminderungen (insbesondere auch bei Kindern) - lediglich auf Erfahrungswissen und Analogien basieren. Schließlich werden von Arzt zu Arzt unterschiedliche Positionen vertreten, die beispielsweise auch davon abhängen können, ob der Verordner Zuversicht in die Tragfähigkeit der Familie oder der Einrichtung hat. Trotz aller Bemühungen um Evidenzbasierung bestehen also viele, nicht nur auf »harten Fakten« beruhende Spielräume.

Es wäre folglich sinnvoll, von den Eltern oder Betreuern zu erfahren:

- Welche Erwartungen bestehen an eine Medikation? Welche positiven oder negativen Vorerfahrungen gibt es? Wer innerhalb der Familie und wer auf Helferseite vertritt welche Positionen?
- Wird die Medikamentengabe als Versagen verstanden, für das

man sich schämen oder vor anderen Familienmitgliedern rechtfertigen muss?

- Können Eltern Medikation ablehnen, ohne sich dem Vorwurf der Unverantwortlichkeit auszusetzen?
- Welche Sorgen um Nebenwirkungen und insbesondere auch um Wesensveränderungen bei den Kindern haben sie?
- Für die Kinder oder Jugendlichen selbst könnten folgende Fragen bedeutsam sein:
- Wenn ich Medikamente nehme, bin ich dann krank oder verrückt?
- Wenn ich die gleichen Medikamente nehme wie meine Mutter, habe ich dann eine Psychose wie sie?
- Wenn die Medikamente nützen, heißt das dann, dass die Ursache meiner Krankheit im Hirn liegt und ich eigentlich nichts tun kann?
- Heißt es, dass der Grund meiner Not nur in mir liegt?
- Bin ich unter Medikamenten nicht mehr ich selbst oder sogar ein »Zombie«?
- Bin ich dann wie ferngesteuert?
- Wenn ich Medikamente nehme, bin ich dann brav?

Kinder und Jugendliche müssen so weit wie eben möglich einbezogen werden. Von Ausnahmen abgesehen, sollten sie eine Mitentscheidung über ein Ansetzen oder ein späteres Absetzen der Medikation haben. Sie sollten sicher sein, dass alle relevanten Bezugspersonen ggf. hinter der Entscheidung pro oder contra Medikation stehen, um nicht in Loyalitätskonflikte zu geraten. Immer muss die Möglichkeit bestehen, die Entscheidung neu zu treffen. Zentral ist auch, den Kindern zu vermitteln, dass sie letztendlich die Steuerung behalten, sie selbst unverändert einen wesentlichen Beitrag zur Lösung der Probleme bzw. der psychischen Not leisten können und sollen. Kindern, die Methylphenidat einnehmen, kann beispielsweise vermittelt werden, dass sie gewissermaßen einen Rennwagenmotor haben. Das Medikament macht die Bremsen stärker, aber sie selbst müssen die Bremse treten. Damit könnten auch sie selbst stolz sein, wenn sich etwas verbessert, und sie erleben damit, nicht allein auf die Medikation angewiesen zu sein.

Probleme lösen Medikamente nicht, sie können aber unterstützen, die Problemlösung wieder in die eigenen Hände zu nehmen (z. B. bei Depressionen). Werden Medikamente nach einer Besserung der Situation abgesetzt, sollte auch dies gut begleitet erfolgen. Auch hier sind Komplimente hilfreich in dem Sinne, dass das Kind oder der Jugendliche nicht zuletzt dank eigener Anstrengung erreicht hat, jetzt wieder ohne Medikation zurechtzukommen. Gut nachvollziehbar für alle Beteiligten ist das sog. »Krückenmodell«: *Mit einem gebrochenen Bein kann ich mich nur mithilfe einer Krücke bewegen. Wenn das Bein wieder in Ordnung ist, brauche ich keine Krücke mehr!*

Skepsis ist angebracht, wenn Kinder oder Jugendliche zur »medikamentösen Einstellung« in die Klinik kommen sollen. Derartig mechanistische, die Betroffenen zu dekontextualisierten Objekten machenden Wünsche würden wir - von Ausnahmen abgesehen - eher zurückweisen.

Zusammenfassend bedarf eine Psychopharmakotherapie der gleichen, zeitaufwendigen Sorgfalt wie jeder andere therapeutische Prozess auch. Als Eingriff in die Körperlichkeit müssen sogar zusätzliche Risiken beachtet werden. Vorerfahrungen, Meinungen und Überzeugungen im Bezugsfeld müssen geklärt werden. Die Wirksamkeit eines psychotropen Medikaments wird erheblich mitbeeinflusst von vielfältigen Faktoren der Beziehungsdynamik, innerhalb derer Verordnungen stattfinden. Entscheidungen über die Köpfe hinweg sind weder der Compliance noch einem angestrebten Gewinn an Selbstwirksamkeitserleben, Autonomie und Teilhabe zuträglich. Und nicht zuletzt muss eine langfristige Begleitung - auch hier auf Augenhöhe - gewährleistet sein.

6 Verhaltensphänotypien

Es ist vor allem das Verdienst von Klaus Sarimski (2014), dass im deutschsprachigen Raum genetische Syndrome verbunden mit Verhaltensakzentuierungen und Intelligenzminderung über die Neuro- und Sozialpädiatrie hinaus von der Behindertenpädagogik wie auch von der Kinder- und Jugendpsychiatrie wahrgenommen werden.

Die Annahme einer genetischen Bedingtheit von Verhalten weckt Erinnerungen an allzu deterministische medizinische Krankheitskonzepte (implizit mit dem stets virulenten Wunsch nach einfachen Modellen angesichts der Komplexität menschlicher Äußerungsformen), vor allem aber auch Erinnerungen an die menschenverachtende Praxis vergangener Zeiten, die alle Lebensäußerungen von behinderten Menschen auf deren genetische Ausstattung zurückführte und diese Menschen ausmerzen wollte. Zudem zeigte sich, dass linear-kausale genetische Modelle zur Erklärung psychiatrischer Symptome (auch oder gerade im Kontext schizophrener Störungen) sich nicht als dauerhaft haltbar erwiesen, sondern nur von genetischen Dispositionen ausgegangen werden kann, deren Stärke und Ausprägung von weiteren epigenetischen wie auch psychosozialen Bedingungen abhängen. Für systemisch orientierte Therapeuten, deren Konzepte vor allem die Kontextbedingungen auffälligen Verhaltens im Blick haben und eher das Ziel verfolgen, Diagnosen und Etiketten zu dekonstruieren, mag das Konzept der Verhaltensphänotypen zunächst kaum attraktiv erscheinen.

> »Unter einem Verhaltensphänotyp versteht man eine Kombination von Entwicklungs- und Verhaltensmerkmalen, die bei Kindern und Erwachsenen mit einem definierten genetischen Syndrom mit höherer Wahrscheinlichkeit auftritt als bei Kindern und Erwachsenen mit einer Behinderung anderer Ursache« (Sarimski 2005, S. 13).

Es geht also um Wahrscheinlichkeiten. Psychosoziale Wirkfaktoren und individuelle Entwicklungen wurden nie infrage gestellt.

Die Entwicklungspsychologie genetischer Syndrome ergänzt pädiatrische Beschreibungen, die primär an körperlichen Merkmalen genetischer Syndrome orientiert sind, um die Darstellung charakteristischer Verhaltensformen, Herausforderungen und Belastungen, die die Kinder und ihre Eltern gleichermaßen treffen. Sie zeigt sinnvolle, auf das jeweilige Befähigungsprofil gerichtete Assistenz und Therapie auf, markiert aber auch Grenzen des Veränderbaren.

Für die beratende Begleitung gelten im Prinzip die gleichen Grundsätze, wie sie an anderem Ort generell für Familien mit behinderten Kindern formuliert sind (Fragen der Entwicklungschancen, der Akzeptanz der Diagnose, Trauer um das Nicht-Erreichbare). Erleichternd (manchmal natürlich auch erschwerend, weil wegen der genetischen Bedingtheit auch Unveränderlichkeit unterstellt wird) kann aus Elternsicht wirken, dass die akzentuierten Auffälligkeiten nicht als Folge erzieherischer Defizite und eigenen Versagens erlebt werden sollten oder umgekehrt als willkürliches, provozierendes, ungezogenes Verhaltens des Kindes. Die pädagogische und therapeutische Begleitung erfordert daher einerseits differenzierte syndromatologische Kenntnisse, andererseits jedoch auch wachsame Bewusstheit gegenüber dem Risiko (bei sich selbst und sicherlich verstärkt bei den Eltern), *jedes* Verhalten als syndrombedingt misszuverstehen.

Für die meisten bekannten und hinreichend häufig vorkommenden genetischen Syndrome gibt es *Elternselbsthilfegruppen*, die eine Fülle von Angeboten (Informationen, Unterstützungen, Beratungen) vorhalten und die für die betroffenen Familien sehr hilfreich und erleichternd sein können.

6.1 Nicht nur genetische Beratung!

Körperliche Auffälligkeiten und Intelligenzminderungen lösen regelmäßig Fragen nach humangenetischer Diagnostik und Beratung aus. In der Regel wird diese Diagnostik auf Anraten von Ärzten von den Eltern beauftragt.[34] Ziel kann einerseits sein, diagnostische Sicher-

34 Genetische Aspekte von Intelligenzminderung werfen eine Fülle von medizinethischen und allgemeinethischen Fragen auf, die wir hier nicht diskutieren können. Das Thema Schwangerschaftsabbruch sowie das sehr weit entwickelte Feld der

heit zu gewinnen und einzuschätzen, für wie hoch das familiäre Vererbungsrisiko gehalten wird. Andererseits kann die Bestätigung einer genetischen Ursache der Intelligenzminderung oder eines speziellen Syndroms, wie gesagt, eine sehr erleichternde Klärung bedeuten.

Die Option einer genetischen Beratung ist auch aus unserer Sicht immer gegeben. Dabei müssen die Betroffenen umfassend in den Entscheidungsprozess über diese Diagnostik einbezogen, Signale der Ablehnung unbedingt respektiert werden. Die Einleitung diagnostischer Maßnahmen erfordert ebenso wie die Mitteilung der Ergebnisse neben genetischer Sachkompetenz eine hohe Sensibilität für die Frage, was die Mitteilung für das jeweilige Kind und die jeweilige Familie bedeutet. Sie verlangt vom Diagnostiker Wissen über Wirkungen und Nebenwirkungen seiner Mitteilungen für das Kind und das familiäre Gleichgewicht.

Die mit der Diagnosemitteilung verbundenen Einschnitte treffen junge Familien häufig unvorbereitet. Stellt schon die Geburt eines sogenannten »normalen« Kindes eine Herausforderung für die familiäre Homöostase dar, so gilt dies erst recht, wenn sich Hinweise auf körperliche und psychomentale Einschränkungen für die Entwicklung des Kindes ergeben. Trauer um enttäuschte Erwartungen bedarf nicht nur empathischer Begleitung, sondern auch früher Information über alle Möglichkeiten der Unterstützung und die Benennung regionaler Ansprechpartner.

Auch hier ist der Individualität familiärer Umgangsweisen mit sehr unterschiedlichen Affekten Rechnung zu tragen. Es gilt nicht, das durchzusetzen, was dem Arzt oder Therapeuten wichtig erscheinen mag. Dieser

> »sollte überzeugt sein, dass die Familie selbst weiß, was für sie gut ist, und über eigene Kompetenz zur Bewältigung der Anforderungen verfügt, auch wenn sie gegenwärtig verwirrt und verzweifelt ist« (Sarimski 2014, S. 630).

....

pränatalen Diagnostik berühren unmittelbar die Frage nach dem Lebensrecht von Menschen mit Behinderungen und haben Einfluss auf das gesellschaftliche Klima, in dem diese Menschen leben.

Es muss auch mittelfristig ein Raum geschaffen werden für Trauer, schwankende, auch aversive Stimmungen und eine leistbare Neuorientierung. Genetische Beratung kann hier einen Begleitrahmen darstellen, der die Eltern beim Erleben von Selbstwirksamkeit und Anerkennung in diesem schwierigen Lebensabschnitt unterstützt. Die Elemente der *psychologischen* Beratung von Eltern bei Kindern mit genetischen Syndromen sind im Schaubild Abb. 4 zusammenfassend dargestellt.

<table>
<tr><td colspan="6">Diagnosevermittlung</td></tr>
<tr><td colspan="6">Gefühle der Angst und Hilflosigkeit</td></tr>
<tr><td colspan="3">Trauer um den Verlust des »Wunschkindes«</td><td colspan="3">Blockierung des Beziehungsaufbaus zum Kind</td></tr>
<tr><td colspan="2">Erzählen der gemeinsamen Geschichte (Anerkennung der Trauerreaktion, Schock, Verzweiflung, Depression, Rückzug)
Kommunikation über die belastenden Gefühle</td><td colspan="2">Auflösung blockierender Selbstvorwürfe und Ängste
Mobilisierung der eigenen Ressourcen und sozialer Unterstützung
Entwicklung neuer Lebensperspektiven (Entwicklungsziele, -chancen; Wertorientierung)</td><td colspan="2">Unterstützung beim Annehmen von syndromspezifischem Aussehen und entsprechenden Schwächen als dem Besonderen des Kindes
Abstimmung auf die Fähigkeiten des Kindes zu fokussierter Aufmerksamkeit und dialogischer Kommunikation</td></tr>
<tr><td colspan="6">Entwicklung von Elternkompetenz
(Wissen um syndromspezifische Bedürfnisse und Entwicklungsmöglichkeiten)</td></tr>
</table>

Abb. 4: Elemente der psychologischen Beratung bei Familien mit Kindern mit genetischen Syndromen (Sarimski 2014)

Kinder und Jugendliche, die meist schon eine komplexe Diagnostik durchlaufen haben, sollten die Gelegenheit erhalten, über ihre diesbezüglichen Erfahrungen ins Gespräch zu kommen. Syndrombezogene Zuschreibungen können sowohl als be- als auch als entlastend erlebt werden. Die einen finden sich in den Beschreibungen wieder, sehen sich verstanden und finden in konkreten Hinweisen Entlastung. Andere fühlen sich stigmatisiert und in ihren Potenzialen beschnitten.

Es kann hilfreich sein zu verstehen, warum man kleiner ist als andere, warum man anders aussieht, warum man in der einen Situation weniger zurechtkommt als in der anderen? Oder ist es - wenn man ohnehin wenig Selbstvertrauen hat und überwiegend traurig ist - nicht noch trauriger, ein Syndrom zu haben, das einen vielleicht noch mehr von den anderen trennt? Für diese Fragen muss es Gesprächsforen geben, mit Familienangehörigen und auch mit Peers, die den Jugendlichen in ihren Entscheidungen zur Seite stehen.

6.2 Beispiele genetischer Syndrome und hilfreiche Strategien

Es würde zu weit führen, in diesem Rahmen eine differenzierte Darstellung aller mit Verhaltensphänotypien einhergehenden genetischen Syndrome vorzunehmen. Dem Leser sei hier das 2014 überarbeitete, umfassende praxisorientierte Lehrbuch von Klaus Sarimski »Entwicklungspsychologie genetischer Syndrome« sehr empfohlen, in das immer wieder auch bereichernde allgemeinere Hinweise zum Umgang mit Kindern und Jugendlichen mit Intelligenzminderungen einfließen.

Kinder mit genetischen Syndromen sind nie allein durch das sogenannte Syndrom bestimmt. Sie zeigen aber vergleichsweise häufiger körperliche und psychische Merkmale (Symptome), die als Muster beschreibbar sind und denen spezifische Ursachen (hier genetische) zugeschrieben werden. Dispositionen interagieren mit sozialen Rahmenbedingungen und lösen Copingstrategien aus. Therapeutische Interventionen richten sich wie üblich sowohl auf Individuen als auch auf deren Lebenskontext. Günstigenfalls machen sie sowohl mit Besonderheiten als auch mit individuellen Kompensationsmöglichkeiten vertraut. Sie sollten an den Anliegen, den Ressourcen ebenso wie den Einschränkungen aller Beteiligten orientiert sein, die trotz des Auftretens wahrscheinlicher Problemkonstellationen von Familie zu Familie unterschiedlich sind. Ziel kann einerseits die Erweiterung von Entwicklungsoptionen, Wahlen und das Erleben von Selbstwirksamkeit sein, andererseits der Schutz vor Überforderung durch unrealistische Erwartungen und damit die Erleichterung von Akzeptanz. Dabei geht es auch um eine spezifische Unterstützung, die den Betroffenen zu einer für sie »bekömmlichen« Balance zwischen den Polen Inklusion und Anerkennung des Besonderen verhilft.

6.2.1 Prader-Willi-Syndrom

Prader, Labhart und Willi beschrieben bereits 1956 ein Syndrom, das sich durch Adipositas, Kleinwuchs, auffällige Genitalbefunde, niedrige Intelligenz und einen niedrigen Muskeltonus charakterisieren lässt und gleichermaßen Jungen und Mädchen betrifft. Bestimmen in den ersten Jahren die Muskelhypotonie (einschließlich ihrer Konsequenzen für die Sprachentwicklung), eine verzögerte Gesamtentwicklung und Regulationsstörungen das klinische Bild, so entwickeln sich in der späteren Kindheit ein exzessiver Appetit, Stimmungsschwankungen, vermehrte Impulsivität und mangelnde Flexibilität mit zwanghaft anmutendem und nicht selten selbstverletzendem Verhalten wie Kratzen und Kneifen der Haut. Komorbiditäten wie depressive und psychotische Entwicklungen sind beschrieben.

Dysregulationen der Nahrungsaufnahme sind unterschiedlich ausgeprägt, können aber für Kinder und Jugendliche sowie deren Eltern zur Zerreißprobe werden. Das Risiko metabolischer Folgen des Übergewichts macht möglichst frühzeitige Interventionen erforderlich, die von diätetischen Angeboten über die Gabe kleinerer Mahlzeiten, häufige Bewegungsangebote bis hin zu Kontrollen der Nahrungsaufnahme durch Verschließen reichen. Den Möglichkeiten einer wünschenswerten Übernahme von Eigenverantwortlichkeit sind oft Grenzen gesetzt.

Hohe Impulsivität und Beharren auf ritualisierter Alltagsbewältigung verlangen den Eltern ein hohes Maß an Konsequenz ab, eine nicht einfache Aufgabe, wenn gleichzeitig die Autonomieentwicklung pubertierender Jugendlicher nicht außer Acht gelassen werden darf. Eine Vielfalt differenzierter Empfehlungen findet sich auf der Website der Selbsthilfegruppe (Prader Willi Syndrom Vereinigung Deutschland e. V.).

Hier ein Beispiel:

Murad, 15 Jahre, wurde nach einer Notfallsprechstunde zu uns gebracht. Er habe die Mutter mehrfach angegriffen, weil diese ihm Apfelsaft verweigert habe. Die Mutter sei erschöpft. Zur Aufnahme kamen der erwachsene Bruder und eine ältere Schwester mit.

Der Bruder erläuterte, Murad habe das Prader-Willi-Syndrom, man sei bei einer Spezialistin in Beratung. Murad könne nichts für sein Verhalten. Die Gestaltung eines den Jugendlichen in die Mitverantwortung nehmenden Rahmens für den stationären Aufenthalt war nicht einfach. Allerdings zeigte sich Murad nach Aufzeigen von Konsequenzen bei Gewalt als angenehmer Zeitgenosse, bis er erneut eskalierte, als er am Ende des Aufenthaltes nach Hause sollte. Er zeigte also die Fähigkeit, trotz syndromaler Vulnerabilität sein Verhalten kontextabhängig zu variieren.

Wir konnotieren sein angepasstes Verhalten als Erfolg des Jugendlichen und seiner Eltern, die das Fundament dieser Fähigkeit gelegt haben. Trotz seines Syndroms zeigte Murad eine Vielzahl von Verhaltensfacetten, schien gut erzogen, konnte freundlich sein und wirkte gut gefördert, zeigte sich auch schlitzohrig genug, um Annahmen, dass er nichts für sein Verhalten könne, für sich zu nutzen.

6.2.2 Fragiles X-Syndrom

Hier handelt es sich um ein Syndrom mit einer großen Variabilität der körperlichen und Verhaltensmerkmale. Kennzeichnend sind ein langes schmales Gesicht, große Ohren, große Hoden, überstreckbare Gelenke, Sprachauffälligkeiten, variable Intelligenzminderungen mit einem Maximum im Bereich der geistigen Behinderung und Verhaltensauffälligkeiten (Sarimski 2014, S. 157 ff.).

Sarimski benennt Probleme der Regulation von Aufmerksamkeit, Aktivitätsniveau und affektiven Reaktionen als bereits im frühen Kindesalter erkennbare Kernsymptome. Im Schulalter imponieren mit unterschiedlicher Ausprägung Sprachmerkmale wie Perseverationen, rasche und polternde Äußerungen, die z. T. mit ungewöhnlichen Handbewegungen assoziiert sind, Fehlen oder Vermeiden von Blickkontakt, taktile Überempfindlichkeit sowie mangelnde Kontrolle über impulsive Reize (Kopfschlagen, Handbeißen, Beriechen und Belecken von Objekten), Wedeln mit Armen oder Händen. Schwierigkeiten im Umgang mit Veränderungen oder bei sozialen Anforderungen gelten als mitbedingend für eine erhöhte Rate selbstverletzenden Verhaltens. Bei betroffenen Mädchen ist die Symptomatik häufig schwächer ausgeprägt.

Die Assoziation von fragilem X-Syndrom und Autismusspektrumstörungen ist Gegenstand umfangreicher Forschung. Trotz Ähnlichkeiten in der Symptomatik ergeben sich für die Kinder mit fragilem X-Syndrom charakteristische Unterschiede:

> »Bei ihnen sind soziale Vermeidungsreaktionen, repetitive, stereotype und selbstverletzende Verhaltensweisen nicht als Ausdruck einer schweren Störung in der sozialen Kontaktaufnahme und sozial-emotionalen Bezogenheit [...], sondern als Ausdruck von sozialer Ängstlichkeit und Problemen der Regulation von Affekten und Reaktion auf überfordernde Sinnesreize zu verstehen« (Ebd., S. 206).

Wie auch in Zusammenhang mit anderen Verhaltensphänotypien zeigt sich hier, mit welcher Sorgfalt und Fachkompetenz diagnostische Einschätzungen vorzunehmen sind, nicht zuletzt mit dem Ziel, zu passgenauen Empfehlungen zu gelangen.

Therapeutische Interventionen haben eine Regulierung der gesteigerten Reizempfindlichkeit, eine Verbesserung der Selbstregulation und der motorischen Probleme einschließlich Haltungsschwächen und Körperschemastörungen zum Ziel. Sprachförderung sollte an Themen orientiert sein, die die Kinder interessieren. Hilfreich sind der Aufbau von Routinen und die Vorbereitung auf Veränderungen in kleinen Schritten. Die besondere Fähigkeit, visuelle Signale zu verarbeiten, kann genutzt werden, indem vermehrt Computerprogramme im Unterricht zum Einsatz kommen. Bei ausgeprägter ADHS-Symptomatik ist ein Einsatz von Stimulanzien im Rahmen eines umfassenden Konzepts in vielen Fällen hilfreich.

Für weitere Informationen sei auf die Internetseite www.frax.de der Selbsthilfegruppe (fraX Interessengemeinschaft Fragiles-X e. V.) hingewiesen.

6.2.3 Beispiele weiterer klinisch relevanter genetischer Syndrome

Weitere mit Verhaltensphänotypien verbundene genetische Syndrome sind:

- das Williams-Beuren-Syndrom (charakteristische Gesichtszüge [Elfengesicht], Herzfehler, verlangsamtes Wachstum, auditive Hypersensibilität, auffällig tiefe und raue Stimme, sternförmige Iris, häufig Intelligenzminderung, Schwierigkeiten in der Wahrnehmung und Reproduktion komplexer Gestalten, besondere Kontaktfreude, soziale Auffälligkeiten, Aufmerksamkeitsstörungen und Hyperaktivität, Ängste, Ess- und Schlafstörungen),
- das bekanntere Downsyndrom (variable kognitive Entwicklung häufig i. S. einer Intelligenzminderung, eingeschränkte verbale Gedächtnisleistungen, Schwierigkeiten bei der Ausbildung zielgerichteter Tätigkeiten, möglicherweise kompensatorische Stärke in der sozialen Orientierung, Artikulationsprobleme und Schwierigkeiten beim Wortschatzaufbau, relativ hohe Rate depressiver Entwicklungen im Jugend- und Erwachsenenalter),
- das Lesh-Nyhan-Syndrom mit ausgeprägten Selbstverletzungen,
- das Rett-Syndrom mit dem Verfall von im frühen Kindesalter bereits erworbenen Fähigkeiten.

Diese Syndrome können und sollen hier unter Hinweis auf die bereits genannte Literatur und insbesondere auch die Websites der Selbsthilfen nicht detailliert dargestellt werden[35].

Abschließend noch eine Fallgeschichte über die Zusammenarbeit mit den Eltern eines Mädchens mit Rett-Syndrom. Das Rett-Syndrom ist eine genetische Störung mit der Folge einer schweren körperlichen und geistigen Behinderung. Nach zunächst unauffälliger Entwicklung kommt es in früher Kindheit zu einem Entwicklungsstillstand mit dem Verlust bereits bestehender Fähigkeiten. Insbesondere ist die Handfunktion eingeschränkt mit dann charakteristischen Stereotypien. Wesentlicher Bestandteil stationärer kinder- und jugendpsychiatrischer Arbeit ist die Kooperation mit den Eltern, denen auch der Abschlussbericht zur Verfügung gestellt wird, aus dem wir hier Ausschnitte zitieren.

Wir erlebten Hannas Vater und Mutter als getrennt lebende Eltern, die aber sehr verbindlich gemeinsam an den Gesprächen teilnahmen und sich in Bezug auf die Unterstützung der Entwicklung ihrer Tochter sehr engagiert zeigten. Frau Müllers lebte hierbei eine enge, umsorgende und behütende Bindung zu ihrer 8-jährigen Tochter, mit großem Respekt vor den möglichen und sich darstellenden Folgen der Behinderung Hannas, teils auch mit großer Vorsicht und dem Wunsch, sie vor Negativerfahrungen zu bewahren. Herr Müllers, der im Rahmen der Wochenendkontakte oft Außenaktivitäten mit Hanna unternahm, mit ihr spazierte und zum Spielplatz ging, berichtete von sehr guten Erfahrungen, seine Tochter hierbei zunehmend »frei« gehen und laufen zu lassen, ihr auch eine phasenweise Mobilität zuzutrauen. Auch in der Beobachtung und im Erleben der Eltern spiegelte sich eine neue Offenheit und Fröhlichkeit Hannas. Dennoch zeigten sich nach Frau Müllers Schilderungen der Wochenenderprobungen immer wieder Stimmungsschwankungen bei ihrer Tochter, damit einhergehend auch einmal häufigeres, mal selteneres Auftreten von aggressiven Verhaltensweisen. Herausforderung für die Eltern im Rahmen der Familiengespräche bil-

35 Ein – wenn auch etwas älterer – Überblick und eine kritische Reflexion finden sich im Bd. 3 der »Materialien der DGSGB« (Seidel 2005a) (kostenloser Download von der Website der Deutschen Gesellschaft für seelische Gesundheit bei Menschen mit geistiger Behinderung www.dgsgb.de).

dete die weitere Entwicklung einer Akzeptanz für die Schwere der Behinderung auf der einen Seite und die Realisierung der Ahnung, dass sich bestimmte unangenehme Symptome des Rett-Syndroms zwar teilweise reduzieren, aber nicht - auch nicht unter Medikation - beheben lassen, sie also als Teil von Hannas Persönlichkeit zu verstehen sind. Andererseits ging es für die Eltern darum, die Gratwanderung zu vollziehen, Hanna gleichzeitig immer wieder Entwicklungsschritte zuzutrauen und ihr hierfür auch Lernziele abzuverlangen, ihr Grenzen aufzuzeigen, sie anzuleiten, ihr aber auch »Bewegungsfreiraum« zu lassen. Bei letzterem Punkt zeigte sich Frau Müllers zunächst oft skeptisch, was für Hanna an »Freiraum« möglich sei. Im Rahmen von Hospitationen und Videofeedbacks im Stationssetting, bei denen die Eltern Alltagssituationen mit Hanna gestalteten, war sie jedoch in der Lage, selbst zu beobachten und für sich anzunehmen, wie viel Kraft und Ruhe sie im Kontakt mit Hanna einzubringen vermochte.

Frau Müllers erörterte offen ihre Unsicherheit, ob ihre eigenen Ressourcen für die anspruchsvolle Versorgung von Hanna im häuslichen Setting auf Dauer ausreichen würden. Sie habe sich schon seit Längerem mit der Frage einer Wohneinrichtung für Hanna auseinandergesetzt, auch schon Einrichtungen besucht. Zum jetzigen Zeitpunkt zeigten sich beide Eltern noch nicht entschieden, waren aber an Möglichkeiten der Kurzzeitpflege interessiert, wozu wir eine Liste möglicher Institutionen zur Verfügung stellten.

Der stationäre Rahmen erlaubte, Hannas Entwicklungsoptionen konkret auszuloten und den Eltern diese Erfahrung zur Verfügung zu stellen. Gleichfalls ging es um einen respektvollen Umgang mit dem, was die Eltern bereits erreicht hatten, und eine Würdigung ihrer auch unterschiedlichen Position. Dabei wurden Grenzen deutlich - sowohl hinsichtlich der erreichbaren Änderungen bei Hanna als auch der Kraftreserven der Eltern. Wichtig war bis zuletzt, dem Tempo der Eltern zu folgen und sie auch hinsichtlich sehr konkreter Alltagsunterstützung zu beraten.

6.3 Zusammenfassung

Es wäre fatal, wenn das Konzept der Verhaltensphänotypien resignativ verkürzt würde auf eine pauschale Zuschreibung unveränderbarer psychischer Eigenschaften der Betroffenen (Seidel 2005a). Genauso fatal erscheint allerdings, Familien den bestehenden Erkenntnisgewinn über Wahrscheinlichkeiten von Verhaltensmustern vorzuenthalten. Eine sorgsam vorbereitete und gleichermaßen verantwortlich und je nach Entwicklungsstand unter Beteiligung der Betroffenen abgesprochene genetische Diagnostik ist vor allem dann hilfreich, wenn die Familien bei der Verarbeitung der für sie u. U. einschneidenden Diagnosen angemessen individuell begleitet werden. Für viele Familien bedeutet das Wiedererkennen von Verhaltensweisen und deren erklärende Zuordnung eine erste Erleichterung. Gleichfalls erleichternd kann der Schutz vor überzogenen Erwartungen sowohl an das Kind als auch an seine Familie sein, wenngleich das Trauern um die Wunschvorstellung eines »gesunden« Kindes und die Neuorientierung auf das jetzt besondere Kind (und gleichwohl normale Familienmitglied) die familiären Balancen herausfordern kann. Frühe differenzierte Beschreibungen von Ressourcen ebenso wie von Grenzen des Machbaren können helfen, spezifische Hilfen einzuführen und auch den Erwerb kompensatorischer Stärken anzubahnen. Wir raten - wie allgemein beim Thema Behinderung - zu einem offenen Austausch mit den Betroffenen.

Wenn beispielsweise Appetitsteigerung oder Impulsivität genetisch mitbedingt sind, werden die Anstrengungen zu »angemessenerem« Verhalten bei allen Beteiligten höher sein müssen, sind Ziele mit Blick auf das Machbare zu relativieren und Anstrengungen besonders anzuerkennen. Dabei sind alle Hilfen und externen Interventionen stets auf ihre Auswirkungen auf das familiäre Ganze zu prüfen. Über die Bekömmlichkeit und Realisierbarkeit der Angebote entscheidet letztendlich - wie immer - die Familie.

Die oben beispielhaft dargestellten diagnostischen und therapeutischen Strategien stellen an die psychosozialen Helfer große Anforderungen. Es bedarf der fundierten Abstimmung unterschiedlicher Professionen (Medizin, Psychologie, Heilpädagogik und Pädagogik, Sprach-, Ergo- und Bewegungstherapie) und eines verzahnten Helfersystems, das die jeweiligen Lebenskontexte der Kinder und Jugendlichen berät und unterstützt. Zu prüfen ist stets auch, ab wann das Ausmaß von Förderung die Betroffenen und ihre Familie mehr irritiert als stabilisiert, ab wann zunehmende spezialisierte Hilfen zu vermehrter

Exklusion führen. Systemische Beratung, die sich der Vielfalt von denkbaren Impulsen und Perspektiven vorurteilsfrei öffnet, kann Familien begleitend und ihre Leistungen anerkennend dabei unterstützen, Stigmatisierung zu vermeiden und die für sie passenden Lösungen, den für sie richtigen Weg zu finden. Letztendlich könnte es auch darum gehen, mit der Familie, besonders mit den Betroffenen eine Platzzuweisung für die genetische Besonderheit vorzunehmen, ihr als einer Facette Beachtung zu schenken, aber sie nicht zur dominierenden Lebensgeschichte werden zu lassen.

7 Nützliches aus anderen Therapieverfahren

Zu Beginn der systemischen Entwicklung schienen die Fronten klar. Auf der einen Seite die Systemiker, frei und kreativ, häufig auf einer eitel formulierten Metaebene, weit über den traditionellen Therapeuten mit ihren standesmäßigen Verhärtungen, ihrer Pathologisierungstendenz und der daraus resultierenden Festlegung der Betroffenen als Kranke. Ressourcenorientierung und Anregungen im Kontext des Problems waren gewissermaßen systemisches Monopol. Auf der anderen Seite die Traditionalisten, die entweder den fehlenden Tiefgang systemischen Intervenierens beklagten oder Systemikern Evidenz absprachen, die klare Störungskonzepte formulierten, stets mit primärem Blick auf den einzelnen Patienten, mit ebenso klar formulierten manualisierten Konzepten und erstaunlichen Erfolgsbilanzen. Erfreulicherweise scheint die Zeit zuspitzender Kontroversen überwunden. Gerade jüngere Therapeuten haben wenig Berührungsängste und wählen für den eigenen Weg das aus, was sich für sie als nützlich erweist, nützlich ebenso für die Reduzierung eigener Unsicherheit wie für ein besseres Anknüpfen an das, was ihren Klienten wichtig erscheint.

Im Kern wird es immer darum gehen, angemessen erscheinende Zugangswege zu den Betroffenen zu finden, die abgestimmt sind auf deren Potenziale und Wünsche nach Unterstützung, und sie darin zu bestärken, mit alternativem Verhalten zu experimentieren und Erfahrungen zu machen. Im Umgang mit Menschen mit Intelligenzminderungen wird es also darauf ankommen, sie in den Modalitäten abzuholen, in denen sie gute Erfahrungen und Sicherheit haben, Sicherheit auch, sich auf Neues einzulassen, ohne weiteren Über- oder Unterforderungen ausgesetzt zu sein. So kann es individuell sehr unterschiedlich sein, welche Methodologie und welcher Sinneskanal sich bewährt. Gerade deshalb ist es sinnvoll, wenn in den therapeutischen Teams verschiedene Erfahrungsräume bereitstehen, auch unterschiedliche Settings, einzeln, in Gruppen oder unter Einbeziehung der wichtigsten Bezugspersonen, wenn also die »Speisekarte« mehrere Menüs bereitstellt, aus denen gewählt werden kann.

Man mag einwenden, dass ein derart multidimensionales Vorgehen nur in klinischen Kontexten möglich ist. Dennoch gibt es offenbar ermutigende Erfahrungen auch in ambulanten Bereichen, wenn die Akteure aufeinander zugehen, sich ergänzen und regionale Netzwerkstrukturen schaffen.

Viele Therapeuten werden sich zunächst in die Arbeit mit Kindern und Jugendlichen mit Behinderungen einfinden müssen. In der Regel erleben sie schnell, dass diese Therapie zwar durchaus spezielle Züge aufweist, es aber dennoch vieles gibt, was ähnlich und vertraut ist, wenn man sich die Chance einräumt, voneinander zu lernen. Denn: Bei aller Unterschiedlichkeit haben die meisten psychotherapeutischen Verfahren gemeinsam, dass sie sich kaum um Menschen mit Behinderungen gekümmert haben. Dies gilt bedauerlicherweise auch für die systemische Therapie. Auch heute noch bieten nur ganz wenige der anerkannten psychotherapeutischen Ausbildungsinstitute die Möglichkeit, sich mit den speziellen Problemen bei Menschen mit Intelligenzminderung auseinanderzusetzen. Die Personengruppe kommt schlicht in den Curricula nicht vor.

Hier geht es uns einerseits darum, Leser neugierig zu machen auf Erfahrungen, die außerhalb des Systemischen zu liegen scheinen, andererseits zu verdeutlichen, dass der systemische Impuls hilfreich sein kann i. S. einer Orientierung an der sozialen Gegenseitigkeit von Verhalten mit interagierenden und konfluierenden Positionen, die in den Betroffenen Loyalitäten und Wahlen erzeugen - und das unabhängig von ihren Verbalisationschancen. An anderer Stelle wird die Frage der Beauftragung, der Orientierung am Anliegen vertieft. Therapien drohen zu scheitern, wenn sie ihre diesbezügliche Navigation aus dem Auge, aus dem Sinn verlieren. Systemisches Vorgehen meint auch, sich immer wieder zu reorientieren an dem, was Menschen wollen, und daran, wie ihre Landkarten oder »Songlines«[36] mit

36 Songlines sind Grundlage mythischer Landkarten der Ureinwohner Australiens, die singend von Generation zu Generation weitergegeben wurden und der Orientierung dienten. Dazu das empfehlenswerte Buch von Bruce Chatwin (1990): *Traumpfade.*

ihrer sozialen und historischen Einbindung und deren Botschaften auf ihr Handeln Einfluss nehmen. Systemisch meint hier abseits von Überheblichkeit ein Angebot, gerade in Sackgassen den Blick nicht zuletzt auf sich selbst und die eigenen Bedingtheiten zu lenken und sich lächelnd und ernsthaft, ernsthaft und lächelnd immer wieder neu zu justieren.

7.1 Multimodalität

Multimodalität gehört zu den Grundprinzipien einer psychiatrisch-psychotherapeutischen Praxis nicht nur der Therapie mit intelligenzgeminderten Kinder und Jugendlichen (Remschmidt u. Mattejat 2003). Damit wird nicht nur ein Rahmen abgesteckt für »Nützliches aus anderen Therapierichtungen« im Sinne einer polypragmatischen Nutzung bewährter therapeutischer Konzepte, sondern darüber hinaus auch ein *breites Spektrum von Möglichkeiten für die praktische Umsetzung systemischer Konzepte* skizziert.

Multimodalität bedeutet, dass therapeutisch wirksame Interventionen grundsätzlich auf verschiedenen Ebenen (z. B. Klient, Familie, Lebenskontexte), mit unterschiedlichen Methoden (z. B. körperorientiert-somatische, psychotherapeutisch-psychologische, funktionelle) und in verschiedenen Settings (z. B. ambulant, stationär) angeboten werden können. Zunächst gibt es keine grundsätzlichen Wertigkeitsunterschiede oder -hierarchien zwischen den verschiedenen Therapiemodalitäten. Eine Psychotherapie kann genauso wichtig sein wie eine Beratung der Familie, die Trennung der sich gewalttätig auseinandersetzenden Eltern oder ein Schulwechsel, die Gabe eines Psychopharmakons oder der Einsatz eines Einzelfallhelfers. Eltern- und familienbezogene Interventionen, allerdings sehen wir als unerlässliche Maßnahme psychiatrisch-psychotherapeutischer Interventionen an. Darüber hinaus muss je nach Einzelfall und Problemsituation entschieden werden, welche Interventionen zu welchen Zeitpunkten mit welchen Zielen eingesetzt werden sollen (»Indikationen«). Dies ist keinesfalls beliebig, sondern geschieht auf der Basis der diagnostischen

Hypothesen und unter Berücksichtigung der vorhandenen Ressourcen des Klienten und seiner Familie.

Die Herstellung einer »Passung« zwischen den Voraussetzungen der Familie und des Klienten mit den therapeutischen Angeboten ist auch in der nicht systemisch orientierten Kinder- und Jugendpsychiatrie Ergebnis eines Aushandlungsprozesses. Letztlich entscheidet die Familie, welche Therapiemodalität genutzt wird.

Bedeutsam sind die weiteren Aspekte des multimodalen Therapiekonzeptes:

Die Therapieangebote sollten

- dem Problem angemessen, also hinreichend »störungsspezifisch« sein;
- dem Alter, dem Entwicklungsstand und den intellektuellen Voraussetzungen des Klienten entsprechen;
- hinreichend variabel und flexibel sein, um sie in den jeweiligen Settings und kontextuellen Voraussetzungen auch wirklich durchführen zu können.

Nicht zuletzt sollten die Therapiemodalitäten evaluiert sein (»evidenzbasiert«). Dies ist aber nur bei wenigen, gut definierten Therapien (spezielle Psychopharmakotherapie, spezielle Psychotherapie) gewährleistet. Da somit bei sehr vielen Interventionen kein sicherer, wissenschaftlicher Evidenznachweis vorliegt, muss in jedem Einzelfall die Wirksamkeit der durchgeführten Maßnahmen eingeschätzt, am besten durch systematische Verhaltensbeobachtung solide evaluiert werden. Schließlich muss entschieden werden, in welcher Reihenfolge (oder möglicherweise parallel) welche Interventionen durchgeführt werden sollen.

7.2 Psychotherapie

7.2.1 Verhaltenstherapie

Landläufig werden verhaltenstherapeutische Interventionen mit Verstärkerplänen gleichgesetzt, die Belohnungen für den Fall bereithalten, dass Klienten problematisches Verhalten nicht mehr zeigen. Gern bedient man sich der beliebten Smileys, die je nach der Geduld und der Erinnerungsspanne der Betroffenen zu mehr oder weniger unmittelbaren Belohnungen führen, die entweder materielle Wünsche erfüllen oder attraktive Betätigungen in Aussicht stellen. Neben Smileys sind andere Visualisierungen denkbar, wie beispielsweise »Ampeln«, die - sofern die Symbolik verständlich ist und dem Entwicklungsstand angemessen - dem gleichen Zweck dienen. Solche Token-Systeme können sich in vielen Fällen als hilfreich erweisen, und sie gehören zur Grundausstattung sonderpädagogischer und betreuungspädagogischer Konzepte, bilden aber kaum noch das ab, was heute unter Verhaltenstherapie zu verstehen ist. Verhaltenstherapeutisch-lerntheoretische Elemente einschließlich der sog. funktionalen Verhaltensanalyse finden sich heute in zahlreichen Förder- und Therapieprogrammen für Menschen mit Intelligenzminderung (Wut-Management-Training, TEACCH, Time-out, soziales Kompetenztraining, ABA Applied Behavior Analysis, Positiv Behavior Support), die Überschneidungen zur Heilpädagogik sind erheblich (vgl. Werther u. Hennicke 2008).

Die Verhaltenstherapie verfügt heute über eine Vielzahl elaborierter Behandlungskonzepte, die für die einzelnen Störungsbilder evaluiert sind und beispielsweise im Umgang mit Ängsten hohe Evidenz versprechen. Verhaltenstherapie geht heute weit über die o. g. Versuche, Verhalten durch individuelles Konditionieren zu ändern, hinaus. Gerade auch in ihrer Anwendung bei Menschen mit Intelligenzminderungen ist sie keinesfalls allein individuumzentriert. Sie schließt die Umgebung bereits in den diagnostischen Prozess ein und nutzt die Interaktionspartner bei der Durchführung der Behandlungen. Zentral ist, eine hohe Transparenz über den therapeutischen Prozess herzustellen und die einzelnen Schritte des Vorgehens nachvollziehbar zu machen[37].

37 Einer der Vorwürfe an systemische Therapeuten gerade in den ersten Jahren bestand darin, dass die Familien über die Art der Interventionen und die gewünschten Effekte im Unklaren gelassen wurden. Die galt u. a. für die sogenannten paradoxen Interventionen.

Die Verhaltensanalyse gilt als das wichtigste diagnostische Verfahren. Dabei dient das sogenannte SORCK- Schema als Raster (Kanfer u. Slaslow 1974). SORCK steht dabei für

- **S** Situation auslösende Reize
- **O** Organismus
- **R** Reaktion »Problemverhalten«
- **C** Konsequenzen
- **K** Kontingenz

Im Folgenden dazu einige nähere Erläuterungen nach Geisenberger-Samaras (2014), zit. nach Schanze (2014, S. 323 ff.).

S: *Welche situativen Bedingungen lösen das Problemverhalten (PV) aus?*

Unterscheidbar sind externe und interne Auslöser: In welchen konkreten Situationen zeigt sich Problemverhalten? In welchen nicht? Sind andere Personen anwesend? Was spielt sich genau ab? Gelegentlich lässt sich gerade bei intelligenzgeminderten Menschen ein einige Zeit zurückliegendes Ereignis als Auslöser eruieren, beispielsweise ein Konflikt am Vortag.

Bereits hier zeigen sich Überschneidungen mit systemischen Vorgehensweisen. Es geht also nicht nur um das Individuum, sondern auch um den Beziehungskontext des Verhaltens. Und es geht auch hier schon um Ausnahmen vom »Problemverhalten«, aus denen sich therapeutische Konsequenzen ableiten lassen.

O: Hier geht es um *biologisch bedingte Auslösefaktoren* bzw. überdauernde Dispositionen (z. B. körperliche Belastungen, Mangelernährung, Schlafdefizite, Merkmale von Intelligenz, Wahrnehmung, Aufmerksamkeit, Schmerzen, Befindlichkeitsstörung, Medikamentenwirkungen).

R: *Wie lässt sich das Verhalten konkret beschreiben?* Welche konkreten Gedanken sind mit dem »Problemverhalten« verbunden (»Ich hab's nicht geschafft«, »ich bin nicht gut genug« etc.)? Was geschieht physiologisch (z. B. innere Unruhe, Anspannung, Erröten, Herzrasen)? Welcher Gefühlszustand lässt sich beschreiben (z. B. Angst, Trauer, Wut, Scham)? Welche motorischen Reaktionen sind beobachtbar (z. B. Rückzug und Schweigen, Schimpfen und Schlagen, Weglaufen)?

C: *Welche positiven und negativen Konsequenzen halten das Verhalten aufrecht?* Welche Wirkung hat es für den Betroffenen selbst, welche für die Umgebung? Hilft es, unangenehme Situationen zu vermeiden? Führt es zu vermehrter Zuwendung? Erzeugen die Betroffenen damit Sicherheit über weitere Abläufe in einer ansonsten zu komplexen Situation? Schaffen sie sich Distanz, wenn sie schlechte Erfahrungen mit Nähe haben? Und welche Spätfolgen ergeben sich (z. B. Verfestigung der Symptomatik, Isolation und verminderte soziale Teilhabe)?

K: *Hier geht es um die zeitliche Verteilung und die Wahrscheinlichkeit der Konsequenzen* auf das Problemverhalten sowie das Muster der R-C-Beziehung (z. B. C nach R jedes Mal, jedes dritte Mal oder unregelmäßig).

Zur Erkundung dieser Muster kann man sich verschiedener Medien bedienen (Zeichnungen, Symbole). Aussagen der Betroffenen selbst werden durch Angaben aus ihrer Umgebung ergänzt (ggf. auch im Rahmen von Hausbesuchen). Auch Menschen mit leichteren Intelligenzminderungen sind zur Selbstbeobachtung in der Lage, die als kontinuierlicher Prozess durch unterschiedlichste Visualisierungen (z. B. Cartoons) ergänzt werden kann.

Im Verlauf erfolgt dann die Information aller Beteiligten über Störungsbilder und deren Behandlung, die konkrete Benennung von Zielen und ein gezieltes Fertigkeitentraining. Interventionen werden auf die belastenden Alltagssituationen zugeschnitten und nachvollziehbar konkretisiert. So kann beispielsweise der Stopp unangenehmer Gedanken durch ein am Arm getragenes Gummiband, das man anzieht und dann zurückschnellen lässt, unterstützt werden. Rituale lassen sich im Rollenspiel einüben, übereiltes Handeln kann durch Zählen bis 10 vor der Aktion eingeschränkt werden, Symbole können Ziele versinnbildlichen.

Von einer anfänglich engen therapeutischen Begleitung wird zunehmend die Verantwortung in die Hand der Betroffenen gelegt.

Wesentliche Aspekte der Verhaltenstherapie bei Menschen mit Intelligenzminderung sind nach Geisenberger-Samaras (2014, S. 338 f.):

- Geduld (notwendigenfalls ist von sehr langfristigen Therapien auszugehen),
- Motivation aller am Therapieprozess Beteiligten,
- konsistentes Verhalten aller Betreuer (ggf. unter Nutzung von Supervision)
- sowie die Einbettung in ein ganzheitliches Therapiekonzept mit kontinuierlicher Reflexion der »Therapeut-Patient-Betreuer-Triade«.

7.2.2 Gesprächspsychotherapie

Die grundlegenden Erkenntnisse des Begründers der klientenzentrierten Psychotherapie Carl Rogers in Bezug auf die Haltungen des Therapeuten sind Basiswissen der Psychotherapie und von allen Therapieschulen anerkannt. Die bedingungslose Wertschätzung des Klienten, das einfühlsame Verstehen der Welt und der Probleme aus der Sicht des Klienten (Empathie) sowie die Echtheit und Wahrhaftigkeit des Therapeuten gegenüber dem Klienten (Kongruenz) werden als Grundvoraussetzungen jeder gelingenden psychotherapeutischen Begegnung betrachtet. Hier wie in jeder anderen Form von Psychotherapie gilt, dass die Therapeuten ihren Kommunikationsstil auf die Verständnismöglichkeiten der Betroffenen abstellen, dass sie beispielsweise auf unverständliche Abstraktionen verzichten und die Gespräche möglichst anschaulich ggf. unter Nutzung von Bildmaterial gestalten. Dabei ist zu beachten, dass eingeschränkte kognitive Fähigkeiten nicht per se mit fehlendem emotionalen Verständnis oder mangelnder Empathiefähigkeit verbunden sind. Im Gegenteil: Viele Menschen mit Intelligenzminderungen verfügen über hohe emotionale Sensitivität, die bei einem Austausch auf Augenhöhe auch konstruktiv verbalisiert werden kann.

Wie immer sollte der Auftrag vorher gut geklärt sein. Gerade bei schwierigen oder tabuisierten Themen wird wichtig sein, dass Kinder auch von den Sorgeberechtigten die Erlaubnis erhalten, diese mit dem Therapeuten anzusprechen. Zu einem respektvollen Dialog gehört, dass klargestellt ist, bei welchen Themen die Betroffenen auf Vertraulichkeit rechnen können und bei welchen ein Austausch mit den Sorgeberechtigten oder anderen Therapeuten bzw. Betreuern erforderlich ist. Und schließlich muss auch hier die Einbettung in den Gesamtprozess geklärt sein, damit die in der Therapie gemachten Erfahrungen anschlussfähig i. S. einer besseren Alltagsbewältigung bleiben.

Es ist das Verdienst der Schweizer Psychotherapeutin Marlis Pörtner (1996, 2003), das Menschenbild, die Haltungen und die Methoden der personzentrierten Psychotherapie auf die Art und Weise der Begleitung und Unterstützung von kommunikationseingeschränkten Menschen, insbesondere von Menschen mit geistiger Behinderung, in den Alltag der Betreuung übertragen zu haben. Die Selbstverständlichkeit, mit der die Prämissen der Humanistischen Psychologie auch auf die alltägliche Begegnung mit intelligenzgeminderten Menschen angewendet werden, ist richtungsweisend.

7.3 Therapiesetting

7.3.1 Gruppentherapie oder einfach »Gruppe«?

Therapeutische Gruppen kennt man in allen Therapieverfahren. Neben dem Aspekt der Selbsterfahrung machen sie sich die Energie aus dem Spannungsfeld zwischen den einzelnen Teilnehmern zunutze. Dabei können die Grenzen zwischen alltagsorientierter Gruppenaktivität und therapeutischer Arbeit im engeren Sinne fließend sein.

Während im ambulanten Bereich im Hinblick auf die kognitiven Funktionen homogene Gruppen durchaus möglich sind, wird es im stationären Bereich eher heterogene Zusammensetzungen und zeitliche Befristungen geben, die besonders kreative Planung und personalintensivere Begleitung erfordern, damit alle Beteiligten sich angemessen artikulieren bzw. einbringen können.

Bei Kindern und Jugendlichen mit leichten Intelligenzminderungen sind die gleichen Wirkfaktoren relevant wie in jeder anderen Therapiegruppe. Austausch über Ziele und Hilfestellungen zu deren

Erreichung, gegenseitiger Respekt und Unterstützung sind entweder verbal oder unterstützt durch vielfältige Verfahren gut möglich, wenn die Therapeuten oder Pädagogen dort moderat - also Eigeninitiative stärkend - unterstützen, wo Hilfe erforderlich ist. Diese Unterstützung kann auch darin bestehen, wieder Mut zu schöpfen, sich wirksam einzubringen, eigene Einschränkung neben den Fähigkeiten wieder mit in den Prozess zu nehmen, weniger zu resignieren, wenn Verständigung holprig ist und erst im zweiten Versuch gelingt. So haben wir in unserer rehabilitativen Wohngruppe überaus gute Erfahrungen mit Gruppen, in denen Jugendliche und junge Erwachsene mit psychotischen Veränderungen lernen, mit ihrer »Störung« informiert und »konstruktiv« umzugehen. Nicht selten werden Jugendliche hier zu Beratern anderer Jugendlicher.

Im Allgemeinen unterstützen die Teilnehmer unter Nutzung der oft überraschenden Potenziale der Teilnehmer den Einzelnen sehr beim Erreichen therapeutischer Ziele, wenn sie beispielsweise über ihre Erfahrungen im Umgang mit Aggressivität oder Behinderung berichten, eigene Betroffenheiten formulieren und gleichzeitig ihre Lösungen der Gruppe zur Verfügung stellen. Die wahren Experten in »Behindertenangelegenheiten« sind und bleiben eben die anderen Jugendlichen, so unterschiedlich sie auch sein mögen. Unabhängig von Themen des Behindert- oder Andersseins ergeben sich im Miteinander alters- und entwicklungsspezifische Fragestellungen (Freundschaften, Ablösung, schulische und berufliche Perspektiven, Konfliktlösungsstrategien, Umgang mit Trauer und Verlusten etc.), deren auf vermehrte Selbstwirksamkeit zielende Bearbeitung die Erschließung neuer sozialer Handlungsfelder unterstützt.

7.4 Kreativtherapeutische Verfahren

Der Begriff der Kreativtherapien ist weit gefasst und umfasst beispielsweise Musiktherapie, Kunsttherapie, Tanztherapie und Dramatherapie. Kreativtherapien gemeinsam ist, dass sie Ausdrucksformen nutzen, die über den sprachlichen Austausch hinausgehen. Sie stellen also »Bühnen« und Ausdrucksmöglichkeiten zur Verfügung, in denen sich Kinder und Jugendliche außerhalb der verbalen Zugänge erleben können. Kreativtherapeutische Angebote sind sowohl im Einzel- als auch im Gruppensetting möglich, mit oder ohne Einbeziehung der Bezugspersonen. In der therapeutischen und heilpädagogischen Arbeit mit intelligenzgeminderten Kindern und Jugendlichen sind sie unverzichtbar.

Viele Kinder und Jugendliche erleben im verbalen Austausch Sackgassen und Verhärtungen. Dies kann Folge belastender oder destruktiver verbaler Kommunikation sein, innerhalb derer die Betroffenen kaum mehr Chancen zur Mitgestaltung oder Veränderung erleben oder zu negativen Selbstbeschreibungen gekommen sind. Kinder mit Intelligenzminderungen sind u. U. im verbalen Austausch eingeschränkt, fühlen sich unterlegen und hilflos. In den Kreativtherapien können sich diese Kinder neu entdecken, neue Möglichkeiten des Ausdrucks erwerben, ihre Nöte und Hoffnungen sowie unentdeckte Potenziale sichtbar machen in einem zunächst geschützten Raum.

Wir selbst waren beispielsweise sehr überrascht, als Musiktherapeuten erstmals ihre Erfahrungen auch mit schwerer behinderten Kindern in unseren Teams darstellten. Einerseits waren ihre Beobachtungen für unser Verständnis der Situation der Kinder außerordentlich bereichernd und häufig kongruent mit unseren Hypothesen. Andererseits ermöglichte die Musiktherapie einen neuen »Spielraum«: Kinder, die verängstigt zu uns kamen und zunächst sehr vorsichtig mit den Instrumenten umgingen, entwickelten im musikalischen Miteinander mit dem Therapeuten allmählich einen stärkeren Ausdruck, wurden lauter und wieder deutlicher erkennbar. Impulsive Kinder begannen mit lautem Schlagzeugspiel, bevor sie allmählich leisere Töne und Freude am Miteinander entdeckten.

Eltern, die selbst mithandelnd in die Kreativtherapie einbezogen sind, erweitern ihre Blickwinkel und entdecken im gemeinsam gestalteten Tun Optionen für ein neues Hinsehen, ein anderes Verstehen und neue Wege gemeinsamen Fühlens und Handelns.

7.5 Heilpädagogik

Eine sehr breite Definition von Heilpädagogik liefert Simon (2016, S. 61):

> »Heilpädagogik arbeitet professionell mit Menschen, die aufgrund von körperlichen, seelischen oder sozialen Beeinträchtigungen, Behinderungen und Benachteiligungen in ihrer Entwicklung, Förderung, Therapie, Pflege, Beratung, Assistenz und bei der Bewältigung für ein Leben inmitten der Gesellschaft besonderer Hilfen bedürfen.«

Das alte, von Paul Moor (1899–1977) formulierte Leitprinzip der Heilpädagogik

> »Die Hilfe der Heilpädagogik besteht in einer angemessenen Erziehung dort, wo erschwerende Bedingungen vorliegen« (Moor 1974, S. 259 f.)

wird damit wesentlich konkretisiert und der neueren Entwicklung der Heilpädagogik zu einem äußerst facettenreichen Spektrum von Konzeptionen, Methoden und sogar Unterdisziplinen angepasst (vgl. Simon 2016). So bewegt sich die Heilpädagogik auf einem breiten Kontinuum zwischen individuumzentrierter funktioneller Therapie zum Ausgleich behinderungsspezifischer Beeinträchtigungen (sog. heilpädagogische Übungsbehandlungen, Ergotherapie, Logopädie, Mototherapie) über basale stimulierende und kommunikative Angebote unter Nutzung unterschiedlichster Medien zur Förderung von Wahrnehmung und Interaktion, über eine »lebensweltorientierte Inklusionspädagogik« zur Verbesserung der Teilhabe bzw. der Gleichstellung von benachteiligten Menschen mit Beeinträchtigungen in allen Lebensbereichen bis hin zu einer expliziten klinischen Heilpädagogik zur individuellen Therapie behinderungsbedingter Anpassungsprobleme und definierter psychischer Störungen (Simon 2011)[38]. Das heilpädagogische

38 Tatsächlich haben Kinder- und Jugendpsychiatrie und Heilpädagogik historisch eine längere gemeinsame Geschichte. Hans Asperger, der Erstbeschreiber eines speziellen autistischen Syndroms, nennt sein Lehrbuch der Kinder- und Jugendpsychiatrie »Heilpädagogik. Einführung in die Psychopathologie des Kindes für Ärzte, Lehrer, Psychologen, Richter und Fürsorgerinnen« (1. Aufl. 1952; zit n. der 3. Aufl. 1968). Im Vorwort gibt er Hinweise darauf, warum er so vorgegangen ist: »Angesichts der steigenden sozialen Not und der ständig sich mehrenden Bedrohung des Menschlichen in unserer Zeit ist auch die Bedeutung unserer Arbeit,

Paradigma verfolgt zudem eine sog. förderdiagnostische Intention, die Ressourcen sowie beeinträchtigende, hemmende Bedingungen und Faktoren aufzeigen soll.

Es stehen somit eine Fülle von Förder- und Therapiekonzepten zur Verfügung (vgl. dazu ausführlicher Hennicke et al. 2009, S. 39 ff.). In der Praxis gilt es abzuwägen, welche Techniken und Methoden in welchem Setting unter welchen individuellen Voraussetzungen und Bedürfnissen am besten passen, dem behinderten Kind zum Erwerb neuer förderlicher Erfahrungen und zum Neulernen bisher brachliegender Kompetenzen zu verhelfen, ohne es dabei zu überfordern. Andererseits haben die einzelnen Angebote oftmals eher unspezifische Indikationsvoraussetzungen und überschneiden sich in den Förderzielen meist recht breit, sodass es im konkreten Fall manchmal schwierig sein kann, sich für die eine oder andere Hilfe zu entscheiden. Die Wirksamkeit der einzelnen Hilfen kann aber im Einzelfall ausgesprochen günstig sein.

Das Risiko der Überforderung ist einem Förderkonzept grundsätzlich immanent. Ebenso kann Förderung, vor allem wenn sie zu lange andauert, immer mit dem Signal an das Kind verbunden sein, etwas nicht richtig und gut zu machen, und würde so jeder heilpädagogischen Intention zuwiderlaufen. Es wird deshalb empfohlen, Fördermaßnahmen immer nur zeitlich begrenzt zu planen (wie jede spezifische Therapie auch) und ein Mindestmaß an systematischer Evaluation einzubauen.

Heilpädagogische Förderung und Therapie ist im Rahmen multimodaler Behandlungsstrategien der Kinder- und Jugendpsychiatrie unverzichtbar, vor allem in den (teil-)stationären Settings. Im ambulanten Versorgungsbereich reduziert sich Heilpädagogik bedauerlicherweise oftmals auf die kassenfinanzierten funktionellen Ergo- und Logotherapien. In den Regel- und Förderschulen ist Heilpädagogik nur ausnahmsweise vertreten, obwohl ein dringender Bedarf gesehen wird. Zum Aufgabenspektrum von Heilpädagogen in klinischen Kon-

mag sie sich nun ›Heilpädagogik‹, ›Kinderpsychiatrie‹, ›Psychische Hygiene‹ oder noch anders nennen, ständig im Wachsen. Möge dieses Werk dazu beitragen, denen Hilfe zu bieten, welche sich berufen fühlen, in solcher Not zu helfen!«

texten gehört (in der Tendenz zunehmend und damit in Konkurrenz zu den Psychologen) auch die Diagnostik (Funktionstests, Entwicklungstests und Intelligenztests, projektive Verfahren, systematische Verhaltensbeobachtung, standardisierte klinische Diagnostik, z. B. DISYPS-KJ, spezielle Screenings, z. B. CBCL).

7.6 Funktionelle Therapien

7.6.1 Bewegungs- und Körpertherapie

Dass Sport und Bewegung psychisches Wohlbefinden fördern, ist eine Binsenwahrheit. Neu ist, dass die Wirksamkeit bewegungs- und körpertherapeutischer Ansätze mittlerweile bei einer Vielzahl psychischer Störungen (beispielsweise Depressionen und Essstörungen) evaluiert und gut belegt ist. Kinder und Jugendliche mit Intelligenzminderungen haben häufig motorische Auffälligkeiten im Bereich der Koordination und Feinmotorik. Hier geht es zunächst um gezielte Förderung durch Physiotherapie bzw. Krankengymnastik, die bei allen infantil-cerebralparetischen Zuständen ein zwingendes Therapieangebot darstellt. Meistens haben die Kinder umfassende Vorerfahrungen mit Förder- und Therapieprogrammen, die bei der Planung von Therapieeinheiten zu beachten sind. Nicht wenige Kinder sind therapiemüde. Wie auch bei anderen Therapien müssen im Gesamttherapieplan die einzelnen Therapieformen priorisiert werden. In Psychotherapie und (Heil-)Pädagogik richtet sich die Priorisierung nach der im Vordergrund stehenden psychischen Symptomatik. Erweist sich im Falle von Bewegungsproblemen die Physiotherapie nicht als vorrangig, können in vielen Fällen den Kindern gezielte Übungen für den familiären und/oder schulischen Alltag empfohlen werden.

Bewegungs- und körpertherapeutische Ansätze haben jedoch in Psychiatrie und Psychotherapie über spezifische Förderung hinausgehende Zielrichtungen (Psychomotorik). Seelische Befindlichkeit bringt sich körperlich zum Ausdruck und umgekehrt. So sind (Ver-)Spannung und Entspannung spürbar, entwickeln sich Haltungen und Fehlhaltungen, verändert sich der Körpertonus. Körperbezogene Verfahren unterstützen die Affektregulation, vermitteln neue Haltungen (z. B. bei depressiven Jugendlichen), bringen Emotionen zum Ausdruck, lösen Verspannungen, vermitteln Stärken, eröffnen neue Körpererfahrungen und unterstützen nicht nur bei Kindern mit Behinderungen die Koordination der propriozeptiven, vestibulären und taktilen Wahrnehmung.

Basale Stimulation, die der Aktivierung der Wahrnehmung ebenso wie der Anregung primärer Körper- und Bewegungserfahrungen dient, wurde zunächst zur Verbesserung der nonverbalen Kommunikation mehrfachbehinderter Menschen eingesetzt. Mittlerweile kommt sie bei Depressionen, Schmerz- und Unruheständen zum Einsatz. Elemente basaler Stimulation wurden in den letzten Jahren insbesondere von der Pflege übernommen. Es können alle sensiblen und sensorischen »Kanäle« genutzt werden[39]:

- **Taktil-haptische Stimulation** zur Anregung des Tast- und Berührungssinns: gezielte Berührungen, wie z. B. die Initialberührung, unterschiedliche Wassertemperaturen
- **Visuelle Stimulation** zur Anregung der optischen Wahrnehmung: Gestaltung der Umgebung, Fotos mit vertrauten Personen
- **Auditive Stimulation** zur Anregung des Hörsinns: Lieblingsmusik, bekannte Stimmen
- **Olfaktorische Stimulation** zur Anregung des Geruchssinnes: Duftstoffe, z. B. Parfum, Reizstoffe, die an den Alltag erinnern
- **Gustatorische Stimulation** zur Anregung des Geschmackssinnes: Geschmacksstoffe (süß, sauer, bitter), Speisen (Vorlieben und Abneigungen)
- **Vibratorische Stimulation** dient zur Erfahrung von Körpertiefe und -fülle sowie der inneren Stabilität: Vibration an bestimmten Körperstellen »Bauch, Rücken etc.«

Das Konzept des »Snoezelen«, ursprünglich als spezielles Freizeitangebot für Menschen mit Intelligenzminderung gedacht, beruht ebenfalls auf der angemessenen Nutzung sensibler und sensorischer

39 Verfügbar unter: http://www.pflegewiki.de/wiki/Basale_Stimulation [23.5.2016].

Erfahrungen und ist heute weitverbreitet auch im Sinne eines therapeutischen Angebots zur Abschwächung, Kompensation und Bewältigung von Spannungszuständen und emotionalen Belastungen.

Die genannten Verfahren lassen sich sinnvoll durch die therapeutische Einbeziehung von speziell geschulten Tieren ergänzen (therapeutisches Reiten, tiergestützte Therapien mit Hunden). Voraussetzung für den Einsatz von Tieren in der Therapie ist eine fundierte Ausbildung.

7.7 Anmerkung: Versorgungsrealitäten

Kreativtherapeutische und funktionelle Angebote sind in nahezu allen Kliniken der Kinder- und Jugendpsychiatrie vorhanden. Dort, wo ein spezielles Angebot für intelligenzgeminderte Klienten besteht, sind sie obligat und eine wesentliche Versorgungsqualität. In der ambulanten Versorgung sind Physiotherapie und Ergotherapie auf Anordnung eines Arztes eine Krankenkassenleistung, alle weiteren hier genannten Angebote sind nicht (sicher) finanziert. Die Erfahrung zeigt: Je nach Region - und manchmal in einzelnen Regionen gar je nach Mitarbeiter im zuständigen Amt - werden die Angebote unterschiedlich »gewährt«, d. h. nach Antrag bewilligt und als Stunden- oder Zeitkontingent finanziert, manchmal über die Jugendhilfe (§27, §35a SGB VIII), manchmal über die Eingliederungshilfe für Behinderte (Einzelfallhilfe, heilpädagogische Maßnahme) und manchmal auch gar nicht, sodass sie privat übernommen werden müssen. Oftmals sind daher die Möglichkeiten der Unterstützung, Förderung und Therapie von »zufälligen« Gegebenheiten in der Region abhängig, fernab von Nützlichkeit und Notwendigkeit. Berater und Therapeuten müssen daher dringend die örtlichen Angebote kennen, bevor sie Familien und Klienten auf irgendeine »Spur« bringen, die nachher nicht realisiert werden kann (Hennicke 2013b).

7.8 Zusammenfassung

Offenbar führen viele Wege nach Rom und systemische Therapeuten sind gut beraten, sich mit wertschätzender Neugier auch den Verfahren ihrer Kollegen anzunähern, um mit den Klienten nach nützlichen Lösungswegen zu suchen. Die Breite alternativer Ansätze kann hier nur skizziert werden. Allen Therapierichtungen gemeinsam ist heute die Überzeugung, individuelles Verhalten in Zusammenhang mit dem Beziehungskontext zu verstehen und bei einem Veränderungsprozess Einschränkungen zwar ernst zu nehmen, darüber jedoch nicht die Ressourcen der Betroffenen und ihrer Familien außer Acht zu lassen.

Viele Köche können zwar den Brei verderben, müssen dies allerdings nicht. Ob die dargebotene Speisefolge bekömmlich ist oder nicht, wird sehr entscheidend davon abhängen, wie die einzelnen Akteure miteinander unter Berücksichtigung des seitens der Familie geäußerten Anliegens umgehen. Multimodalität und Multiprofessionalität, auch die Einbeziehung unterschiedlicher Therapierichtungen sind in klinischen oder ambulanten Teams ein großer Reichtum; dies allerdings nur, wenn gegenseitige Offenheit, Respekt und Akzeptanz sowie Nutzung von Unterschiedlichkeit gelingen. Um Familien und insbesondere die Kinder und Jugendlichen nicht zu überfordern, wird es anliegengeleitete Hierarchisierungen geben müssen. Hierfür sollten verantwortliche Ansprechpartner benannt sein, Koordinatoren, die die Informationen und Veränderungen zusammenführen und in kontinuierlicher Rückkopplung mit den Familien die weiteren Schritte planen.

Weniger kann mehr sein. Auch wenn Honorierungssysteme oder der Druck, möglichst viel zu tun, dazu einladen, ziehen vollgestopfte Therapiepläne nicht unbedingt sinnvolle Veränderungen nach sich. Es stellt sich immer die Frage, ob die Angebote sinnvolle Unterschiede erzeugen können, aus denen sich Veränderungen im Alltag ableiten. So sollte ein Mehr-desselben vermieden werden. Nicht selten kann ein beratendes Gespräch mit den verantwortlichen Betreuern, mit der Schule, mit den Betreuern im Wohnheim sinnvoller sein als ein noch so gut gemeinter Kontakt im Therapieraum.

8 Endlich: Grundannahmen systemischer Therapie

Lieber Leser, wir haben Sie, wenn Sie uns bis hierher gefolgt sind, auf eine Reise in die Lebenswelt und die Problemfelder von Kindern und Jugendlichen mit Intelligenzminderung und die ihrer Familien mitgenommen. Dabei ist es uns hoffentlich gelungen, Ihnen die *Faszination der Welterfindungen von Kindern und Jugendlichen mit Intelligenzminderungen* nahezubringen. Eine vergleichsweise systematische Beschreibung des systemischen Konzepts in diesem Kontext steht noch aus, obwohl viele Aspekte bereits genannt wurden.

8.1 Geschichte(n)

In der Entwicklung der systemischen Therapiebewegung gab es eine Vielzahl divergierender Konzepte, deren Inhalte sich in erheblichem Maße unterschieden. Von denjenigen, die glaubten zu wissen, wie eine Familie sinnvollerweise zu organisieren sei - beispielsweise mit Subsystemen und klaren Grenzen zwischen den Generationen -, bis zu denjenigen, denen mehr an Allparteilichkeit, Neutralität, Neugier gelegen war, gab es eine breite Spanne von Widersprüchen, Unschärfen, gelegentlich Nebulösem und Missverständlichem.

Alleinige Ressourcen- und Lösungsorientierung stieß ebenso wie Kurzzeittherapie beispielsweise auf den Widerstand bedeutsamer amerikanischer Familientherapeutinnen, die ihr Augenwerk eher auf Genderfragen, kulturelle Unterschiede, ökonomische Aspekte und auch Fragen familiärer Machtverteilung richteten. Es gab heftige Diskussionen: Verließen die einen nach paradoxaler Verwirrung oder zumindest wohlgemeinter Verstörung nahezu fluchtartig den Therapieraum, fragten andere, ob denn ethisch vertretbar sei, Irritationen von Mustern vorzunehmen, ohne die Klienten vorher über Wirkweisen und Nebenwirkungen auf Augenhöhe zu informieren. Viele folgten hypnotherapeutischen Grundideen und initiierten »heilsame« Alltagstrancen, andere hinterfragten schon, ob erlaubt ist, zirkulär nach Beziehungen zu fragen, wenn Familien nicht auch hier über »Nebenwirkungen« und Wirkungen informiert sind. Und so existieren bis heute durchaus unterschiedliche Ideen über das, was im Therapiealltag systemisch ist.

Der innovative Funke der systemischen Idee hat die Therapiewelt - ebenso wie andere Welten - verwirrt, entzündet, verstört und erneuert. Er hat eine Vielfalt von Perspektiven innerhalb von Familien, aber auch in der Therapeutenszene eröffnet und Unterschiede erzeugt, die Wahlen zu alternativen Wegen bereitstellen.

Ob diese Kraft nach dem Marsch durch die Institutionen, dem viele Pioniere skeptisch gegenüberstehen, noch hinreichend groß ist? Sicherlich war die wissenschaftliche Anerkennung als Therapieverfahren ein großer Schritt und ist die sozialrechtliche Anerkennung der Wunsch des Großteils der systemischen Bewegung. Aber lassen sich die stets sich wandelnden systemischen Perspektiven, die weder richtig noch falsch kennen, und die Leitlinien- und Reglementierungskultur einschließlich der vermeintlichen »Qualitätsstandards« tatsächlich miteinander vereinigen?

Das Schreiben eines Buches über systemische Ideen diente letztendlich auch der Überprüfung des eigenen Alltags und führte nicht immer zu Zufriedenheit mit dem, was wir so tun. Manches ist in den täglichen Routinen verloren gegangen, psychiatrische Welten führen mit all ihren Unsicherheiten auch zu »Denkrückfällen«, dem Wunsch nach Halt gebenden Schemata. Und wir sind nicht sicher, ob unsere eigene »Rückfallprophylaxe« gegenüber linearen Konzepten hier immer erfolgreich ist. Immerhin entsteht bei vielen Kollegen, die unseren Klinikkontext kennenlernten, die Idee, man habe doch etwas Systemisches mitbekommen (das sich darüber hinaus als hilfreich erwies) und mit uns gelernt. Und selbst wenn das Systemische mit einigen von uns doch in die Jahre gekommen ist und vielleicht so manches weder frisch noch erfrischend wirkt (wieder ein Genogramm, wieder Umdeutungen, wieder die Unsicherheit, ob das mit den Ressourcen mittlerweile Schablone und nicht mehr gelebter Alltag ist), so bleiben doch auch wir am Ende vielen systemischen Gedanken - die ihren Alleinvertretungsanspruch verloren haben - treu.

Es bleiben die anerkennende Neugier auf die Geschichten der Kinder und Jugendlichen, die sich uns anvertrauen, auf die Geschichten ihrer Eltern und der Reichtum, der in diesen Begegnungen liegt. Wir wollen das nicht schön färben: Es bleiben auch Belastungen und Enttäuschungen über Wunder, die sich nicht ereignet haben, und Hoffnungen, die wir nicht einlösen konnten.

Es bleibt die Neugier auf unsere Kollegen, die sich unabhängig von ihrer Berufsgruppenzugehörigkeit in unser Themenfeld - die Begleitung von jungen Menschen mit Behinderung - mit so viel eigener Qualität einlassen und denen die eigene Souveränität erlaubt, Fehler und Fehlentwicklungen nicht nur bei ihren Klienten oder den vermeintlichen Therapiesystemen auszumachen. Tatsächlich ist ein Raum, in dem sich Kollegen in bezogener Eigenverantwortlichkeit einbringen, ein großes Reservoir wertvoller gegenseitiger Anregung. Am Ende geht es immer auch um Kreativität und Humor, um gemeinsamen Spaß an einem herausfordernden Terrain, und nicht um Askese und mitleidgeprägtes Verstehen, das einerseits anstrengend ist und andererseits Menschen eher selten ernst nimmt.

- Gemeinsam ist uns allen der Anspruch, denjenigen, denen wir in unserem Kontext begegnen, mit größtmöglichem Respekt entgegenzutreten.
- Gemeinsam ist uns die Überzeugung, dass Diagnostik immer auch uns selbst gilt und von uns mitgestalteten Kontextbedingungen.
- Wesentlich erscheint uns weiterhin die Bereitschaft, die Perspektive eines sachlichen Beobachters oder »Psychopathologen« aufzugeben zugunsten einer Haltung eines aus vielen und auf viele Sichten neugierigen Interaktionspartners. Unsere Neugier bezieht sich dabei insbesondere auch auf individuelle Bewältigungsstrategien.

Psychotherapie bei Kindern und Jugendlichen mit Intelligenzminderung bedeutet aber auch, Kenntnis über die besonderen Lebenssituationen »behinderter« Kinder und deren Familien zu gewinnen. Dies erfordert zunächst die Bereitschaft, sich auf die eigene Unsicherheit und Behinderung im Umgang mit behinderten Menschen einzulassen. Diese Unsicherheit lässt sich gewinnbringend reduzieren, wenn wir den therapeutischen Prozess kooperativ gestalten.

Auch wenn es manche überrascht, so sind doch die meisten systemischen Kollegen überzeugt, dass Therapie überaus Spaß machen kann und Humor selbst in schwierigen Themenfeldern die Arbeit erleichtert. Am Ende geht es auch um die gemeinsame Freude an der Begegnung.

Im Folgenden sollen einige systemische Grundhaltungen dargestellt werden.

8.2 Neugier, Allparteilichkeit, Neutralität und das Spannungsfeld zwischen »Unwissenheit« und Expertise

Allparteilichkeit und Neutralität sowie eine Haltung achtsamer Neugier gegenüber verschiedensten Wirklichkeitskonstruktionen waren und sind wesentliche Elemente eines systemischen Selbstverständnisses.

Neugier in unserem Zusammenhang hat wenig zu tun mit Neugierde und auch nicht mit »klassischer« Anamneseerhebung oder dem Ausfüllen von Fragebögen, mittels derer Experten Kausalitäten für Psychopathologie zu konstruieren versuchen. Neugier im systemischen Sinne meint eine Haltung unvoreingenommenen Interesses und folgt einer Vorstellung von Therapie *»als eines mit der Familie gemeinsam geteilten Forschungsvorhabens«* (Boscolo et al. 1988, S. 22). Fragen in diesem Sinne kennen keine frühzeitigen Festlegungen. Sie erzeugen allenfalls Hypothesen, die per se weder falsch noch richtig sind, die wiederum von der Familie auf Nützlichkeit überprüft werden.

Im von der verstorbenen *Betty Carter* gegründeten *Family Institute of Westchester* hatten wir Gelegenheit zur Teilnahme an einem Training, in dem es allein um die Frage ging, wann Therapeuten berechtigt sind, welche Fragen an Familien zu stellen. Im Kern ging es darum, sich stets von den Familien und deren »Angeboten« leiten zu lassen und weitergehende Fragen erst dann zu stellen, wenn es von den Familien Signale - man könnte auch sagen »grünes Licht« - gab, dass diese nun an der Reihe waren (z. B. vertiefende Fragen nach dem familiären Hintergrund). Umgekehrt erscheint es sinnvoll, in der Begegnung mit Familien auf angemessene Weise Impulse zu geben, die interessante Unterschiede zum bisherigen Muster erzeugen, gewissermaßen einerseits die Einladung zum Tanz anzunehmen, aber dabei auch neue Schritte einzuführen. Die meisten Klienten wünschen schließlich Veränderung.

Worum geht es nun, wenn von »Neutralität« die Rede ist (vgl. Selvini-Palazzoli et al. 1981)? Therapeutische Neutralität zeigt sich, wenn am Ende der Sitzung keiner der Teilnehmer angeben kann, dass der Therapeut sich auf seine Seite gestellt habe. Es geht also nicht um richtige und falsche Positionen, die der Therapeut aufgrund seiner Expertise beurteilt, sondern eher darum, sich - ohne vereinnahmt zu werden - »in gleicher Weise von einer Person zur anderen zu bewegen« (Boscolo et al. 1988, S. 23).

Neutralität ist keinesfalls mit Desinteresse gleichzusetzen. Sie ist verbunden mit aktivem, neugierigem Interesse an den verschiedenen von der Familie dargestellten Positionen, die - unterstützt durch zirkuläre Fragen - auch in ihrer sozialen Bedeutung zur Sprache kommen. Aufgabe von Therapeuten ist es, diese Diskussion anzuregen und damit Räume zu eröffnen, in denen sich aus der Konversation Veränderungsoptionen, Irritationen, neue Sichten und Handlungsmöglichkeiten für die Familie ergeben. Der angeregte Austausch soll darüber hinaus erleichtern, dass »Zuschreibungen in interaktionale Prozesse zurückübersetzt [werden]« (ebd., S. 49).

Die überaus ernsthafte Leichtigkeit der Befragung, wie sie auch in den Arbeiten von Gianfranco Cecchin nachlesbar ist, die wenig intentional die Landkarten und Entwürfe von Familien und Individuen erfragt, gehört zwar bis heute zu den Grundelementen systemischer Weiterbildungen, droht aber im scheinbar zielgerichteten institutionellen Pragmatismus allzu oft unterzugehen. Sie täte uns gerade heute gut in unseren Diskussionen, in der Gestaltung unserer therapeutischen Beziehungen, in unseren multidisziplinären Teams und in den Reflexionen darüber, warum wir wann welche Bedeutungen erfinden. Cecchin hat einmal formuliert, dass gute Therapeuten mindestens 50 Romane lesen müssten. Wir denken, dass auch die plastischen Geschichten, die die Psychiatrie- und Psychotherapiehistorie beschreiben, durchaus als lesenswerte Romane zu verstehen sind. In der Begegnung mit den Geschichtenerzählern und Wirklichkeitserfindern in unseren Arbeitskontexten - seien sie nun intelligenzgemindert oder nicht - erfahren wir jedenfalls einen großen Reichtum und eine überraschende Offenheit.

»Zirkuläres Fragen« zielt darauf, die gegenseitige Bedingtheit des Verhaltens von Menschen, deren Lebensgeschichten miteinander verknüpft sind, zu verdeutlichen (vgl. Simon u. Rech-Simon 1998). So kann beispielsweise Person A befragt werden, welche Auswirkungen ein Verhalten von B auf C haben könnte. Zirkuläre Fragen können sich sowohl auf Familien als auch auf soziale Einrichtungen richten. Für die Beteiligten werden sich aus den Antworten vielfältige bekannte, aber auch unbekannte Informationen ergeben, die wieder in den familiären oder institutionellen Austausch zurückfließen Dabei geht es weniger um die Generierung von Fakten als vielmehr um Anregungen, neue Hypothesen, die sich aus unterschiedlichen Sichten ergeben. Was Familien oder andere Systeme allerdings aus den eruierten Informationen ableiten, liegt letztendlich allein bei ihnen.

Kommen wir zurück zu den Grundhaltungen systemischer Therapeuten. Gerade die *Mailänder Schule* betont, dass bei der Generierung von Hypothesen nicht der Versuch unternommen wird, Ideen als wahr oder falsch zu sehen. Man könnte zugespitzt sogar von einer Expertise der Unwissenheit als höchster Tugend systemischer Reflexion reden. Vielmehr geht es um einen rekursiven Prozess zwischen den Klienten, indem Annahmen kontinuierlich überprüft werden mit der Zuversicht, »passende« Veränderungen anzuregen. Boscolo ging so weit, selbst die Frage, ob Psychosen nun als Krankheit im klassischen Sinne oder als psychosoziales Phänomen zu verstehen seien, an die Familien zurückzugeben und sie selbst prüfen zu lassen, welches Konzept für sie am gewinnbringendsten sei.

Wir haben bereits betont, dass wir Expertenwissen für durchaus hilfreich halten und davon ausgehen, dass Therapeuten, die sich in den Lebenswelten ihrer Klienten auskennen, sich leichter tun, anschlussfähig an betroffene Familien zu sein. Sind Therapeuten vertraut mit den besonderen Herausforderungen, denen sich diese Familien stellen müssen, so kann diese Kenntnis zur Entlastung von Familien beitragen, wenn beispielsweise deutlich wird, dass das Ausmaß an spezifischen Belastungen das vieler anderer Familien übertrifft. Dass es unter derartigen Bedingungen auch häufiger zu spezifischen Konflikten innerhalb der Familien kommen kann, liegt nicht in der Verantwortung und vor allem der Schuld der einzelnen Akteure. Wenn viel familiäre Kraft in die Begleitung des behinderten Kindes investiert werden muss, wäre verwunderlich, wenn diese Belastungen nicht auch zur Zerreißprobe für das Elternpaar oder die Familie werden können, ohne dass hierfür die Verantwortung im Versagen Einzelner läge.

Expertenwissen ist aber immer auch mit der Gefahr vorschneller Verallgemeinerung verbunden. Dem kann man vorbeugen, indem man es in erster Linie als eine Hilfe zur Hypothesengenerierung ansieht. In Bezug auf die Begegnung mit einer einzelnen Familie geraten diese Hypothesen immer wieder auf den Prüfstand. Und somit bleibt die »unwissende« Neugier auf individuelle Lebensentwürfe.

Ist für die eine Familie der Umgang mit Behinderung eine Belastung, so bedeutet er für die nächste eine Bereicherung. Im ersten Fall benötigt die Erzählung von Einschränkung, Hoffnungslosigkeit und Grenzen Raum und Zeit, im zweiten aber auch die von Gewinn und Freude.

Sind in der einen Familie die Geschwister des behinderten Kindes »Leidtragende« des familiären Energieverlustes zugunsten des behinderten Geschwisterkindes, so erleben andere Geschwister das Zusammensein mit dem behinderten Bruder, der behinderten Schwester als emotionalen Gewinn.

»Neugier« wird sich immer auch auf die Äußerungen der Kinder und Jugendlichen selbst richten. Wenn Fragen so formuliert werden, dass Kinder und Jugendliche sie nicht verstehen (beispielsweise sehr komplex formulierte zirkulären Fragen), werden sie dies als weitere Erfahrung von Ausschluss empfinden und sich nicht als wichtige Akteure ernst genommen fühlen. Gleichwohl haben viele von ihnen differenzierte Ideen über die Befindlichkeiten ihrer Bezugspersonen und sind in der Lage, ihr Verständnis in den Therapieprozess einzubringen. Wie immer geht es dann um Formulierungen, die für die Klienten verstehbar sind, um hilfreiche »Übersetzungen« unter Zuhilfenahme erfahrener »Dolmetscher«.

Sicher ist es nicht einfach, zu Beginn seiner beruflichen Tätigkeit der Versuchung, schnell Ratschläge zu erteilen, zu widersagen. Therapeuten können leicht unter Druck geraten und schnelle Regulierungen anstreben, die ihnen das Gefühl geben, wirksam zu sein. Manchmal glauben sie darüber hinaus, dass Menschen mit Intelligenzminderungen und ihre Angehörigen besonders positiv auf wohlgemeinte Ratschläge reagieren. Dies kann dazu führen, dass Interventionen bereits dann erfolgen, wenn die Komplexität der Problematik, die in die Therapie führt, noch gar nicht verstanden ist und voreiliges regulierendes Handeln einerseits den Klienten gegenüber respektlos und andererseits wenig hilfreich wäre.

Eine Haltung von begleitender Neugier und Respekt für den Weg der Familien oder der Institutionen beizubehalten - eine Haltung also, die Eigenverantwortlichkeit unterstützt - ist bei dem Druck, unter dem die Akteure im Sozialsystem stehen, keineswegs einfach. Es verlangt Mitarbeitern in hohem Maße ab, sich selbst gut zu regulieren und Distanz zu wahren, ohne Empathiefähigkeit zu verlieren. Berufsanfänger benötigen hier Sicherheit gewährende Rahmenbedingungen und eine Unterstützung, die ihr Wachstum fördert.

Auch und gerade in der Therapie von Kindern und Jugendlichen mit Intelligenzminderungen sieht man sich schnell aufgefordert, sich an die Seite eines der Akteure zu stellen. Häufig sind es die vermeintlich Schwächeren, denen Therapeuten ihr Verständnis oder gar ihre Solidarität entgegenbringen. Nun mag es im Einzelfall sinnvoll sein, sich gegen den gewalttätigen Vater zu positionieren und empathisch mit Mutter und Kind zu gehen. Allerdings können dabei die Gefühlslagen der Mütter und Kinder durchaus wenig eindeutig oder gar geradlinig sein. Es wäre fatal, wenn der Therapeut sich beispielsweise an die Seite der Mutter stellte und es damit für das Kind kaum mehr möglich würde, auch seine ambivalente Zuneigung zum Vater zur Sprache zu bringen. In den meisten Situationen ist es also problematisch, die Allparteilichkeit aufzugeben. Man geriete in die Gefahr, zum Bundesgenossen eines Eskalationspartners zu werden, selbst zu viel Verantwortung zu übernehmen und aus einer gut gemeinten Position vermeintlicher Fürsorglichkeit Familien die Chance zu rauben, auf sehr unterschiedliche Sichten auf dem Weg zu mehr Eigenverantwortlichkeit zurückgreifen zu können. Besonders zu beachten ist, sich nicht in elterlichen Machtkämpfen triangulieren zu lassen, indem man sich an die Seite eines der beiden Duellanten stellt. Gleichfalls beliebt ist die Solidarisierung mit dem Kind - vor allem bei Mitarbeitern betreuender Einrichtungen. Doch sie wird leicht zur Sackgasse. In den meisten Fällen wird wenig erreicht, wenn man mit den Kindern gegen Eltern kämpft, mit dem Ergebnis, dass das Kind in seiner Beziehung zu den wichtigen Bezugspersonen massiv irritiert wird.

Kritik an einer Position der Allparteilichkeit wird vor allem dann laut, wenn im Falle verdachtsmäßiger Kindeswohlgefährdung schnelle Entscheidungen erforderlich sind. Mit dem Hinweis, dass es in diesen Fällen um soziale Kontrolle geht, werden übliche therapeutische Grundhaltungen verlassen. Schnell geraten Therapeuten oder Institutionen dann in eine Position großer Verantwortlichkeit, ohne dass sie im engeren Sinn hierzu beauftragt sind. Entscheidungen bei Kindeswohlgefährdung gehören in die Zuständigkeit der Jugendämter. Auch systemische Therapeuten bewegen sich in einem gesetzlichen Rahmen. Ist Kontrolle erforderlich, so empfiehlt sich eine genaue Klärung, wer diese Funktion wahrnimmt. Ziehen die im engeren Sinn Zuständigen sich hier zurück, entstehen vielfältige Dilemmata. Besetzen aber »Kontrollinstanzen« ihre Position, so ergeben sich für Therapeuten in der Regel mehr therapeutische Spielräume, wenn sie beispielsweise mit Familien in Verhandlungen eintreten, was zu tun ist, um die Kontrolle zu beenden.

Ein Beispiel für die Gefahren schnellen therapeutischen Handelns soll im Folgenden beschrieben werden:

Eine 14-jährige Jugendliche mit Migrationshintergrund wird nach einer Tabletteneinnahme vorgestellt. Sie hatte je ein Psychopharmakon aus dem Arzneimittelreservoir ihrer »psychisch kranken« Mutter entnommen und wurde nach einem Aufenthalt in der Pädiatrie in die Jugendpsychiatrie gebracht. Suizidalität war nicht sicher auszuschließen. Gegen die Entscheidung der Ärzte, die Jugendliche zur Not auch zwangsweise aufzunehmen, protestierte die Mutter, später auch der hinzukommende Vater. Trotzdem wurde eine Inobhutnahme des Kindes durch die Jugendhilfe veranlasst. Die Jugendliche, die die psychische Belastung der Mutter gut beschreiben konnte, wollte nach Hause – nicht zuletzt, weil ihre Aufgabe darin bestand, sich um ein 10 Monate altes Geschwisterkind zu kümmern. Die Klientin schien eine hohe Verantwortung für die Familie zu übernehmen und durch Überforderung in ihrer eigenen Entwicklung gefährdet. Schnell entstand die Idee, die Jugendliche schützen zu müssen, sie zur Not eben auch vor ihren Eltern zu schützen. Am Folgetag distanzierte sich die Jugendliche deutlich von Suizidalität, strahlte, wenn sie von ihrem Vater sprach, sah unverändert die mütterliche Belastung und wollte unbedingt nach Hause.

Glücklicherweise bietet sich in Kliniken die Möglichkeit eines fachlichen Austauschs. Die zunächst im Sinne einer Sicherung des Mädchens engagierte Kollegin war dankbar, dass weniger unmittelbar befasste Kollegen für eine Intervision zur Verfügung standen. Schnell wurde deutlich, dass eine Unterbringung gegen den Willen der Jugendlichen dieser Schaden zufügen und man die Eltern verlieren würde. Die vermeintliche Positionierung an der Seite der Jugendlichen hätte ihre Beziehung zu ihren wichtigsten Bezugspersonen massiv irritiert. Allzu deutliche »Parteilichkeit« – wie hier aus nachvollziehbarer Sorge um das Wohl der Jugendlichen – kann also sehr schnell in Sackgassen führen. Damit sind eingreifende Maßnahmen nicht generell infrage gestellt, aber es bedarf wie in unserem Fall der Hinterfragung und der Klärung, wer letztlich Verantwortung trägt und wie die Nebenwirkungen dessen sind, was wir »für andere, vielleicht Schwächere« tun.

In der beschriebenen Situation haben wir uns für eine Entlassung entschieden – unter Einbeziehung des Jugendamtes und mit der Option für die Familie, jederzeit wieder in die Klinik zu kommen, wenn es der Familie sinnvoll erscheine. So »neutral«, dass wir nicht die deutlichen Gefährdungen des Kindes benannt hätten, wollten wir nicht sein. Aber wir waren am Ende doch wieder offener für einen Dialog, für ein Hinhören auf die Familie und die zwischen den Familienmitgliedern sich abbildende Dynamik, die sich zumindest über lange Zeit als eine für die Familie »überlebenswichtige« Bewältigungsstrategie ergab.

Überaus spannend war die Auseinandersetzung der aus der feinsinnigen Analyse stammenden italienischen Systemiker mit den aus den USA kommenden feministischen Impulsen. Amerikanische Therapeutinnen schienen sehr viel handfester am sozialen Alltag orientiert zu sein als ihre europäischen Kollegen: Sie hatten differenzierte Vorstellungen von ökonomischen Veränderungen, von Einflüssen von Gender oder Nationalität bzw. religiösen Glaubenssystemen auf die Familien. Beispielhaft seien hier *Evan Imber-Black* und *Betty Carter* genannt, deren Werk kaum zu überschätzen ist. Sie problematisierten ein Konzept von (möglicherweise missverstandener) Neutralität gegenüber Familien, in denen Gewalt oder Misshandlung an der Tagesordnung waren, auch bei Menschen mit Behinderungen muss nötigenfalls zunächst Repression erkannt und beseitigt werden.

Systemische, von Allparteilichkeit und Respekt getragene Neugier richtet sich auf individuelle Landkarten und auf die interaktiven Muster der Wirklichkeitskonstruktionen der Beteiligten und hat die Anregung von Perspektivenerweiterung zum Ziel. Es geht darum, Fragen so zu formulieren, dass sie von den Beteiligten als Anregung verstanden werden können und möglicherweise zu einem ersten Beitrag werden, statisch gewordene Beschreibungen wieder in dynamische Optionen zu überführen. Systemiker werden selbst in der systemischen Einzeltherapie nach den Sichtweisen aller relevanten Bezugspersonen fragen, seien dies nun Geschwister, Großeltern, Schulen oder andere psychosoziale Institutionen:

- Welches sind die zentralen familiären Leitsätze, Botschaften und Erwartungen? Wo helfen sie bei der Problembewältigung, und wo stehen sie ihr eher im Wege?

Eine solche Botschaft könnte beispielsweise sein, dass man nie seine Schwäche zeigen sollte, eine Botschaft, die die Inanspruchnahme von Hilfen erschwert. Beide Eltern können sehr unterschiedliche familiäre

Botschaften in ihre Beziehung einbringen, die nicht selten und wenig bewusst Weiterentwicklung belasten, es sei denn, es gelingt, neue, passendere »Skripten« miteinander zu schreiben.

- Welche Ideen haben die Familienmitglieder voneinander?

Berühmt ist das Beispiel des Ehepaars, bei dem die Partner in der Annahme, dass ihr Gegenüber das so gerne habe, sich jahrzehntelang aus vermeintlicher Rücksichtnahme die falsche Frühstücksbrötchenhälfte überlassen, ohne je geklärt zu haben, wer eigentlich was am liebsten mag. Relevanter im Zusammenhang mit dem Thema Behinderung können Gender-Fragen werden, bei denen Zuständigkeiten definiert werden. Auch gibt es nicht selten Vorurteile bzgl. der Betroffenheit von Belastung. Gleiches gilt bezüglich der Sichten von Kindern auf ihre Eltern, auf vermeintliche Stärken oder Schwächen. So können Sorgen der Kinder um ihre Eltern beispielsweise Ablösung erschweren.

- Vor welchem lebensgeschichtlichen Hintergrund lassen sich Positionen verstehen?
- Wie bedingt sich Verhalten gegenseitig?
- Wie sind die Generationengrenzen und Loyalitäten?

Warum mischen sich beispielsweise Großeltern in die Erziehung ein? Wo gibt es gute Beispiele für klare Grenzen?

- An welchen Punkten des Familienlebenszyklus gab es Besonderheiten, Anregungen, schmerzhafte Erfahrungen oder besondere Stärken?
- Was wären gute Bedingungen dafür, das »Problem« in Urlaub zu schicken?
- Welche Lösungsmöglichkeiten finden sich in der »familiären Schatztruhe«, und wer wäre beim Heben der Schätze ein guter Verbündeter?

8.3 Ressourcenorientierung

Ressourcenorientierung hat viele Facetten. Auf den ersten Blick wird sie als Haltung gegenüber Klienten verstanden. Zumindest für Mitarbeiter in Institutionen wird auf den zweiten Blick genauso entscheidend sein, welche Zuversicht bzgl. ihrer Fähigkeiten und Ressourcen besteht und welche Bedeutsamkeit ihrer Aufgabe zugemessen wird. Zunächst wollen wir uns daher mit der Ressourcenseite von Mitarbeitern beschäftigen. Wir sind der Überzeugung, in einem überaus attraktiven und vielseitigen Themenfeld unterwegs zu sein. Gern reden wir von »Psychotherapie plus«, wenn es gilt, der psychischen Störung ebenso gerecht zu werden wie den Anforderungen, die sich aus der Intelligenzminderung ergeben. Mitarbeiter sind herausgefordert, ständig zu lernen, sich neu einzustellen, neu zu erfinden. Diesem hohen Anspruch werden die meisten Mitarbeiter gerne und mit großer Verbundenheit gerecht, wenn sie überzeugt sind, trotz aller vorgegebenen Hierarchien in ihren Bereichen Verantwortung und Fachlichkeit gestalten zu können. Mitarbeiter sollten erfahren, dass Vertrauen in ihre besonderen Ressourcen besteht.

Ressourcenorientierung impliziert auch die vertrauensvolle Zusammenarbeit mit unseren Kooperationspartnern in der Jugend- und Behindertenhilfe. Sie impliziert Bescheidenheit, weil wir vieles nicht erreichen, was wünschenswert wäre.

Im Blick auf die Familien und Kinder bedeutet Ressourcenorientierung nicht, Einschränkungen und Belastungen zu ignorieren. Viele Familien fühlen sich alleingelassen und nicht ernst genommen, wenn wir ihrer Not zu wenig Platz lassen. Dennoch bleibt wesentlich, ihre Bemühungen um die für sie beste Lösung zu würdigen. Und ebenso die Leistungen ihrer Kinder zu würdigen - auf dem Hintergrund ihrer individuellen Lebenssituation und nicht allgemeiner normativer Vorstellungen. Ein Kind, das mit großen geburtlichen Belastungen zur Welt kommt, macht unter Umständen langsamere Entwicklungsschritte als andere Kinder. Vor dem Hintergrund der Belastung werden diese Schritte allerdings auch zur besonderen Leistung.

In Zeiten akuter Not droht die Lebensleistung der Familien in den Hintergrund zu treten. Entlastend für Familien mit von Behinderung betroffenen Kindern kann sein, deutlich zu machen, dass die an sie gestellten Herausforderungen jede Familie an Grenzen bringen können und nicht im individuellen Versagen einzelner Familienmitglieder begründet sind. Häufig geht es zunächst darum, individuelle Schuldenkonten aufzuarbeiten und daran anzuknüpfen, was unter erschwerten Bedingungen bereits erreicht wurde.

Sofern die Familien ein eigenes Anliegen an uns haben, ist es sinnvoll, die Inanspruchnahme jedweder Hilfe als verantwortlichen Schritt zu konnotieren, einladend und freundlich zu sein, damit sowohl das Kind als auch die Eltern den »therapeutischen Raum« eben nicht als abwertend, sondern als einladend erleben. Er sollte für sie einen Raum von Sicherheit darstellen, innerhalb dessen man weder bloßgestellt noch mit Überheblichkeit betrachtet wird und wo sich die Neugier der Professionellen nicht nur auf die Schwierigkeiten, sondern eben auch auf die vielleicht verborgenen Schätze der Familie richtet.

Kinder erfassen, auch wenn sie in manchen Aspekten behindert erscheinen, außerordentlich schnell, wenn beispielsweise mit ihren Eltern über Entwicklungsdefizite gesprochen wird. Sie werden dadurch zusätzlich in ihrem Selbstwirksamkeitserleben geschwächt. Achtsamer Umgang und differenzierende Therapie können helfen, ein chronifiziertes Skript des Versagens zu irritieren, und Optionen anbieten, die eigene Geschichte mit Blick auf besondere Leitungen unter besonderen Bedingungen neu zu schreiben, einen Prozess der »Behandlung« in einen Wiedergewinn eigener Handlungsoptionen zu überführen.

Eine Dogmatisierung der Ressourcenorientierung kann zu deren Missbrauch führen. Soziale Deklassierung, Armut, Sozialabbau, Abbau der sozialen Unterstützungssysteme (also die zentralen gesellschaftlichen, sozialen Ressourcen) müssen benannt werden. »Empowerment« als wichtigstes Konzept der Ressourcenorientierung (auch Resilienzförderung, auch die Inklusionsidee) wird dann zur Farce, wenn sowohl bei den Helfern als auch bei den betroffenen Menschen selbst die materiellen und gesellschaftlichen Voraussetzungen für Entwicklung fehlen.

8.4 Lösungsorientierung

Der mit den Namen *Steve de Shazer* (1989) und *Insoo Kim Berg* (2015) verbundene Lösungen fokussierende Therapieansatz verzichtet auf weitgehende Problemanalysen. Kausale Erklärungen komplexer sozialer Phänomene seien kaum möglich, ihre Exploration zeitraubend und oft alltagsfremd. Die Methodik sei insbesondere für Kinder ungeeignet (Steiner u. Berg 2005, S. 30), zu sehr auf eine künstliche Therapiewelt gerichtet, in der Lösungen von Therapeuten und nicht von den Klienten selbst generiert werden, häufig mit der Folge erhöhten Widerstands. Stattdessen sei es besser, in strikter Orientierung am Alltag konkrete Visionen zu entwickeln und sich von Beginn an auf die Ausnahmen vom »Problemverhalten« zu konzentrieren.

> »Da man die Steigerung und Intensivierung der vorhandenen Ressourcen entweder des Klienten oder seiner Umwelt fokussiert und die Ziele vom Klienten bestimmt wurden, wird die Behandlung kurz und die Arbeitsbeziehung kooperativ« (ebd., S. 65).

So befreiend diese Vorstellung wirken mag, so strittig ist auch unter systemischen Therapeuten ihre mit Vehemenz vertretene Einseitigkeit. Dennoch verdankt auch im deutschsprachigen Raum gerade die Therapie mit Kindern dem Ansatz eine Vielzahl überaus hilfreicher kreativer Impulse.

Lösungsorientierte Therapeuten werden auf die Frage, wer an Sitzungen teilnehmen soll, antworten:

> »Jeder, der zu einer für das Kind angemessenen Lösung beitragen kann« (Steiner u. Berg 2005, S. 71).

Dies müssen also nicht unbedingt allein die Eltern sein; bei Jugendlichen kommen u. U. enge Freunde, bei Kindern Paten oder freundschaftlich verbundene Verwandte oder professionelle Helfer infrage. Allerdings wird der Teilnehmerkreis je nach Fragestellung und Zuweisungskontext variieren müssen. Therapien benötigen in der Regel die Zustimmung beider Sorgeberechtigter. Mit zunehmendem Alter haben jedoch Jugendliche das Recht autonomerer Therapieentscheidungen.

In seinen therapeutischen Grundannahmen bezieht sich *de Shazer* ausdrücklich auf *Milton Erickson (1901–1980)*. Erickson, selbst u. a. aufgrund einer Legasthenie im Kindesalter als zurückgeblieben geltend, später an Kinderlähmung erkrankt und zunächst wieder weitgehend genesen, bevor er am Ende erneut an den Rollstuhl gebunden war, hat nahezu alle systemischen Therapeuten maßgeblich beeinflusst. Hypnotherapeutische Therapieelemente mit ihrer Fokussierung auf Alltagstrancen gewannen durch seine Arbeit zunehmend an Bedeutung. Wie viele seiner Schüler war Erickson zutiefst von den jedem Menschen innewohnenden Ressourcen zur Selbstheilung überzeugt. Richtet der Therapeut von Beginn an seine Aufmerksamkeit auf all das, was der Klient »Richtiges«, »Gutes« und »Wirksames« tut (*de Shazer 1989, S. 157*), kommt es in der Regel zu einer nahezu tranceähnlichen Zustimmung des Klienten in den therapeutischen Prozess, einer sogenannten »Ja-Haltung«, die den Einstieg in Veränderungen erheblich erleichtert.

Beobachtungsaufgaben zielen darauf ab, Situationen genauer zu betrachten, in denen sich die Klienten bereits als erfolgreich erleben, Ausnahmen vom Problemverhalten festzuhalten und die Bedingungen für diese Ausnahmen und die dann erkennbaren Unterschiede möglichst genau und präzise zu beschreiben. Mittels sogenannter Skalierungsfragen stufen die Klienten selbst ein, wie sie ihre Entwicklung (auf einer Skala zwischen 0 und 10) bislang beurteilen. Dabei geht es nicht um objektivierbare Daten, sondern um die Beschreibung von Fortschritten. Beschreibt der Klient sich bei zwei, richtet sich die Aufmerksamkeit weniger auf die Spanne bis 10, sondern vielmehr auf das, was der Klient von null bis zwei bereits erreicht hat. Anregend sind auch Fragen nach der Einschätzung von anderen: »Was sieht deine Mutter, dein Vater, wenn er dich bereits bei vier sieht?« Und schließlich zielt auch die sogenannte »Wunderfrage« auf eine möglichst detaillierte Beschreibung der erwarteten Veränderungen: *»Angenommen, es würde nachts, während Sie schlafen, ein Wunder geschehen und Ihr Problem wäre gelöst. Wie würden Sie das merken? Was wäre anders? Wie wird Ihr Ehemann davon erfahren, ohne dass Sie ein Wort darüber* *sagen?«* (de Shazer 1989, S. 24). Sowohl Skalierungs- als auch Wunderfragen können Kinder und Jugendliche mit Intelligenzminderungen dann überfordern, wenn sie nicht in ihre Sprache übersetzt werden.

Lösungsorientierte Kurzzeittherapien beziehen das ganze Potenzial kindlicher Kreativität ein. Ein Beispiel ist dem bereits genannten Buch von *Therese Steiner* und *Insoo Kim Berg* (2005) entnommen, wo die zahlenbasierten Skalierungen beispielsweise durch einen Erfolgsturm ersetzt werden, auf den das Kind für jedes gelungene Ereignis ein Klötzchen aufsetzen kann. Man kann dann erzählen, welches Klötzchen für welchen Erfolg steht, und ein Foto machen, das dann wieder zur nächsten Sitzung mitgebracht wird (ebd., S. 132). Auch kann man Kinder bitten, so zu tun, als sei das Wunder bereits geschehen, und dann genau zu beobachten, wie sie sich selbst fühlen und wie die Umgebung reagiert.

Kinder und Jugendliche mit Behinderungen werden immer wieder in ihren Potenzialen, ihre Welt aktiv mitzugestalten, unterschätzt. Auch sie sind in den meisten Fällen in der Lage, sich aktiv an der für sie richtigen Lösung zu beteiligen.

Zusammen mit einer unserer besonders innovativen Kolleginnen haben beispielsweise zwei Jugendliche mit leichter Intelligenzminderung gegenseitig Einschätzungen zum Stand des Therapieprozesses vorgenommen, auch das eine Art Skalierung mit Würdigung der Fortschritte und der noch bestehenden Entwicklungsoptionen. Die Kollegin berichtete, wie außerordentlich differenziert und »treffsicher« sich die Jugendlichen eingeschätzt hätten und wie konstruktiv ihre Kommentierungen gewesen seien.

Lösungsorientierte Verfahren sind nicht auf Einzeltherapien beschränkt. Sie bewähren sich gleichermaßen in der Zusammenarbeit mit Familien in schwierigen Entscheidungslagen und Helfersystemen. Auch hier können sich beispielsweise aus der Beantwortung der Wunderfrage vielfältige Impulse ergeben.

8.5 Externalisieren: Nicht ich bin das Problem, sondern das Problem ist das Problem!

Beschreibungen von Problemen neigen zur Ausbreitung. Entweder generalisiert der Beschreiber, wenn beispielsweise ein Patient (auch das eine Verallgemeinerung) zum »Blinddarm« von Zimmer 7 wird, oder aber Kinder, Jugendliche und Erwachsene kommen selbst zu der Überzeugung, das Problem zu sein, anstatt vor einem Problem zu stehen, das häufig nicht einmal ihr eigenes ist.

Menschen mit Behinderungen kennen sich mit derartigen Phänomenen aus. Sie werden gern vereinfachend als behindert bezeichnet. Sie nehmen diese Zuschreibung in sich auf und werden darin bestärkt, dass das nun ihr wesentliches Charakteristikum ist, viele Dinge eben nicht zu können. Die eigenen Potenziale werden sie kaum noch wahrnehmen. Im Zusammenhang mit psychischen Störungen kann Ähnliches geschehen. Menschen werden mit ihrer Problemgeschichte identifiziert und identifizieren sich umgekehrt mit ihr.

Die auf die Australier *Michael White* und *David Epston* zurückgehende narrative Therapie geht von der Prämisse aus, dass Menschen ihr Leben durch Geschichten organisieren. Im Umgang mit Problemgeschichten formulierten sie das Konzept der Externalisierung: der *Trennung von Problem und Person.*

Die vielleicht bekannteste Geschichte *Whites* ist die von »Sneaky Poo«, dem Quälgeist, der einen Jungen immer wieder zum Einkoten bringt. White machte die Erfahrung, dass Kinder sich mittels solcher Metaphern leichter von ihrer Symptomatik verabschieden konnten. Sneaky Poo ist nur eines der Monster, deren Zähmung anhand vieler Beispiele beschrieben wird (White u. Epston 2002). Selbstverständlich müssen die Metaphern der Externalisierung an das Alter der Klienten, deren Sprache und deren Präferenzen sinnvoll angepasst werden. Der Fantasie sind wenig Grenzen gesetzt: So gefällt der einen der Kampf gegen die Magersuchtspuppe AnaEx, dem anderen die Puppe Dr. Schizzo. Neben dem Umgang mit Puppen kann man Comics zeichnen lassen, dem Problemsymbol einen Brief schreiben usw.

Externalisierung meint nicht, dass man wie ferngesteuert nichts gegen die Probleme tun kann. Im Gegenteil: Sie erleichtert herauszufinden, wann die jeweiligen Sneaky Poos genau kommen, wer ihnen zur Seite steht, wer helfen könnte bei der Bekämpfung, wann man sie doch schon mal bezwungen hat und wie man das dauerhaft tun kann. Insbesondere bei Kindern wird das Monsterbekämpfen zum Mannschaftskampf unter Einbeziehung wichtiger Bezugspersonen.

Auch bei Kindern und Jugendlichen mit Intelligenzminderungen und psychischen Belastungen bietet sich eine solche Vorgehensweise an. Zum Ende der Therapie können die eigenen Erfolge feierlich beurkundet werden bis hin zur Bestätigung, dass das Kind nun in der Lage ist, anderen Kindern im Kampf gegen Quälgeister zu helfen.

Die Externalisierung der Intelligenzminderung macht natürlich keinen Sinn, weil sie sich als solche kaum besiegen lassen wird. Externalisieren lassen sich dagegen Abwertemonster, die es in ihre Schranken zu weisen gilt.

8.6 Orientierung am Auftrag und Klärung der Verantwortlichkeit - eine kontinuierliche Aufgabe

Psychosoziale Helfer sind gut beraten, wenn sie den Anlass ihrer Inanspruchnahme, das Anliegen und den Auftrag ihrer Klienten genau erkunden. Dabei geht es einerseits um eine Präzisierung der Anfrage, die häufig zunächst eher allgemein formuliert wird. Andererseits ist zu klären, wer und was genau den Anlass zur Vorstellung gegeben habt und wer sich bei der Bewältigung der Veränderungsaufgabe aktiv beteiligen will.

Unklarheiten und Widersprüche in der Auftragslage beeinträchtigen nachhaltig den Erfolg jeder Intervention. Auftragsklärung ist nicht allein auf den Zeitraum der ersten Kontaktaufnahme beschränkt. Im Kern durchzieht sie als kontinuierliche Frage den kompletten Beratungsprozess. Wenn Beratung und Therapie stagnieren, sind unklare oder unklar gewordene Auftragslagen meistens die Ursachen.

Vor allem in stationären Settings sollten die Beauftragungen der Mitarbeiter durch die Familien eingehend geklärt sein. Dabei sind wir uns durchaus im Klaren darüber, dass präzise Formulierungen in den Familien abgestimmter Erwartungen zu Beginn eher ein Ziel als eine Realität sein können.

Die Klärung des Auftrags ist eng mit der Frage verbunden, wer welche Verantwortlichkeiten trägt. Helfer neigen dazu, in einem hohen Maß selbst Verantwortung für Entwicklungen zu übernehmen. Sie haben zwar zweifellos die Verantwortung, Beratungs-, Betreuungs- oder Therapieprozesse nach dem Stand ihrer Kunst und zum Wohl ihrer Klienten zu gestalten. Auftraggeber bleiben aber bei Kindern und Jugendlichen die Eltern und mit zunehmender »Reife« die Jugendlichen selbst. Auch die geschlossene Unterbringung von Kindern und Jugendlichen zur psychiatrischen Diagnostik und Therapie folgt in der Regel der Antragstellung durch die Erziehungsberechtigten, wobei die Maßnahme dann vom Familiengericht genehmigt wird. Anders als bei Erwachsenen spielen Unterbringungen nach dem Gesetz über Hilfen und Schutzmaßnahmen bei psychischen Krankheiten *(PsychKG)* auf Antrag der Ordnungs- und Gesundheitsämter bei Kindern und Jugendlichen keine allzu große Rolle, da sie nur greifen, wenn alle anderen Mittel ausgeschöpft sind.

Einen kritischen Aspekt von Auftragsklärung gilt es im Auge zu behalten: Aufträge und deren Bewertungen werden im Miteinander von Familien und »Expertensystemen« erzeugt. Ob und wie Familien Anliegen formulieren, hängt eben auch vom Gegenüber ab. Ankopplung ist ein Prozess in Gegenseitigkeit und die notwendigen Klärungen dürfen nicht zu Ausgrenzungsinstrumenten konterkariert werden.

Im Kap. 4 der Onlinematerialien[40] werden verschiedene, insbesondere auch problematische Auftragslagen eingehender diskutiert.

Auftragsklärung wird hier zusammenfassend als kontinuierlicher Prozess verstanden, innerhalb dessen Familien ihre Anliegen äußern und daraus konkrete Aufträge für die jeweiligen Helfer entwickeln, an

40 http://www.carl-auer.de/machbar/psychische_stoerungen_bei_kindern_und_jugendlichen_mit_intelligenzminderung.

deren Realisierung sie aktiv mitwirken. Auftragsklärung setzt einen intensiven Austausch aller Beteiligten voraus, möglicherweise eine ganze Reihe von Vorgesprächen bzw. Helferkonferenzen. Die dialogische Klärung von Anliegen bei den Betroffenen und in ihrem Umfeld ist bereits ein wesentlicher Schritt im Therapieprozess. Auftragsklärung bedeutet auch, diejenigen einzubeziehen, die die Vorstellung veranlasst haben (z. B. Schulen), ohne die eigentlichen Auftraggeber (Eltern, Kind) zu sein, und zu überprüfen, ob sich aus ihrem Anliegen ein gemeinsamer Auftrag seitens der Familie ableiten lässt, innerhalb dessen der Betroffene für sich Erfolgsoptionen erkennen und sein subjektives Leiden vermindern kann.

Wichtig ist, wie die Person, die das Kind oder den Jugendlichen in einer Institution (z. B. Heim oder Klinik) am engsten begleitet, sehr konkret durch die Familie beauftragt und unterstützt wird. Im klinisch-psychiatrischen Setting bewährt sich, wenn der zuständige Therapeut die »Ankopplung« der Familie an die Bezugsbetreuung des Pflege- und Erziehungsdienstes moderiert. Ziel ist, dass die Familie ihre Anliegen so präzisiert, dass die Kinder und Jugendlichen konkrete Orientierung und Hilfe erfahren. Andererseits wird der Bezugsbetreuer ermuntert, den Unterstützungsbedarf zu formulieren, den er für sich selbst als Grundlage einer erfolgreichen Begleitung der Kinder und Jugendlichen für notwendig hält.

Kinder mit Intelligenzminderungen haben Erfahrungen mit vielfältigen, teils divergierenden Auftragslagen. Möglicherweise wünscht sich der Vater einen Sohn, der am Ende doch noch in seine Fußstapfen tritt und sich nur mehr anstrengen muss. Für die Mutter geht es eher darum, dass der Sohn so, wie er ist, mit seinen Potenzialen und Einschränkungen glücklich wird. Beauftragte Förderspezialisten werden Ziele aus ihrem eigenen spezifischen Repertoire an Kind und Familie herantragen. Vielleicht wird der Auftrag der Schule am ehesten eine soziale Anpassung sein, die geregelten Unterricht erst möglich macht. Hinter diesen Auftraggebern können wiederum andere stehen, die beispielsweise auf die Eltern Einfluss nehmen, oder gesellschaftliche Erwartungen, die alle Akteure betreffen.

Wenn wir also über Aufträge sprechen, erschließen sich hinter einem Auftrag häufig eine Reihe anderer Beauftragungen, die die Akteure beeinflussen. Wenn Eltern uns beauftragen, geschieht dies auf dem Hintergrund vielfältiger Erfahrungen mit erfüllbaren und unerfüllbaren Aufträgen, deren Adressat sie selber sind. Kinder beschreiben als Ziele nicht selten, dass sie sich wieder gut benehmen wollen, da sie ihre Eltern lieben, aber auch sie sind Empfänger divergierender Beauftragungen.

Auftragsklärung stellt sich also als eine sehr komplexe soziale Situation dar vor dem Hintergrund vielfältiger Erwartungshorizonte. Bei der Ankopplung zwischen Klienten und Therapeuten wird man diese Komplexität reduzieren müssen, um vereinbarte Ziele formulieren zu können, die für Kinder und Jugendliche bekömmlich und leistbar sind. Schritt für Schritt werden sich dann im Prozess unberücksichtigte Aufträge zu Wort melden und zu neuen Vereinbarungen unter den Beteiligten führen. Allgemeines Ziel könnte sein, leidvolle Erfahrungen zu reduzieren und den Betroffenen mehr und alternative Verhaltensoptionen zu erschließen. Bei Kindern werden Aufträge zwar meist primär über Sorgeberechtigte formuliert. Dennoch müssen auch sie soweit eben möglich in die Auftragsgestaltung einbezogen werden.

Eine Vielzahl von Aufträgen richtet sich auf das Vermeiden vermeintlicher Fehler: Kinder sollen weniger unruhig sein, nicht mehr stören, sich nicht mehr zurückziehen, nicht mehr krank sein. Derartige Beauftragungen fokussieren sehr stark Defizite der Kinder. Geht der Therapeut auf entsprechende Klagen der Eltern nicht ein und entscheidet er sich für eine ressourcenorientierte Sicht, können sich Eltern, vor allem, wenn sie mit ihren Kräften am Ende sind, abgelehnt und missverstanden fühlen. Eltern reagieren dann beispielsweise mit dem Hinweis, das Gespräch sei zwar nett gewesen, habe aber mit Blick auf ihre Sorgen nichts gebracht. Gerade zu Beginn wird also wichtig sein, auch Problemtrancen ernst zu nehmen, um sich dann schrittweise von diesen verabschieden zu können.

Ein »Passen« im Sinne *de Shazers* zu entwickeln, impliziert, Kindern und Jugendlichen frühzeitig zu vermitteln, dass gerade sie mit ihren Potenzialen und eben nicht nur mit Problemen gesehen werden. Ziele sollten also nicht negativ formuliert werden, sondern als Optionen, neue Räume zu eröffnen. So wird aus der Vorgabe, nicht mehr aggressiv zu sein, eher diejenige, zu erproben, wie man Freunde gewinnt, wie man sich mit eigenen Interessen gut durchsetzen kann, wie man sich Hilfe in schwierigen Lagen holen kann, was man konkret tun kann, um sich wohlzufühlen.

In medizinischen Settings wie Krankenhäusern existieren Vorgaben, dass die Therapeuten, insbesondere die Ärzte, die »Indikation« zur Aufnahme stellen. Diese Indikationsstellung, auf der die Krankenkassen bestehen, löst erst die Gewährung finanzieller Mittel aus. Soll jedoch die »Behandlung« Aussicht auf Erfolg haben, gewinnen die Voraussetzungen für gute Kooperation an Bedeutung. Somit ist auch die Indikationsstellung letztlich das Ergebnis von Verhandlungen der Familie mit den Therapeuten mit dem Ergebnis, dass sich aus der Art und Weise, wie sich Familie und Therapeut begegnen, Optimismus bezüglich der Erreichbarkeit von Zielen ergibt und die Mittel, die ein Krankenhaus bereitstellen kann, für die Klienten nützlich sind.

Einweisungen niedergelassener Ärzte können Brücken sein, auf denen sich Familien bewegen. Der Auftrag der Zuweiser muss jedoch gerade in der Kinder- und Jugendpsychiatrie zwischen Familie und Krankenhaus neu vereinbart und hinsichtlich einer konkreten Zusammenarbeit und realisierbarer Ziele überprüft und operationalisiert werden, damit aus Geschickten oder Besuchern aktive, eigenverantwortliche Mitgestalter passender Kooperationen werden.

8.7 Dialoge zu Dialogen: Vom Reiz der Mannschaftsspiele

Besonders stationäre psychosoziale Institutionen sind wesentlich geprägt durch ihre interdisziplinäre Dialogkultur.

Bei aller notwendigen Festlegung auf Rollen, Zuständigkeiten und hierarchische Verantwortlichkeiten wird ein therapeutisch wirksames Milieu erst dann gelingen, wenn sich die Mitarbeiter in ihrem

Aufgabenbereich, in ihrer fachlichen Ausrichtung und Eigenverantwortlichkeit ernst genommen und durch die Leitung gestärkt sehen. Wir reden also von einem Balanceakt, der auf aktiver Gegenseitigkeit und Loyalität basiert.

Orientierung ergibt sich aus den Anliegen der Familien. Gerade im Umgang mit Menschen mit Behinderungen, die zu verstehen uns nicht immer leichtfällt, benötigen wir vielfältige, multiprofessionelle Blickwinkel, die sich mit gegenseitigem Respekt gut abgestimmt nur bereichern können. Bei geteilten Grundüberzeugungen sind von der Kanzel aus vorgetragene Handlungsvorgaben also wenig hilfreich. Teamdiskussionen langweilen, wenn sie allein auf Einheitlichkeit gerichtet sind, und werden dann kaum die Vielgestaltigkeit therapeutischer Abläufe abbilden. Letztendlich geht es darum, für die Kinder und Jugendlichen und deren Bezugspersonen nützliche Unterschiede zu erzeugen.

Besonders bewährt hat sich, jeder Familie, jedem Kind und Jugendlichen einen Bezugsbetreuer und einen verantwortlichen Therapeuten zuzuordnen, die die klinische Behandlung orientiert an den Anliegen der Familien ständig rückkoppeln und die Vernetzung mit allen Beteiligten innerhalb und außerhalb der Klinik koordinieren. Dabei wird der Bezugsbetreuer sich eher auf die Alltagsgestaltung an der Seite der Betroffenen konzentrieren, während der Therapeut verantwortlich ist für die Vielfalt der therapeutischen Prozesse und die Gestaltung der Familiengespräche. Sinnvoll ergänzt werden die stationären Angebote durch Hospitationen der Eltern in der Klinik oder durch Hausbesuche.

Es ist nützlich, wenn mindestens ein Teil der Mitarbeiter über Erfahrungen im Umgang mit Kindern mit Behinderungen und Kenntnisse über die Lebenswelt der Familien verfügt. Man mag dem entgegenhalten, dass Spezialisierung Inklusion verhindert. Wir haben eher den Eindruck, dass sie inkludierende Prozesse sinnvoll unterstützt.

Stationäre Angebote sollten ein hinreichendes Maß an Vertrautheit herstellen und eine abgestimmte Vielfalt von verbalen und nonverbalen Ausdrucksmöglichkeiten. Erfahrungen werden in einem ständigen Rückkopplungsprozess mit den Teams und vor allem der Familie kontinuierlich auftragsorientiert neu justiert und immer wieder auf ihre Wirksamkeit im Alltag hin überprüft. Dieser Alltag ist einerseits das Zusammenleben auf der Station und andererseits die Erprobung neuer Impulse, beispielsweise am Wochenende in der Familie.

Zusammenfassend sind multiprofessionelle Dialoge in einer Atmosphäre gegenseitigen Vertrauens bereichernd, weil sie Perspektiven erweitern und erlauben, eine Vielzahl von Zugängen zu Kindern und Jugendlichen zu nutzen. Menschen mit Behinderungen sind auf Spezialisten angewiesen, die darin geübt sind, Art und Weise ihrer verbalen und nonverbalen Äußerungen interpretieren zu können, und zusammen mit ihnen Veränderungsstrategien entwickeln. In gut organisierten Teams und Kooperationen entsteht eine Ideencloud, eine Vielzahl von Dialogen erlaubt es, aus der eigenen »Befangenheit« herauszutreten und sich anderen Positionen zu öffnen. Das, was dann entsteht, hat mehr Chancen, innovativ und anregend zu sein, und tatsächlich ist das Ergebnis weit mehr als die Summe der Einzelimpulse.

Wie das ablaufen könnte, wollen wir am Beispiel der seit Jahrzehnten erprobten besonderen Form von Reflexionsgesprächen darstellen, den sogenannten Reflecting Teams (Andersen 1987). Reflecting Teams haben mittlerweile sehr unterschiedliche Ausformungen. Beispielsweise kann eine Familie hinter der Scheibe eine Teamdiskussion verfolgen. Oder eine Gruppe Jugendlicher reflektiert, während die zugehörigen Eltern zunächst auf der Beobachterseite des Spiegels sind und dann später selbst reflektieren, jetzt mit den Jugendlichen als Zuschauern.

Für die Teilnehmer von Reflecting Teams gibt es einige Regeln:

- Wertschätzende und unterstützende Haltung gegenüber den Klienten und den beteiligten Kollegen
- Neutralität gegenüber allen Beteiligten
- Beschränkung auf das Wahrgenommene
- Mitteilung eigener Gedanken, Ideen, Hypothesen, Gefühle, Bilder, Körpersensationen etc. ohne Anspruch auf Richtigkeit

Ein Beispiel für einen **Teamdialog** über ein Kind, dem die Familie hinter der Scheibe folgt:

- Ich erlebe das so: Manchmal kann es ganz schön schwer sein, wenn ich den Eindruck habe, dass Kevin mich nicht ernst nimmt; in den Situationen kann ich die Mutter gut verstehen, wenn sie am Ende ihrer Kräfte ist. Ich fange an, mir Sorgen um die Mutter zu machen.
- In der Spieltherapie erlebe ich Kevin ganz anders. Hier macht er gern mit, und irgendwie hat er ein gutes Einfühlungsvermögen in andere Kinder.
- Bei mir in der Einzeltherapie habe ich noch einen anderen Eindruck. Kevin gesteht ja ein, dass er immer wieder Streit mit seiner Mutter hat. Aber irgendwie scheint mir das gar nichts damit zu tun zu haben, dass er seine Eltern nicht mag. Jedenfalls kann man gut spüren, dass er besonders die Mutter eigentlich mag.
- Bei mir in der Bewegungstherapie ist es so, dass Kevin ganz oft »dicht macht«, wenn ich etwas vorgebe. Verrückt ist, dass ich den Eindruck habe, dass er ganz viele gute Ideen hat, die er dann auch mit den anderen verwirklicht, wenn man ihn entscheiden lässt.
- Im Alltag auf der Station erlebe ich Kevin noch mal anders. Im ersten Moment denkt man: »Mensch, ist der aggressiv!« Aber oft erlebe ich dahinter auch einen ganz traurigen Jungen, der mit ganz anderen Dingen beschäftigt ist und gar keinen Weg weiß, wie er aus seinem Traurigsein rauskommt.
- In den Gesprächen mit der Familie sehe ich zwei Eltern, die beide den Jungen mögen. Aber irgendwie scheint es da noch keinen neuen Weg zu geben, obwohl alle sich den wünschen. Ich merke dann regelrecht körperlich, wie belastend das ist, und weiß gar nicht, wie alle das aushalten. Jedenfalls habe ich großen Respekt davor, dass alle trotz der Belastung doch immer zu den Gesprächen kommen. Ich weiß manchmal nicht, ob Resignation auch ein wichtiges Thema wäre, und bin unsicher, ob jetzt schon ein guter Zeitpunkt wäre, das anzusprechen. Manchmal fühle ich mich wie gelähmt. Dann würde ich am liebsten den Vater um Hilfe bitten. Ich hätte aber auch Sorge, dem, was die Mutter schon alles geleistet hat, nicht gerecht zu werden.

Die Familie erhält also vielfältige Anregungen. Die Mutter wird sich vielleicht entlastet fühlen, weil sie sieht, dass auch die Profis sich sehr schwertun. Vielleicht wird Kevin erleichtert sein, weil endlich einer merkt, dass er seine Eltern eigentlich mag. Und der Vater wird vielleicht merken, dass seine Frau in einigen

Punkten recht hat, und infrage stellen, dass Kevin traurig ist, weil er ihn ganz anders erlebt.

Was für die Familien aus dem Meinungsangebot brauchbar ist, ist nicht vorhersehbar und liegt in ihrem Ermessen. Die Anregungen erweitern aber den Dialog und schaffen neue Anhaltspunkte für den weiteren Prozess. Außerdem machen sie für Familien transparent und offen, was unter den Therapeuten und Betreuern gedacht wird.

Bei Kindern mit Intelligenzminderungen wird man sorgfältig beachten müssen, ob sie diese Art der Reflexion nachvollziehen können, wie wohl und sicher sie sich dabei fühlen, ob die Zahl der Beteiligten sie überfordert. Reflecting Teams benötigen also eine gute Vorbereitung. Für Teams können sie hilfreich sein, eine gute Form des Respekts für eigene Positionen, aber auch Respekt für die Familien zu entwickeln und die eigene Position zu relativieren und zu erweitern.

Wir möchten Sie an dieser Stelle auf die Interviews hinweisen, die wir mit Mitarbeiterinnen verschiedener Berufsgruppen in der Klinik geführt haben und die Sie finden im Kap. 1 der Online-Materialien[41]. Es soll nochmals die Bedeutung der Interdisziplinarität unterstrichen werden, aber auch die Freude, die die jeweils fachspezifische Arbeit mit den Kindern und Jugendlichen macht.

8.8 Im Blickpunkt: Individuelle und familiäre Resilienz

Mit Resilienz oder Widerstandsfähigkeit wird die Fähigkeit von Personen und Familien bezeichnet, besondere Herausforderungen und Krisen zu bewältigen und durch Rückgriff auf persönliche und sozial vermittelte Ressourcen als Anlass für Entwicklungen zu nutzen.

Mit den »Schlüsselfaktoren, die zur Resilienz von Familien mit Behinderungen beitragen«, befasst sich ausführlich Rüdiger Retzlaff (2010) in seinem eindrucksvollen Buch »Familien-Stärken«. Retzlaff

41 http://www.carl-auer.de/machbar/psychische_stoerungen_bei_kindern_und_jugendlichen_mit_intelligenzminderung. Wir danken sehr herzlich den Viersener Kolleginnen Birte Böning, Claudia Dorr, Sara Ledda, Tanja Marquez-Gonzales, Mandy Oliver.

wehrt sich gegen Pathologie, Defekte und Mängel betonende Beschreibungen und Konzepte und fordert zu einer differenzierten Sicht auf Familien auf, eben auch auf die vielen Familien, die trotz großer Belastungen »mit den Folgen schwerer Krankheiten und Behinderungen bemerkenswert gut zurechtkommen«, und darauf zu prüfen, welche Familienfunktionen, Haltungen, Rollenverteilungen und familiären Glaubenssysteme diesen Familien helfen. Folgende Resilienzfaktoren sind bedeutsam (modifiziert nach Retzlaff 2010, S. 76 ff.):

- Annahme des Kindes mit seiner Behinderung und gute Rahmung seiner Rolle
- Stellen realistischer Anforderungen an das Kind (unter Berücksichtigung seiner Möglichkeiten und Einschränkungen)
- Klare Grenzen nach innen und außen
- Fähigkeit der Eltern, die kommunikativen Signale des Kindes angemessen zu beantworten
- Entwicklung flexibler kreativer Lösungen vor dem Hintergrund guter Problemlösefertigkeiten und der Zuversicht in eigene Kompetenzen
- Offene und klare Kommunikation sowie Selbstreflexion
- Fähigkeit, sich Hilfe zu organisieren
- Zufriedenstellende eheliche Partnerschaft
- Bewusste Balance verschiedener familiärer Bedürfnisse
- Unterstützende Sozialraumkultur
- Kontakte zu anderen Betroffenen
- Aufbau kooperativer Helferkontakte
- Spiritualität bzw. Religion

Aus all diesen Faktoren ergibt sich ein individuell ausgestaltetes Muster mit vielfältigen Varianzen. So müssen keineswegs beide Eltern in jedem Fall gleiche Positionen vertreten: Offene Varianz ist wie in anderen Familien möglich und sicherlich auch notwendig, wenn sie von einer Grundlage gegenseitiger Unterstützung getragen ist. Überlegungen zur familiären Resilienz müssen Geschwisterkinder einbeziehen.

Der folgende, etwas länger zitierte Internetpassus enthält - eindrucksvoll formuliert - vielfältige Hinweise darauf, wie es gelingen kann, ein Kind mit Behinderung gleichwertig in die Familie zu integrieren, es bedarfsweise aber sogar beschimpfen zu können und letztlich doch an seiner Seite zu sein:

Mein Bruder ist bekloppt und die Sozialheinis geh'n mir auf die Nerven

Das ganze Getue um Behinderte regt mich mittlerweile nicht mehr auf. Aber jetzt will man aus mir einen bedauernswerten Menschen machen, und das geht mir auf den Geist. Ich bin so genannt ›normal‹, nur eben mit einem bekloppten Bruder. Und plötzlich interessieren sich all diese Sozialleute und Therapeuten und wie sie sich alle nennen für jemanden wie mich.

Die wollen mir helfen, sich meiner Sorgen und Nöte anzunehmen, und daher sage ich mir, die sind nicht mehr ganz dicht. Mir geht´s nämlich ganz gut, und meinem Bruder übrigens auch. Da hat mich mal einer gefragt, ob ich Aggressionen gegen meinen Bruder hätte, weil ich ihn manchmal Dödel oder so nenne. Vielleicht gehört sich das ja nicht, aber er ist nun mal das Doofchen in der Familie; das heißt ja nicht, dass er nicht geliebt wird. Manchmal ist er uns übrigens auch haushoch überlegen, und das weiß er auch. Und ich habe ihm schon eine geknallt, weil er mir immer wieder meine Sachen kaputt macht, das finde ich aber normal, und deshalb bin ich noch lange kein brutales Schwein. Schließlich kloppe ich mich auch mal mit meinem Bruder.

Ich will damit nicht sagen, dass es allen so gehen muss wie mir, wir sind eben alle verschieden. Aber ich möchte doch das verdammte Recht haben, die Sache so zu sehen, wie ich sie eben sehe.

Was sollen mir die Sozialheinis denn Neues erzählen können?

Meine Mutter zum Beispiel hat Unmengen von Büchern über die Behinderungen, Therapien und so gelesen. Und sie holt auch immer wieder Hilfe von irgendwelchen Fachleuten.

Kann sein, dass ihr das guttut, es hat meinem Bruder bestimmt auch geholfen, ich hab' ja gar nix dagegen. Aber irgendwo hört's auf. Jetzt lag da so ein Buch, wo es um Arbeit mit Geschwistern behinderter Kinder ging, und das hat mir den Rest gegeben.

Und dann kam da noch so ein Fragebogen vom Behindertenverein ins Haus geflattert, ob wir Interesse hätten, mal ein Wochenende mit anderen Geschwistern behinderter Kinder zu verbringen. Und ob wir an Informationen interessiert wären, wie wir besser mit unseren behinderten Geschwistern zurechtkommen könnten. Ist das jetzt Mode, oder spinnen die? Ich lebe seit Jahren mit meinem Bruder zusammen, da lernt man doch automatisch, wie man miteinander am besten klarkommt. Was wollen die mir denn erzählen? Interessiert mich nicht. Und dann soll ich ein ganzes Wochenende opfern, am besten öfters im Jahr, um in so albernen Gruppen und so Seminaren endlos über unseren Alltag zu labern? Nein danke. Kann es sein, dass diese Sozialheinis sich irgendwie aufspielen wollen, oder haben die Angst, dass ihnen die Arbeit ausgeht?

Okay, wenn man Hilfe braucht, ist es ja nicht schlecht, wenn es Leute gibt, die man fragen kann, aber immer wieder die gleiche Leier, dieses klebrige Mitleid, ja verdammt noch mal, wir leiden doch gar nicht. Das ist unser Alltag. Außerdem hat jeder mal Stress, der eine, weil die Eltern sich scheiden lassen, der andere, weil keine Kohle da ist oder weil die Versetzung gefährdet ist, weil die Freundin abgehauen ist, weiß der Geier, und ich bin manchmal genervt von der Behinderung meines Bruders, na und? Ich hab mich einmal mit so einem Therapeuten unterhalten. Wegen der Unruhe bei uns am Mittagstisch, die mein Bruder macht: Er hat mir Tipps gegeben, wie ich etwas ändern könnte. Das klang alles ganz gut, psychologisch durchdacht oder so, aber gebracht hat es nichts. Es hat überhaupt nicht funktioniert. Es hat uns nur noch mehr gestresst, dass wir es ändern sollten. Dann haben wir es lieber wieder wie vorher gemacht, mein Bruder ist eben einfach laut und unruhig beim Essen, ist doch egal, ich schalte einfach ab, dann geht das. Und um das rauszukriegen, brauch ich doch keinen Sozialheini.

Ob einer behindert ist oder nicht, ist doch scheißegal.

Ich glaube, es gibt da einen großen Fehler, den die Leute machen. Ob einer behindert ist oder nicht, ist doch eigentlich scheißegal. Ich glaube nicht, dass das Leben von Behinderten schwerer ist als das von sogenannten ›Normalen‹. Mein Bruder zum Beispiel hat keinen Stress mit Schulnoten, er muss bei uns zu Hause weniger helfen, und er macht Sachen, die ich mir nicht leisten könnte, ohne Ärger zu kriegen. Trotzdem habe ich keine Lust, von irgendjemandem bedauert zu werden, weil es angeblich so schwer ist mit so'nem Bruder. Na klar ist es geil, wenn mein Bruder mal ein Wochenende weg ist und die ganze Family Ruhe hat, das ist wie Ferien. Na klar habe ich mir oft Gedanken gemacht, wie es wäre, wenn er in ein Heim ginge und wir unsere Ruhe hätten, na klar musste ich schon oft auf irgendwas verzichten, weil mein Bruder die volle Aufmerksamkeit brauchte, und es gab auch 'ne Zeit, wo ich mich geschämt habe, neue Freunde mit zu mir nach Hause zu nehmen, weil ich nicht wollte, dass die mitkriegen, wie es bei uns zugeht. Aber es gibt ja auch Vorteile. Ich habe, glaube ich, mehr Freiheit, meine Alten haben gar nicht so viel Zeit, alles zu kontrollieren, ich kann viel mehr als die meisten Schulfreunde alleine entscheiden, und ich kann mich schieflachen, wenn ich sehe, wie die Leute Angst vor Behinderten haben. Die haben eben einfach keine Ahnung. Vielleicht ist die Angst der Leute vor so Menschen wie meinem Bruder das eigentliche Problem. Wenn aber alle ein bisschen Kontakt zu behinderten Leuten hätten, gäb's bestimmt weniger Probleme. Dann wäre das nämlich alles einfach normal. Julius[42]

Der Autor lässt es in seiner Begrifflichkeit etwas an politischer Korrektheit, dafür aber nicht an Klarheit fehlen. Unverblümt ist Wesentliches zur Resilienz beschrieben:

- die Notwendigkeit, den eigenen Weg zu finden,
- Balanceakte unter Berücksichtigung der Interessen aller zu gestalten,
- sich nicht von allen hereinreden zu lassen und Grenzen deutlich zu markieren,
- den Menschen mit der Behinderung als Mitgestalter der Interaktion (gelegentlich auch böswilliger) ernst zu nehmen und sich ihm nicht nur aufopfernd hinzugeben
- und keinen Zweifel an der Zugehörigkeit des Bruders zu haben.

Das, was »Julius« hier beim Namen nennt, ist weit weg von Schwierigkeiten und Nöte leugnender Fürsorge. Verärgerung und Aggression werden ebenso genannt wie Akzeptanz und bedürfen dann keiner Umleitung.

42 Verfügbar unter: http://www.geschwister-behinderter-kinder.de/texte/lit-bekloppt.htm [23.4.2016].

Die »Erlaubnis« aversiver Affekte gegenüber der Aufgabe »Behinderung«, gegenüber der Stagnation, den nur langsamen Fortschritten, den Einschränkungen ist u. E. mit einem Resilienzkonzept durchaus vereinbar. So sehr wir wahrnehmen, wie viele Familien einzigartige Wege finden und wie bereichernd sie ihr Zusammenleben gestalten, sind wir mit Retzlaff der Meinung, dass man - ähnlich wie dies für Konzepte der Ressourcen- und Lösungsorientierung gilt -

> »das Konzept der Resilienz nicht zu einem psychologischen Allheilmittel aufbauen darf. Eine Form der Anpassung kann die Nichtanpassung sein, die Weigerung, eine unerträglich scheinende Situation zu akzeptieren, und die Auflehnung gegen die gegebenen Verhältnisse« (Retzlaff 2010, S. 111).

Trotz aller inkludierenden Impulse ist die Akzeptanz von Menschen mit Behinderungen keinesfalls universell. Dies zeigt sich auch in der großen Zurückhaltung der meisten psychosozialen Helfer und Therapeuten, mit Menschen mit Behinderungen zu arbeiten. Von daher sollte Familien, die sich in der Regel überrascht vor der Herausforderung (und natürlich auch Chance!) durch die Behinderung sehen, zunächst eine ähnliche Gefühlslage zugestanden werden, die nicht selten durch Selbstvorwürfe, z. B. wegen angeblicher Fehlverhaltensweisen während der Schwangerschaft oder Schuldzuweisungen (»das kommt aus deiner Familie«), verstärkt wird.

Gefühle unausgesprochener Ablehnung von Behinderung können nachhaltig auch die Beziehungen zu Helfern beeinflussen, wenn an sie dann sozusagen kompensatorisch Ansprüche »maximaler und optimaler« Förderung gestellt werden, die weder für das Kind noch für die Eltern das grundlegende Dilemma auflösen kann.

Das »In-Sprache-und-Dialog-Bringen« ablehnender Gefühle, deren Legitimität nicht infrage gestellt wird, kann zu zwei Entwicklungen führen: Die bislang geheimnisvoll im Untergrund wirkenden Affekte verlieren ans Tageslicht gebracht ihre subversive Wirkung und lassen sich auf neue, bekömmlichere Art und Weise integrieren oder lösen sich gar auf. Oder sie bleiben für die Erziehungsberechtigten so bestimmend, dass offen über mehr externe Hilfen oder gar eine

Fremdunterbringung, die mögliche Teufelskreise unterbricht, nachgedacht werden kann.

Einschub: Vom Schlechten des Guten - schwierige Helferpositionen
Der Umgang mit »schwierigen« Affekten kann auch für die Helfer zur Herausforderung werden. Aus welchen Gründen auch immer neigt ein Teil von ihnen zu einer interessanten mystischen Glorifizierung von Menschen mit Behinderungen und deren Hilfsbedürftigkeit. Treten sie mit dieser Position als Leitidee an die Familien, so wird es für diese umso problematischer sein, auch über ihre Schwierigkeiten, Ärgernisse und Ambivalenzen dem behinderten Mitglied gegenüber zu berichten.

Diejenigen, die Erfahrungen im Umgang mit Menschen mit Intelligenzminderungen haben, wissen, wie bereichernd dieser Umgang sein kann. Einer überhöhten Glorifizierung bedarf es jedoch u. E. nicht - »Julius« sei gegrüßt.

Übermäßige »Fürsorglichkeit« neigt dazu, die Verantwortlichkeitspotenziale im Gegenüber zu ignorieren und ist etwas anderes als Begegnung auf Augenhöhe. Diese Begegnung schließt »unangenehme Seiten« ein. Menschen mit Behinderungen würden sich als Engel missverstanden fühlen, sie verfügen auch über Aggressivität.

Wenn sie allzu sehr wohlwollenden Wattebäuschen ausgesetzt sind, würden wir ihnen - so unsere Befürchtung - entwicklungsgerechte Auseinandersetzung und Autonomieentwicklung im Rahmen ihrer Potenziale erschweren.

In Anlehnung an Retzlaff (2010, S. 181) könnten zusammenfassend die folgenden Bedingungen Familien mit behinderten Kindern i. S. einer Resilienzentwicklung unterstützen:

- früh einsetzende, erreichbare, mit der Thematik erfahrene, multiprofessionelle koordinierte Beratung
- Verfügbarkeit von Informationen zur Schaffung von kognitiven und affektiven Landkarten über die Behinderung und das Leben mit ihr
- konkrete Hilfen bei der Bewältigung von Alltagsproblemen
- Kontakt zu anderen betroffenen Eltern, ggf. Elterngruppen

- gute materielle Ressourcen zur Schaffung behinderungsgerechter Umweltbedingungen (z. B. Wohnraumgestaltung)
- Verfügbarkeit familienentlastender Dienste (auch zur Entlastung in Ferienzeiten)
- Kompetente, engagierte Förderung
- Abbau bürokratischer Barrieren und Navigationshilfen
- ein vorurteilsfreies, offenes, unterstützendes Gemeinwesen
- Ansprechpartner im Freundeskreis und in der Familie
- flexible Arbeitszeitmodelle
- familienzentrierte Beratungsangebote gerade auch für ältere Kinder und Jugendliche
- Kompetenzzentren zur Förderung elterlicher Kommunikationsfertigkeiten
- Kompetenzzentren für die Therapie von Verhaltensproblemen

8.9 Schwierige Dialoge: Kontrolle und »elterliches Scheitern« - eine imaginative Kontroverse

THERAPEUT 1: *Lieber Kollege, wenn wir schon Koautoren sind und dennoch oft unterschiedliche Positionen beziehen, sollten wir es uns nicht leisten, diese in dem Buch auch mal offen anzusprechen?*
THERAPEUT 2: *Na ja, so ganz wissenschaftlich ist das nicht. Überhaupt scheinst du dich manchmal etwas blumig über die Alltagsrealitäten hinwegzusetzen. Die Leute brauchen auch handfeste Hilfen. Ihr in der Klinik seid manchmal auf so einer Art Insel des Glücks.*
THERAPEUT 1: *Du immer mit deinen Realitäten. Die sind mir viel zu linear, das hat doch mit dem Systemischen gar nichts mehr zu tun. Immerhin haben wir in der Klinik doch auch mit schwierigen Situationen zu tun, aus denen manch andere schon ausgestiegen sind. Manchmal versteh ich dich nicht, weil wir doch beide vorgeben, Systemiker zu sein (und es vielleicht doch nicht sind?).*
THERAPEUT 2: *Lieber Kollege, ich schätze euch ja. Aber ein paar Dinge müssen wir noch ansprechen. Ich hab schließlich Erfahrun-*

gen aus der harten, großstädtischen Realität eines städtischen kinder- und jugendpsychiatrischen Dienstes. Und was wir da sehen, sind viele Familien, in denen behinderte Kinder wirklich schlecht behandelt werden.

THERAPEUT 1: *Einverstanden und auch nicht. Wir haben doch gar keinen anderen Weg, als immer wieder auf Ressourcen zu setzen, auch wenn wir die Eltern als zunehmend belastet erleben – ehrlich gesagt, auch uns und unsere Teams belastet durch manche Eltern und Kinder. Wir haben das ja schließlich auch beschrieben, wie leicht diese vermeintliche Ressourcenorientierung an den Alltagsrealitäten sehr ungünstiger Lebensbedingungen zu scheitern droht. Und ich habe auch schon eingestanden, dass viele Mitarbeiter der Jugendhilfe und andere sozial engagierte Kollegen den Druck, unterstützend in schwierigsten Situationen zu handeln, gar nicht mehr aushalten. Ich weiß auch nicht, wie die jüngeren Kollegen das schaffen, wenn überall steht, dass Eltern prinzipiell ihre Kinder lieben, aber das teils gar nicht danach aussieht.*

THERAPEUT 2: *Einverstanden. Wir sehen in vielen Städten teils massenhafte Fluchtbewegungen von Mitarbeitern, die ihren Job in der psychosozialen Versorgung nicht mehr aushalten. Das kann man dann kaum noch positiv konnotieren. Wir müssen diesen Fragen Raum geben, so ganz systemisch scheint mir diese Überpointierung der Ressourcen nicht in allen Fällen zu sein.*

THERAPEUT 1: *Und warum berichten uns viele Kollegen, dass sie gerade in brisanten Situationen so viel Erfolg mit Multifamilientherapie haben, die ja mehr als andere Therapien so sehr auf die Eigenverantwortlichkeit der Familien setzt? Vielleicht brauchen wir in unserem Job ja auch Klageinseln, wo wir uns all die wunderbaren aversiven Affekte, die ansonsten jeder Mensch haben kann, mal gönnen. Ich glaube, dass auch wir Therapeuten solche Dialoge Not wendend benötigen. Klienten würden wir das eingestehen: sich zu äußern über Aversion den Kindern gegenüber. Oft geht es erst danach konstruktiv weiter.*

THERAPEUT 2: *Die hoffnungsvollen Ansätze kenne ich natürlich auch, aber das ist nur ein Tropfen auf einen sehr heißen Stein. Die Gesamtlage für viele Kinder wird eher schlechter. Sicher auch Gesamtlagen von Familien, was übrigens kein nur therapeutisches Thema ist.*
THERAPEUT 1: *Müssen wir über Kontrolle und elterliches Scheitern reden in Zeiten des ressourcenorientierten Mainstreams?*
THERAPEUT 2: *Endlich wirst du mal etwas realistischer, natürlich müssen wir das – im Sinne der Eltern und besonders im Sinne einer größeren Zahl (nicht der meisten) behinderter Kinder.*
THERAPEUT 1: *Ich erinnere eine Begegnung mit der wunderbaren Mieke Crolla-Baggen, eine unserer niederländischen Trainerinnen, die ganz früh über die Sinnhaftigkeit einer auch für Klienten guten, entwicklungsfördernden Kontrolle gesprochen hat. Ich glaube, dass wir viele Familien in unseren Therapien gar nicht erreichen, vielleicht gerade die, in denen die größte Not herrscht mit katastrophalen Entwicklungsbedingungen für Kinder.*
THERAPEUT 2: *Genau! Hier brauchen wir Zugänge und Konzepte. Wir sollten nicht systemisch um den heißen Brei reden – was übrigens in meinem Verständnis gar nicht systemisch ist. Ihr solltet euch mal etwas von eurer Abstinenz befreien, ihr habt auch eine gesetzliche Verantwortung in Sachen Kindeswohlgefährdung, neben der für die Krankenversorgung.*
THERAPEUT 1: *Aber kommen wir dann nicht in das alte Besserwisserthema: dass wir am Ende doch wissen, was für die Familien gut ist? Ich will gerne gestehen, dass manche Familien gar keine Therapie wollen. Aber irgendwie müssen wir die doch gewinnen.*
THERAPEUT 2: *Lass uns endlich differenzierter über Kontrolle reden.*
THERAPEUT 1: *Richtig, denn wir haben es zumindest in Kliniken und in der Beratung im Einzelfall mit sozialer Kontrolle zu tun, die wir auch meiner Meinung nach als eine Option durchaus nutzen können.*
THERAPEUT 2: *Kommen wir zurück auf gefährdende Situationen mit geistig behinderten Kindern. Auch hier kann Therapie erst dann möglich und sinnvoll sein, wenn die Jugendhilfe die Grenzen im*

Sinne des Kindeswohls formuliert – und im Einzelfall Kinder aus den Familien herausnimmt.

THERAPEUT 1: *Wir können gut mit Jugendämtern zusammenarbeiten, die deutlich machen, was geht und was nicht. Leider haben die Ämter oft selbst eine große Zurückhaltung, diese Kontrollfunktion als eine gute und sinnvolle Aufgabe zu sehen, obwohl das ihr Auftrag ist. Viele scheinen sich zu schämen – oder werden dann durch vermeintlich Elternrechte verteidigende Gerichte ohnmächtig gemacht.*

THERAPEUT 2: *Auch mit all dem bin ich einverstanden. Kontrolle muss mit Hilfen verknüpft sein, die der Familie die Chance geben, sich neu zu formieren. Therapie kann dann als Beitrag verstanden werden, die Kontrolle wieder loszuwerden. Aber wir kommen zu einem weiteren Dilemma, nämlich dem der Zuständigkeit für Kinder mit Intelligenzminderungen. Im psychosozialen Bereich sind hier Nicht-Zuständigkeitserklärungen weitverbreitet, häufig unter dem Vorwand, nicht kompetent zu sein.*

THERAPEUT 1: *Immerhin gibt es einiges an Initiativen, zum Beispiel i. S. der aufsuchenden Familienarbeit, in der es auch um so scheinbar triviale Fragestellungen wie Hilfen, die die Alltagsbewältigung erleichtern, geht.*

THERAPEUT 2: *Da benötigst du also sehr gute Netzwerkverbindungen i. S. einer gemeinsamen Verantwortung für alle Kinder im Stadtteil.*

THERAPEUT 1: *Ich habe gerade von dem fabelhaften Modell einer ganz frühen Prophylaxe in Kooperation mit einer Geburtsklinik in Ludwigshafen gehört. Hier hat das Jugendamt viel investiert, um Familien sehr früh zu begleiten. Und sie berichten von sehr niedrigen Raten von Zwangsmaßnahmen und von einer großen Bereitschaft, die Unterstützung des Jugendamtes im Bedarfsfall freiwillig und früh anzunehmen.*

THERAPEUT 2: *Solche »Leuchttürme« gibt es natürlich! Das ist doch klar, dass man viel tun kann und muss, um es erst gar nicht zu Situationen kommen zu lassen.*

THERAPEUT 1: *Irgendwie bleibt mein Unwohlsein, weil mir die Akzentuierung von Defiziten fast wie Verrat vorkommt. Mir wird ganz schlecht, angesichts all dessen, was wir sonst im Buch an so netten Ideen beschrieben haben. Aber du hast natürlich recht: Das muss in die Diskussion.*

THERAPEUT 2: *Vielleicht solltest du darauf vertrauen, dass die Leser sich selbst einen Reim auf unsere Widersprüche machen. Es gibt ja unsere Mail-Adresse, mittels derer sie uns beraten können. O.k. Genug. Immerhin sind wir uns ja einig, uns mal das Konzept von Karl-Heinz Pleyer zur parentalen Hilflosigkeit anzusehen.*

Karl-Heinz Pleyer (2015) war als psychologischer Kollege ein wesentlicher Mitautor des systemischen Therapiekonzepts der Viersener Kinder- und Jugendpsychiatrie. Seine Arbeiten zur parentalen Hilflosigkeit haben erhebliche Aufmerksamkeit erregt, als eine Art Wegbeschreibung in schwierigen Situationen[43]. Allerdings ist der Grat zwischen Rückfall in alte stigmatisierende Beschreibungsmuster und systemischer Anregung schmal. Darüber ist sich Pleyer im Klaren, wenn er schon in der Einleitung zu seinen Hypothesen von einem Konstrukt spricht, einem Konstrukt, das von vielen Akteuren in der psychosozialen Versorgung als hilfreich erlebt wird.

Parentale Hilflosigkeit wird charakterisiert durch vier Hauptmerkmale:

1. selektive Wahrnehmung der Signale des Kindes,
2. Konfliktvermeidung,
3. Verantwortungsabgabe und
4. Kooperationsverlust auf der Elternebene.

Historisch, so Pleyer, habe sich zunächst eine bis heute durchaus noch gängige Problemsicht

> »aus der Perspektive des bedürftigen, nicht angemessen versorgten Kindes«

ergeben mit der Folge einer Defizitzuschreibung bei den Eltern. Neu ist dann eine Sicht, die die Belastung der Eltern einbezieht:

43 Verfügbar unter: https://www.dgsf.org/service/wissensportal/karl-heinz-pleyer-parentale-hilflosigkeit [20.6.2016].

> »Wir wurden auch zunehmend aufmerksam auf Eltern, die den Eindruck erweckten, hilflose Opfer der kindlichen Symptomatik zu sein. Und wir erlebten solche, für die das eigene Kind zur Quelle permanenter traumatischer Erfahrungen geworden ist. So entstand mit der Zeit das Bild von einem vielfältigen wechselseitigen Bedingungsgeflecht zwischen der identifizierten Symptomatik der Kinder auf der einen und den oft sehr hilflos anmutenden Lösungsversuchen und Bewältigungsstrategien der Eltern auf der anderen Seite« (Pleyer 2015).

Wir können hier nur sehr zusammenfassend den Pleyer'schen Ansatz referieren und empfehlen den Lesern sehr den im Internet zugänglichen gesamten Aufsatz, der ein Angebot darstellt, »in Zeiten dogmatischer Abkehr von jeglicher Defizitorientierung«
als defizitär Wahrgenommenes wieder in den Blick zu nehmen, ohne die Eltern deswegen erneut diskreditieren zu müssen.

Auf der Basis klinischer Erfahrung benennt Pleyer eine Reihe von Faktoren, die an der Problementstehung beteiligt sind. Dies sind einerseits besondere Belastungen der Eltern, wie als traumatisch erlebte Vorerfahrungen, Beziehungsabbrüche und belastete Beziehungen zu den eigenen Eltern, und andererseits Belastungen, die eher das Kind betreffen. Man könnte vielleicht von besonderen Entwicklungsherausforderungen seitens des Kindes sprechen. Hier sind dann auch Handicaps und Entwicklungsbehinderungen benannt. Damit geht es also auch um mögliche – keinesfalls zwangsläufige – Irritationen, die der Umgang mit der Herausforderung Behinderung, kommunikativen Besonderheiten, zusätzlichen Erkrankungen im familiären Interaktionszyklus bedeuten kann. Pleyer benennt zwei Pole im Selbsterleben der Eltern:

> »Einerseits ist da das vage Gefühl, versagt zu haben. Gleichzeitig haben sie die unbestimmte Gewissheit, alles getan bzw. irgendwie alles richtig gemacht zu haben. Solange diese mit Schuldgefühlen und Versagensangst verknüpfte Ambivalenz bestehen bleibt, solange bleibt das Symptomrisiko für das Kind erhalten« (Pleyer 2015).

Damit sind Risiken beschrieben, die in der einen Familie offen zu bewältigen sind und häufig sogar als Bereicherung familiären Lebens erlebt werden, beim Zusammentreffen verschiedener Wirkfaktoren aber in der anderen Familie in Muster erlebter Überforderung und Hilflosigkeit mit allen daraus resultierenden Konsequenzen einmünden können.

In dieser Situation können störende Eingriffe und Disqualifikationen der Eltern durch Partner oder Familienmitglieder ebenso potenzierend wirken wie Interventionen und Abwertungen durch die psychosozialen Helfer. Tatsächlich haben gerade Familien mit behinderten Kindern eine Vielzahl von Helferkontakten mit nicht selten divergierenden Botschaften. Hinzu kommen belastende Life-Events wie Trennungen, ökonomische Engpässe, Krankheiten.

Zu den problemverstärkenden Interventionen gehört eine allein auf die Kinder oder Jugendlichen gerichtete Therapie, die die Eltern aus dem Therapiegeschehen heraushält und ihr Erleben fehlender Selbstwirksamkeit oder genauer das Gefühl des chronischen Scheiterns der eigenen Konzepte elterlicher Verantwortungsübernahme weiter verstärkt. Wird der durch parentale Hilflosigkeit gekennzeichnete Interaktionszyklus zwischen Kindern und Eltern außer Acht gelassen, gelingt es kaum, den Kindern neue Handlungsoptionen zu eröffnen. Ihre sogenannte Symptomatik wird sich in der Regel schnell wieder einstellen und ihre Versuche, mittels ihrer Lebensäußerungen Lösungen herbeizuführen, haben kaum Aussicht auf Erfolg.

Was sind nun denkbare Arbeitsziele für den therapeutischen Prozess? Pleyer (2015) benennt vier ihm wesentlich erscheinende Punkte:

1. die Förderung des Beobachtens und Beschreibens und eines angemessenen (neuen) Wahrnehmens der Signale des Kindes,
2. das Erzeugen einer hohen psychischen und physischen »Präsenz« (vgl. auch Omer u. von Schlippe 2002) und das Herbeiführen verantwortlicher Entscheidungen durch die Eltern,
3. Forcierung und Begleitung einer respektvollen Konfliktregulierung und
4. das Unterstützen und Einüben von Kooperation.

Es scheint so, dass derartige Überlegungen gerade von neueren Konzeptualisierungen wie einzelnen, auch tagesklinischen Eltern-Kind-Einheiten aufgegriffen werden, die sich gleichermaßen an der Seite der Kinder und der Eltern oder des entscheidenden Elternteils sehen.

Man könnte auch formulieren, dass den Familien ein Erklärungsmodell angeboten wird, dass vergleichbar einer Externalisierung den Umgang mit einem Muster zum Thema macht, ohne die Akteure zu pathologisieren, für die das gezeigte Verhalten einen Lösungsversuch, eine auf der Basis ihrer Geschichte und ihres Erlebens sinnvoll erscheinende Form der Verantwortungsübernahme darstellt – auch wenn sie aus der Außenperspektive zunächst anders erscheint.

Dabei fällt der therapeutische Einstieg keinesfalls leicht, wenn Eltern beispielsweise wie affektiv erstarrt wirken, in ihrem Verhalten den Kindern gegenüber als abwertend erscheinen und Angeboten, eindeutiger kooperativ Position zu beziehen, ausweichen oder Verantwortung an das therapeutische System delegieren. Oder wenn sie letztendlich dem Kind gegenüber beharrlich in die Down-Position gehen und gut gemeinte Interventionen verwerfen, weil sie an die eigene Stärke nicht mehr glauben.

Zwischen den Extremen schwankend, sich dem Kind zu unterwerfen oder es zu dominieren, letztendlich aber so oder so nicht von ihrer Wirksamkeit überzeugt zu sein, kann es dann zur Abgabe elterlicher Verantwortung kommen mit ambivalent besetzten Optionen. Einerseits besteht der Wunsch, das Kind abzugeben, und gleichermaßen aber auch die Angst, es zu verlieren. So wird zunehmend Verantwortung delegiert an Experten, an Außenstehende. Diese Delegation hat in der Tat eine hohe Sogwirkung, wenn sich »Helfer« allzu leicht auf dieses Muster einlassen. Sie setzen sich damit der Gefahr aus, sich schnell auf in den Familien vertraute Bindungsmuster einzulassen, und erkennen u. U. erst spät, dass die vordergründige Kooperationsbereitschaft der Eltern – auch das wiederum auf dem Hintergrund ihrer Biografie und ihrer Erfahrungen mit Orientierung versprechenden Bezugspersonen (und den damit gemachten traumatischen Erfahrungen) – ambivalent bleibt. Letztendlich bleiben diese Eltern überzeugt, dass sie keine wirksame Hilfe zu erwarten haben. Verschärft wird ein derartiges Muster durch Konflikte zwischen den Eltern, die bis in die Herkunftsfamilien reichen und von diesen genährt werden können.

Dass erlebte Hilflosigkeit eines oder beider Elternteile, das Erfahren von Unwirksamkeit den Anforderungen des Kindes gegenüber, dass dieses traumatisierende Erleben von Eltern durchaus bewusst oder unbewusst i. S. der eigenen Üb erlebensstrategie triggern kann, bedarf keiner Erläuterung. Es belastet die Paarbeziehung erheblich und nährt damit den Circulus vitiosus.

Zusammenfassend bietet das Konstrukt der »parentalen Hilflosigkeit« ein Verstehensangebot, das auf die Pathologisierung der Betroffenen verzichtet, vielmehr ein in seiner Entstehung Not wendendes und damit notwendiges Muster beschreibt, das gleichwohl in passagere Sackgassen führt. Die Ankopplung an therapeutische Systeme bietet die Chance, dieses »Spiel« auf eine neue Bühne zu bringen. Dazu ist aber erforderlich, den Fokus nicht allein auf das Kind zu richten, dessen Symptome allenfalls Veranlasser der Dienstleistung sind. Pleyer warnt geradezu vor einer allzu schnellen »Beseitigung« der kindlichen Symptomatik und rät dringend dazu, den kindlichen Lösungsversuch als »Treibstoff« eines umfassenderen Therapieprozesses zu nutzen.

Abschließend sei in unserem Zusammenhang auch auf einige Grenzen, vielleicht kann man auch sagen besondere Aspekte des Konzepts hingewiesen. Verhalten von Kindern mit Intelligenzminderungen, die beispielsweise im Rahmen von genetischen Syndromen neben der geistigen Behinderung schwere Formen selbstverletzenden Verhaltens zeigen, führen die meisten Eltern an Grenzen des durch sie Leistbaren. Viele Eltern leisten über Jahre Erstaunliches, sind aber dann doch erschöpft, benötigen zu Recht Entlastung. Der Umgang mit dem Verhalten führt zwar zu einer besonderen Psychodynamik, auch zu Hilflosigkeit. Es wird aber kaum in Zweifel zu ziehen sein, dass hier nahezu alle Eltern - wie engagiert und unbelastet sie sein mögen - an Grenzen stoßen. Hier steht ganz im Vordergrund, diesen Eltern Respekt zu zollen. Dass sie dann institutionelle Unterstützung suchen, darf keinesfalls in Kategorien wie Verantwortungsabgabe oder Scheitern konnotiert werden. Viel sinnvoller wird sein, in solchen Fällen die Abgabe des Kindes in professionelle Hände gerade als Akt verantwortlichen Handelns zu verstehen, und Eltern, die sich Vorwürfe machen, zu entlasten, sie bei dem Übergang des Kindes in eine Institution unterstützend zu begleiten. Für jahrelange Überforderung zahlen die Eltern behinderter Kinder oft einen hohen, auch gesundheitlichen Preis.

Kurzum: Das Konzept der »parentalen Hilflosigkeit«, das in einen Interaktionszyklus lang anhaltender »Kotraumatisierung« von Eltern und Kindern einmünden kann, bietet einen gangbaren Weg, erhebliche Nöte von Familien mit ihren Konsequenzen für die Kinder ganzheitlich aufzugreifen. Dabei müssen jedoch Besonderheiten des Umgangs von Familien mit »Behinderung« bedacht werden.

THERAPEUT 1: *Können wir denn nun mit diesen Anregungen leben?*

THERAPEUT 2: *Immerhin haben wir jetzt doch eine Möglichkeit, Scheitern – mit den gerade gemachten Einschränkungen – in Sprache zu bringen, ja eigentlich geht es ja fast zu weit, von Scheitern zu reden, wenn man den Kontext erweitert und die Entwicklungsbedingungen der Familien einbezieht.*

THERAPEUT 1: *Gut, das wird wahrscheinlich vielen Familien helfen – und uns, weil es eben, so wie Pleyer ausführt, eine wertvolle Landkarte sein kann.*

THERAPEUT 2: *Aber die Leute haben sich hier immerhin entschieden, den Kontakt zum Therapeuten zu suchen. Pleyer hat seine therapeutische Basis, wie er schreibt, in der tagesklinischen Arbeit. Da gibt es ja doch noch eine Selektion. Ist mehr Kontrolle gewünscht, erscheinen die elterlichen Ressourcen wirklich erschöpft, werden die Klienten doch eher anders verwiesen: an stationäre Bereiche und oft in ausweglos erscheinenden Lebenslagen an die Jugendhilfe oder Behinderteneinrichtungen.*

THERAPEUT 1: *Auch parentale Hilflosigkeit kann Situationen herbeiführen, in denen jemand sagt: Mit Blick auf die Entwicklung des Kindes geht das gar nicht. Wenn das klar ist, können wir dennoch bei Bedarf etwas anbieten, was unter den Rahmenbedingungen geht. Aber wir brauchen dann auch Kontrollinstanzen, die klar sind und sich nicht drauf zurückziehen, dass wir das klären. Die brauchen wir dann auch in unseren Familiengesprächen.*

THERAPEUT 2: *Und die Frage der Kindeswohlgefährdung stellt sich bei Kindern mit Behinderungen doch besonders oft, weil die so viele traumatisierende Erfahrungen machen und auch weil sie als vulnerabler gelten als andere Menschen, mehr jedenfalls als ihre Altersgenossen. Dann gehören die Ordnungsinstanzen in unsere Gespräche mit den Familien hinein.*
THERAPEUT 1: *Ich hoffe, wir haben die Leser nicht überfordert, weil wir doch sehr unterschiedliche Konstellationen beschrieben haben, die uns zu unterschiedlichen Angeboten und Entscheidungen herausfordern.*
THERAPEUT 2: *Deshalb ist es ja so zentral, dass wir uns von Beginn an darauf konzentrieren, mit den Familien zu klären, was unsere Aufgaben sind. Oft steigen wir zu schnell ein und machen irgendetwas gut Gemeintes, ohne die Spielregeln verstanden zu haben.*
THERAPEUT 1: *Das macht es aber auch spannend. Man kann den Prozess auch Diagnostik nennen, eine Diagnostik, die unser Tun genauso umfasst wie das der Familien. Und eigentlich sind die möglichen, hieraus resultierenden Ideen immer auch schon Therapie – oder?*

9 Noch viel zu tun: Vernetzte Strukturen spezifischer Angebote

9.1 Vorbemerkung

Normalisierung (der Lebensverhältnisse) für Menschen mit Behinderungen und ihre Integration (in die Gemeinde), mehr Autonomie und Selbstbestimmung in allen Lebensentscheidungen und Abkehr von der »fürsorglichen« Fremdbestimmung mit Betonung der Nutzung und Unterstützung individueller Ressourcen (Empowerment), verstärkte Offenlegung der (brachliegenden, versteckten) Potenziale im (fiktiven) Sozialraum (Sozialraumorientierung) und zuletzt die faszinierende Idee der Inklusion (der gleichberechtigten, ungehinderten Teilhabe aller Menschen am gesellschaftlichen Leben trotz ihrer vielfältigen Unterschiede) - das sind zusammengefasst die wesentlichen ideologischen *Paradigmen* vergangener und heutiger Versorgungspolitik für Menschen mit Beeinträchtigungen.

Alle diese zutiefst humanistischen Ideen verdienen unsere vollste Unterstützung, und wir sehen uns als Teil einer Versorgungspraxis, in der wir solche Ideen im eigenen professionellen Alltag umzusetzen versuchen. Wir glauben, dass systemisches Denken verbunden mit zahlreichen eklektizistischen Praxiskonzepten die angemessenste Sichtweise darstellt, diese Praxis zu organisieren.

Gleichzeitig hat dieser Paradigmenwandel dazu geführt, dass Menschen mit Intelligenzminderungen und ihre Familien mit ihren speziellen Bedürfnissen aus den Nischen der überdeckenden und schambesetzten Fürsorglichkeit, aus den furchtbaren Lebensbedingungen der sozialen Ausgrenzung und Isolation in den Oligophrenieabteilungen der großen Psychiatrien und - zumindest teilweise - den riesigen Behindertenanstalten ins öffentliche Leben eingetreten sind und zum selbstverständlichen Teil - wie es jetzt die Idee der Inklusion propagiert - der Zivilgesellschaft werden sollen. Die Versorgungssysteme - vor allem die der gesundheitlichen Versorgung (Psychotherapie, Psychiatrie) - haben sich bisher nur sehr zögerlich auf diese Entwicklungen einstellen können oder wollen, aus vielerlei Gründen, die hier nicht alle diskutiert werden können.

Einer der gesellschaftlichen Gründe für diese Zurückhaltung mag die Hoffnung gewesen sein, dass diese sozialen Veränderungen zu normalen Lebensbedingungen einen wesentlichen Teil der seelischen und Verhaltensprobleme bei Menschen mit Intelligenzminderung verschwinden lassen würden. Dabei wird jedoch übersehen, dass die ökonomische und soziale Wirklichkeit der modernen Gesellschaft andere, neue Herausforderungen und Belastungen mit sich bringt, deren Bewältigung Menschen mit Intelligenzminderung und ihre Familien an ihre Grenzen bringt. Vielleicht etwas plakativ: Mit der Normalisierung und Integration wurden natürlich auch die üblichen psychischen und sozialen Belastungen und Risiken in der modernen Gesellschaft für die Menschen mit Intelligenzminderung und ihre Familien »normal«. Im Folgenden diskutieren wir einige Aspekte dieser Herausforderungen unter systemisch-psychiatrischer Perspektive.

Selbstverständlich gibt es eine Vielzahl nützlicher und hilfreicher psychiatrischer, psychotherapeutischer und (heil-)pädagogischer Spezialangebote in allen Versorgungssystemen. Sie decken aber - und das ist politischer Konsens - bei Weitem nicht die wirkliche Bedarfslage, trotz erheblicher Verbesserungen in den letzten 20 Jahren. Gerade die Auseinandersetzungen um eine inklusive Versorgungspraxis haben die Versorgungsdefizite sehr deutlich gemacht.

(Auf eine weitergehende Diskussion der Entscheidungsnotwendigkeiten für Familien mit intelligenzgeminderten Angehörigen im Kontext der Inklusionsdebatte - z. B. Kindergarten, Schule, Wohnform - können wir an dieser Stelle nicht eingehen und verweisen auf den Kap. 7 der Onlinematerialien[44].)

44 http://www.carl-auer.de/machbar/psychische_stoerungen_bei_kindern_und_jugendlichen_mit_intelligenzminderung.

9.2 Zur Realisierung vernetzter Hilfen

Auch wenn die folgende Position von Inklusionsbefürwortern teils heftig attackiert wird:

Die Feststellung einer Störung, einer Behinderung, einer Krankheit, eines »Förderbedarfs«, mindestens aber eines veränderungswürdigen persönlichen und/oder sozialen Problems wird noch lange Zeit notwendig bleiben, überall dort, wo Unterstützungsleistungen gewünscht und erbracht werden. In den allermeisten Fällen ist daher eine »doppelte Buchführung« angezeigt, die nach außen hin die notwendige kategoriale Zuschreibung einer ICD-10-Krankheitsdiagnose oder Behinderungsform bescheinigt, gleichzeitig aber zur angemessenen Gestaltung des internen Klientenkontaktes eine dimensionale Beschreibung oder ausgehandelte Feststellung eines schwierigen, belastenden Problemzustandes braucht.

Aus systemischer Sicht ist diese Praxis unter verschiedenen Voraussetzungen unschädlich, ja sogar notwendig (vgl. Lieb 2014, S. 13 ff.),

- um an die Denkmodelle der Eltern, die meistens die kategorialen Begriffe der Medizin, der Psychologie oder der Pädagogik übernommen haben, anzukoppeln;
- um mit den Fachleuten in den Versorgungssystemen, die diese Begrifflichkeiten benutzen, kommunizieren zu können und sich selbst als ernst zu nehmenden Experten zu positionieren;
- um schließlich überhaupt die Voraussetzungen zu schaffen, dass Unterstützungsleistungen in den sozialen Hilfesystemen möglich werden.

Nach Lieb (2014, S. 16 f.) müssen diese Kategorien »als eine mögliche Wirklichkeitskonstruktion und nicht als ›Wahrheit‹« in die Kommunikation eingebracht werden. Und es muss deutlich werden, dass solche Bezeichnungen keine Merkmale der damit bezeichneten Personen oder Systeme sind, sondern Zuschreibungen von außen. Entscheidend ist der Nutzen für den Klienten. Im fachlichen und politischen Diskurs sollte vermieden werden, dass diejenigen, die »Probleme« als solche kennzeichnen, um Hilfeleistungen zu ermöglichen (in welchem Kontext auch immer), als Menschen diskriminiert werden, die nur diskriminieren wollen (oder aus anderen abwertenden Gründen), und das diejenigen, denen das »Etikett« angeheftet werden musste, um Unterstützungsleistungen zu bekommen, damit diskriminiert werden.

Bei der Vielzahl ambulanter, z. T. konkurrierender Angebote ist eine frühe Vernetzung medizinischer, pädagogischer und psychosozialer Hilfen anzustreben, da ansonsten mögliche Synergien nicht hinreichend genutzt und konträre und damit verunsichernde Meinungen an die Familie herangetragen werden.

Anfänglich nur als Kinderschutz eingesetzt zur Abwendung von Kindesmisshandlung und/oder -missbrauch und parallel zu den etablierten Frühförderstellen und Sozialpädagogischen Zentren (SPZ), werden jetzt »frühe Hilfen« zunehmend in dem Sinne verstanden, dass sie Entwicklungsmöglichkeiten von Kindern in Familie und Gesellschaft frühzeitig und nachhaltig verbessern. Es sollen die psychosozialen Belastungen von Familien frühzeitig erkannt und die Erziehungskompetenzen der Eltern gestärkt werden, um die Entwicklungsbedingungen der Kinder zu verbessern (Sann 2010). Dies funktioniert nur, wenn die beteiligten Versorgungssysteme, nämlich Jugend- und Behindertenhilfe, Gesundheitswesen (niedergelassene Ärzte, Geburtskliniken), öffentlicher Gesundheitsdienst (Gesundheitsämter: Kinder- und Jugendgesundheitsdienst KJGD und Kinder- und Jugendpsychiatrischer Dienst KJPD) sowie andere Systeme (Schwangerschaftsberatungsstellen, Frühförderung, Unterstützungsangebote für Frauen, die von häuslicher Gewalt betroffen sind) verbindlich strukturell vernetzt werden (vgl. Sann 2010). Mit den versäulten und gegliederten deutschen Versorgungssystemen war dieses Projekt von vornherein zum Scheitern verurteilt.

Spezielle Case-Management-Strukturen im Sinne der Verfügbarmachung und Bereitstellung vorhandener, für notwendig erachteter Hilfen fehlen. Case-Management bedeutet, dass die Familie Teile ihrer Verantwortlichkeit an einen professionellen Helfer delegiert, indem sie ihn beauftragt, im »Dschungel« der psychosozialen Angebote in der Region die passenden Hilfen zu suchen und dafür zu sorgen, dass sie bereitgestellt werden. Case-Manager brauchen eine eindeutig definierte Problembeschreibung, nämlich die Diagnose einer Krankheit, Störung oder Behinderung oder die Feststellung eines Förderbedarfs, um die »Eintrittskarten« der jeweiligen Hilfesysteme zu bedienen, damit überhaupt Hilfen möglich werden.

Das Versorgungsmodell der Sozialpädiatrischen Zentren wurde als vorbildlich angesehen auch für die spezialisierte ambulante Versorgung von erwachsenen Menschen mit Behinderungen, vor allem wegen des hoch spezialisierten interdisziplinären und multiprofessionellen Angebots. 2016 wurde tatsächlich die gesetzliche Grundlage (§§ 119c SGB V) für die sog. Medizinischen Behandlungszentren für erwachsene Menschen mit Behinderung (MZEB) geschaffen, deren Einrichtung nun in vielen Regionen vorangetrieben wird. Es bleibt zu hoffen, dass hier über das enge medizinisch-rehabilitative Konzept hinaus die seelischen Probleme von Menschen mit Intelligenzminderung mehr Beachtung finden und wirklich psychotherapeutisch-psychiatrische Kompetenz integriert ist. Die seitens der Autoren entwickelten Vorstellungen zu einem klinikassoziierten Kompetenzzentrum für Kinder und Jugendliche mit einer ausführlichen Darstellung vernetzter ambulanter, vor- und nachsorgender sowie aufsuchender Angebote finden Sie in Kap. 10 unserer Onlinematerialien[45].

Auch wenn es in Deutschland nur wenige Kliniken der Kinder- und Jugendpsychiatrie gibt, die für diese Klientel spezialisierte Diagnostik- und Behandlungsangebote vorhalten (geschätzt ca. 10 % der ca. 150 Kliniken und Abteilungen), und die spezielle ambulante Versorgung als noch defizitärer, das psychotherapeutische Angebot als katastrophal gilt (vgl. Hennicke 2008), geraten gerade Spezialangebote, die in einigen Bundesländern gefordert werden, in anderen unter den Druck inklusiven Mainstreams. Die Debatte wird politisch geführt und lässt außer Acht, dass beispielsweise Kinder und Jugendliche mit

45 http://www.carl-auer.de/machbar/psychische_stoerungen_bei_kindern_und_jugendlichen_mit_intelligenzminderung.

Intelligenzminderungen überwiegend nicht in einem inklusiven Milieu leben. Sie werden also einer Umgebung ausgesetzt, die ihnen im Hinblick auf die Gruppenkonstellationen eher fremd und wenig vertraut ist, um dann wieder beispielsweise nach dem stationären Aufenthalt in die Förderschule zurückzukehren. Das Ziel der erfolgreichen Rückkehr in die vertraute Lebenssituation wird damit - zumindest ein Stück weit - konterkariert.

Andererseits darf es keinen Zweifel daran geben, dass alle Anstrengungen unternommen werden müssen, um Kindern und Jugendlichen in psychischen Notlagen ebenso wie ihren Familien möglichst gemeindenahe Angebote zu machen. Dazu gehören jugend- bzw. behindertenhilfliche ebenso wie therapeutische Angebote, die denen für normal intelligente Kinder entsprechen, einschließlich solcher in akuten Krisensituationen.

Das Dilemma, nicht alles in unmittelbarer Nähe in ausreichender Qualität bereithalten zu können, ist nicht auflösbar - niemand würde etwas weiter entfernte Neonatalzentren ablehnen. Hinsichtlich der Vernetzung der im Feld tätigen regionalen Akteure und der Erkenntnis der eigenen Zuständigkeit auch für Menschen mit Behinderungen u. a. im therapeutischen Bereich gibt es jedoch noch - schließlich dann auch zu finanzierende - Spielräume für Verbesserungen und eine Vielzahl ermutigender Projekte.

9.3 Organisation der Nachsorge nach Klinikaufenthalt

Wenn also Klienten aus der Klinik für Kinder- und Jugendpsychiatrie entlassen werden, kommen sie und ihre Familien in eine gänzlich anders strukturierte Realität, auf die sie sich unbedingt vorbereiten müssen. Mit der Aufnahme (in eine Klinik) beginnt die Entlassung! Alle Bemühungen einer Klinik, vor allem aber der Familien, der Kinder und Jugendlichen und der diversen Zuweiser (Schulen, Heime, Jugendämter, Helfer und Therapeuten) sind darauf gerichtet, nach der Behandlung in der Klinik im Lebensalltag besser, weniger leidvoll, angemessener, zufriedener zurechtzukommen. Die hohe therapeutische Kunst der Klinik besteht darin, Anregungen, Anstöße, Ideen zu erzeugen, die Entwicklung beim Klienten und seiner Familie zu einer besseren Qualität in ihren wirklichen Leben ermöglichen sollen. Es wäre tragisch für den Betroffenen und nutzlose Ressourcenvergeudung, wenn die in der Klinik begonnene Entwicklung nach der Entlassung keine Chance hat, weiterzugehen.

Einleitung von Nachsorge heißt zweierlei:

- Aktivierung oder Organisation ambulanter und stationärer Unterstützungssysteme, die die begonnene Entwicklung (die - das dürfte wohl grundsätzlich so sein - mit der stationären Behandlung niemals abgeschlossen ist) begleiten. Dazu müssen die relevanten Vertreter sehr frühzeitig in das Behandlungssetting einbezogen werden (in vielfältiger Weise je nach »Fall«, wie wir oben beschrieben haben). Dabei geht es auch um die Frage, welche Formen der Unterstützung voraussichtlich nach dem Klinikaufenthalt angezeigt sind und wer dafür die Kosten übernimmt.
- »Andocken« der Kinder und Familien an diese Unterstützungssysteme mit Klärung vieler Fragen, beispielsweise, welche Personen welche Unterstützungen in welcher Form anbieten. Die persönliche Begegnung zwischen der Familie und diesen Personen zur Auftragsklärung sollte, wenn immer möglich, während der stationären Aufnahme organisiert werden.

Wenn Nachsorgemaßnahmen eingeleitet wurden, empfehlen wir eine große gemeinsame Abschlusskonferenz (»Helferkonferenz«) zur konsensuellen Abstimmung, aber auch im Sinne einer guten Verabschiedung von der Familie und der verantwortungsvollen »Übergabe« an die neuen Unterstützer. Neben den bereits angesprochenen Case-Managern könnten auch - bei absehbar besserer Refinanzierung - aufsuchend tätige Klinikmitarbeiter im Rahmen einer Klinikambulanz nachsorgend tätig werden.

Schließlich sollten die zur Einleitung weiterer Maßnahmen notwendigen Berichte möglichst schnell vorliegen. Es empfiehlt sich, diese mit den Eltern und sofern möglich auch den Jugendlichen durchzusprechen und ihnen den Bericht zur Verfügung zu stellen, damit sie entscheiden können, ob sie ihn an Helfer etc. weitergeben[46]. In prekären Situationen (hilflose, erschöpfte, überforderte Familien) sollte eine schriftliche Erlaubnis eingeholt werden, wem die Epikrise kommuniziert werden darf.

9.4 Alternativen zur Klinikaufnahme

Kriseninterventionsmöglichkeiten oder schnell greifende stationäre Angebote für Kinder und Jugendliche mit Intelligenzminderung sind eine seltene Ausnahme. Mancherorts gibt es Krisendienste der Jugendämter oder auch kommunale Krisendienste (wie z. B. in Berlin), die sich auch für diese Klientel zuständig erklären. Die stationären Kinder- und Jugendnotdienste sowie die sog. Clearinggruppen (oder Krisenwohngruppen) gibt es ausschließlich im Rahmen der Jugendhilfe[47]. In Not geratene Kinder und Jugendliche mit Intelligenzminderung werden - wenn überhaupt - zumeist in Regelwohngruppen der Behindertenhilfe aufgenommen, die gerade einen Platz frei haben, ohne für solche Situationen notwendiges spezielles pädagogisches Know-how. Allerdings sind zumindest in einigen Regionen an stationäre Einrichtungen angegliederte stationäre und ambulante Krisenangebote geplant.

9.5 Ständige Balance: Assistenz und Familiengleichgewicht

Unterstützung kann sehr vielfältig sein und von der Navigationshilfe zu psychosozialen Angeboten über konkrete Begleitung bei der Wohnraumsuche, die Bereitstellung von Familienhebammen bis hin zu spezieller Hilfe im alltäglichen Umgang mit einem behinderten Kind gehen. Medizinische Hilfen, psychosoziale Unterstützungen und individuelle

46 Eine faszinierende Vorstellung wäre, in der Entlassphase aus der Klinik gemeinsam mit den Eltern die Epikrise zu erstellen. *Aus arbeitsökonomischen Gründen erscheint dies jedoch kaum realistisch.*

47 Für Berliner Verhältnisse sei angemerkt, dass die meisten dieser Krisenangebote der Jugendhilfe eng mit Kinder- und Jugendpsychiatern zusammenarbeiten.

Fördermaßnahmen sollten so aufeinander abgestimmt sein, dass das Gesamtgleichgewicht der Familie nicht beeinträchtigt wird und die persönlichen Wachstumschancen aller Familienmitglieder möglichst gewahrt bleiben.

Es wurde darauf hingewiesen, mit welch unterschiedlichen Diensten, Professionen und jeweiligen unterschiedlichen Sichtweisen Familien im Verlauf der ersten Lebensjahre ihres Kindes konfrontiert werden und wie schwer es ihnen gemacht werden kann, eigene Haltungen, Überzeugungen und Handlungsstrategien im Umgang mit dem Lebensschicksal des Kindes und der Familie zu entwickeln.

Sind beim Kind früh gezielte Förderung, Physiotherapie oder andere medizinische Hilfen erforderlich, ergeben sich vermehrte zeitliche Belastungen für Eltern. Bislang bestehende Freundschaften und Kontakte können demgegenüber in den Hintergrund treten mit der Folge zunehmender Isolation, erst recht wenn das Kind im sozialen Umfeld wenig Akzeptanz erfährt. Eltern sollten gestärkt werden, ihre vor der Geburt bestehenden Beziehungen soweit eben möglich aufrechtzuerhalten, um dieser Gefahr zu begegnen. Psychosoziale Helfer sollten wissen, dass ihre Kontakte und Interventionen auch immer Auswirkungen auf das familiäre Ganze haben und hier zu Irritationen führen können. Sie müssen also so begrenzt sein, dass den Eltern noch Luft bleibt für sich selbst, die eigenen Interessen, für Geschwister, Verwandte und Freunde. Voraussetzung ist, dass die Familien hier auf entlastende Dienste zurückgreifen können, dass sie früh gut beraten sind, auch mit Blick auf ihre rechtlichen Ansprüche auf konkrete Leistungen.

Selbsthilfeorganisationen, die eine enorme Bedeutung für die betroffenen Familien haben - wie z. B. die Bundesvereinigung Lebenshilfe mit ihren zahlreichen regionalen Unterorganisationen -, bieten einerseits Austauschforen, andererseits beraten sie in vielen sozialrechtlichen Fragen oder organisieren Freizeit- und Entlastungsangebote (»Familienunterstützender Dienst«)[48].

48 Es gibt eine Vielzahl häufig sehr gut und »schlagkräftig« organisierter Selbsthil-

Jede Familie wird für sich entscheiden müssen, was für sie das richtige Maß an Unterstützung ist und welche Kanäle sie für Hilfestellungen nützt.

Evan Imber-Black (1990) hat Fragen der Interaktionen zwischen Helfersystemen und Familien ein ganzes Buch gewidmet (»Familie und größere Systeme«) mit dem Untertitel: *»Im Gestrüpp der Institutionen«*. Imber-Black, selbst Mutter eines von Behinderung betroffenen Kindes, sieht Familien mit behinderten Kindern häufiger der Kritik ausgesetzt als wegen ihrer Ausdauer gelobt. Sie rät dazu, die Erfahrungen der Familien mit psychosozialen Helfern zu erfragen, um sich wiederholende Interaktionsmuster zu erkennen, vermeidbare Fehler in der Beziehungsgestaltung nicht erneut geschehen zu lassen, und mit Blick auf die Ressourcen Weiterentwicklung anzuregen. Imber-Black regt sehr dazu an, Familien mit ihren Ressourcen als Mitgestalter in Beratungsprozesse einzubeziehen und Stigmatisierung zu vermeiden. Gerade weil eine oft lebenslange Abhängigkeit der Familien von Helfern und Helfersystemen besteht, müssen diese Dynamiken in besonders aufmerksamer Weise in die Beratungs- und Behandlungs-

fegruppen für Eltern von Kindern mit speziellen Syndromen. Es gibt praktisch kein spezielles Syndrom, wo sich nicht Eltern zusammengefunden haben, um sich über die Besonderheiten des Behinderungs- oder Störungsbildes auszutauschen, sich über die neuesten wissenschaftlichen Erkenntnisse zu Diagnostik und Therapie zu informieren, spezielle rechtliche Fragen zu diskutieren, Fortbildungstagungen zu organisieren. Die Mitglieder dieser Organisationen sind oftmals hervorragend informiert und daher gegenüber Ärzten, Psychologen und anderen Fachleuten und Beratern eher in einer fachlichen »Expertenrolle«, die durchaus sehr fordernd und bestimmend sein kann und die sie manchmal sogar ein Stück weit aus ihrer primären Elternrolle verdrängen kann. Als Problem zeigt sich daher auch nicht selten - und in manchen Organisationen wird das offen diskutiert -, dass die Eltern geneigt sind, alle Lebensäußerungen ihrer Kinder nur noch als typischen Ausdruck des jeweiligen Syndroms oder Störungsbildes zu sehen. Dort, wo es gelingt, mit den verfügbaren fachlichen Informationen den Alltag in der Familie besser zu gestalten und die elterliche Beziehung zum Kind eher zu vertiefen, weil manche Äußerungen besser verstanden werden, sind diese speziellen Selbsthilfegruppen äußerst hilfreich und entlastend, zumal sie auch - und das sei hier besonders betont - eine erhebliche Lücke in der gesundheitsbezogenen Regelversorgung füllen.

kontexte einbezogen werden. Worauf psychosoziale Helfer achten sollten, haben wir in Kap. 3 der Online-Materialien[49] nochmals aufgelistet.

49 http://www.carl-auer.de/machbar/psychische_stoerungen_bei_kindern_und_jugendlichen_mit_intelligenzminderung.

10 Empfehlungen für Eltern von Kindern mit Intelligenzminderungen

Allgemeine Empfehlungen zu geben, ist vielen Therapeuten fremd. Auch die hier gegebenen Empfehlungen sind ungeeignet für eine unkritische generelle Weitergabe. Sie können Orientierung und Anregung geben im Rahmen eines therapeutischen Prozesses, bedürfen aber der individuellen Anpassung.

1. **Vergessen Sie auch in Krisenzeiten nicht, stolz zu sein auf das, was Sie bereits erreicht haben!**
   Leider gerät in Krisenzeiten oft in Vergessenheit, was man schon alles erreicht hat (das Kind ist beispielsweise so gut gefördert worden, dass es zur Schule gehen kann und bereits die Klasse x erreicht hat). Es kann helfen, sich daran zu erinnern.
2. **Messen Sie sich und Ihr Kind nicht allzu sehr an den allgemeinen Normvorstellungen und überhöhten Erwartungen!**
   Man könnte auch sagen: Erfinden Sie Ihre eigenen Normen und feiern Sie jedes erreichte Ziel.
3. **Erfinden Sie mit Ihrer Familie Feiern und Rituale, die zu Ihnen passen!**
   Beginnend bei der Geburt bis hin zu Übergängen in das Erwachsenenleben gibt es eine Vielzahl familiärer Rituale wie beispielsweise Tauffeiern, Geburtstagsfeiern, Hochzeiten etc. Rituale erstarren, wenn sie nicht neue Entwicklungen aufnehmen und einbeziehen. Manchmal verzichten Familien aus Scham auf Rituale. Die Geburt eines Kindes wird beispielsweise mit der Taufe gefeiert. Eine Familie stellte diese Feier unter das Motto: »Mit Kampf ins Leben«, nachdem das Kind Geburtskomplikationen hatte. Ein anderes Beispiel wäre ein Abschiedsritual beim Übergang in eine Wohneinrichtung, in dem eine junge Erwachsene ihren Eltern ein Geschenk als Dank für die bisherige Unterstützung macht und die Eltern ein Kochgeschirr schenken, als Dank ihrerseits und als Symbol, dass ihre Tochter jetzt für sich sorgen kann.

4. **Sprechen Sie mit Ihrem Partner oder Ihren Freunden über Ihre Freude und Ihre Erfolge, aber auch über Enttäuschungen und »verbotene« Gefühle wie Ablehnung, Hilflosigkeit und Wut!**
   Elternsein wird meistens mit großem Glück verbunden, was es aber zumindest nicht durchgehend ist. Auch ist es u. U. nicht einfach, die Behinderung zu akzeptieren. Manchmal wird so getan, als dürfe man darüber nicht sprechen. Wir glauben demgegenüber, dass gerade das hilfreich sein kann.
5. **Verteilen Sie Ihren Familienkuchen - soweit das eben möglich ist - unter allen Familienmitgliedern! Sorgen Sie für gleich große Stücke für alle Geschwister! Sorgen Sie auch für ein großes Stück für sich selbst!**
   Viele Eltern sorgen intensiv für ihre Kinder, nehmen aber wenig Rücksicht auf sich selbst und ihre individuellen und partnerschaftlichen Bedürfnisse. Manchmal ist das notwendig, denken Sie an das Gleichgewicht der ganzen Familie. Bedenken Sie, dass Sie nicht nur Eltern, sondern auch ein Ehepaar sind. Nehmen Sie sich Zeit für sich selbst; nutzen Sie jede Chance der Entlastung.
6. **Denken Sie in Krisenzeiten daran, dass in Ihrer oft schwierigen Situation nicht nur Sie Schwierigkeiten haben, sondern andere sie genauso hätten und dass Ihre Lebensumstände Ihnen mehr abverlangen als anderen!**
   Unter welchen Umständen man in Krisen gerät, was alles zusammenkommen kann, ist leider kaum absehbar. Wenn Eltern sich dafür verantwortlich und schuldig fühlen, ist es hilfreich, sich klarzumachen, dass unter den gegebenen Umständen in jeder Familie »Stress« entstehen würde und der selbst erlebte Stress nichts mit persönlicher Unfähigkeit zu tun hat.
7. **Fördern Sie in Maßen!**
   Manche Eltern werden vom Ausmaß ihnen angeratener Fördermaßnahmen für ihr Kind nahezu erschlagen. Deshalb der Hinweis, hier Grenzen zu setzen und sich auf das zu konzentrieren, was machbar ist.

8. **Krisen können Chancen sein. Unterschätzen Sie nicht die Überlebenskraft Ihres Kindes!**
In Krisen liegt immer auch eine Chance. Sie können beispielsweise Hinweis darauf sein, dass außerfamiliäre Hilfen mobilisiert werden müssen. Und manchmal können Krisen auch der Anstoß dazu sein, die trotz seiner Behinderung bestehende Kraft eines Kindes besser wahrzunehmen.
9. **Auch Kinder mit Behinderungen können Tyrannen sein: Gönnen Sie Ihren Kindern gute und eindeutige Grenzen!**
Kinder mit Behinderungen erfahren zu Recht besondere Unterstützung und Hilfe. Ebenso wie die meisten anderen Kinder und Jugendlichen wachsen sie aber auch an guten Grenzen.
10. **Schützen Sie Ihr Kind, Ihre Familie und sich selbst vor Überforderung! Nehmen Sie Hilfe an - selbst ein Heimaufenthalt kann eine gute Wahl sein!**
Familien mit behinderten Kindern leisten meist ganz Erstaunliches. Manche Eltern geraten aber an ihre eigenen Grenzen oder gehen sogar darüber hinaus. Verantwortliches Handeln kann sich auch darin ausdrücken, rechtzeitig Hilfen in Anspruch zu nehmen.
11. **Unterschätzen Sie nicht die Fähigkeit Ihres Kindes, soziale Situationen zu erfassen, Stimmungen zu erspüren!**
Nicht selten wird unterstellt, dass Kinder mit Intelligenzminderungen soziale Situationen nicht erfassen. Nach unserer Erfahrung wird die Mehrzahl der Kinder hier unterschätzt. Es mag sein, dass die Kinder sich weniger gut äußern können, ihr Gespür für Stimmungen in ihrem Umfeld ist eher hoch (nicht zuletzt, weil sie in besonderem Maße auf die Wahrnehmung der Stimmungen in ihrem Umfeld angewiesen sind).
12. **Suchen Sie nach einem Weg, mit Ihrem Kind über seine Behinderung und die daraus resultierenden Fragen zu sprechen!**
Kinder mit Intelligenzminderungen erfahren täglich die Auswirkungen ihrer Einschränkungen. Es gibt aber eine große Scheu, mit ihnen darüber zu sprechen – sie sind ja deshalb nicht weniger wertvoll. Lassen Sie Ihr Kind hier nicht allein, damit es lernt, mit seinen

Einschränkungen umzugehen, ohne sich minderwertig zu fühlen.

13. **Geben Sie Ihrem Kind Möglichkeiten, stolz auf sich zu sein!**
Sicher eine allgemeine Grundregel. Bei Kindern mit Intelligenzminderungen ist sie mit der Notwendigkeit verbunden, Anforderungen so zu gestalten, dass sie leistbar sind und Erfolge möglich werden.

14. **Geben Sie Ihrem Kind die Chance, auch einmal »auf die Nase zu fallen«!**
Auch Kinder mit Behinderungen können nicht vor allem geschützt werden. Manche macht das eher noch ängstlicher. Überwundene Niederlagen helfen zu »wachsen«.

15. **Jeder macht Fehler: Helfen Sie Ihrem Partner, sich vor Schuldvorwürfen und Scham zu schützen! Nutzen Sie Selbsthilfegruppen oder Beratungsstellen!**
Viele Eltern sind zu Recht stolz auf das, was sie leisten. Andere wiederum machen sich Vorwürfe, vielleicht weil sie denken, nicht genug gefördert oder andere Fehler gemacht zu haben. Oder weil sie die Erwartungen von Verwandten oder Experten nicht erfüllen. Selbstkritik ist sicher gut. Schuldgefühle und Scham helfen in der Regel niemandem, zumal sie nahezu immer unbegründet sind.

16. **Psychische Krisen sind ebenso wenig ein Zeichen für Versagen wie die Entscheidung zu einem stationären Aufenthalt.**
Kinder mit Behinderungen geraten öfter in psychische Krisen als andere. Immer noch gibt es Vorbehalte gegen psychotherapeutische Hilfen oder stationäre Klinikaufenthalte. Manche Eltern denken sogar, die Anfrage nach einem Klinikaufenthalt sei ein Eingeständnis von Versagen. Wir denken eher, dass die Kontaktaufnahme zu Psychotherapeuten oder Kliniken ein Zeichen für angemessene Wahrnehmung von Verantwortung in schwierigen Situationen ist. Ähnliches gilt für die Inanspruchnahme von Angeboten der Jugend- oder Behindertenhilfe.

17. **Bereiten Sie sich und Ihr Kind bzw. Ihren Jugendlichen früh auf einen eigenen Lebensweg vor!**
Die Ablösung aus dem Elternhaus oder zumindest eine weitge-

hende Verselbstständigung gehören auch für Kinder mit Intelligenzminderung zum Erwachsenwerden hinzu. Allen Eltern fällt das nicht leicht, für Eltern von Kindern mit Intelligenzminderung, die zumeist Außerordentliches für ihre Kinder geleistet haben, ist es besonders schwer. Sowohl Eltern als auch Jugendliche sollten deshalb schon früh auf die anstehende Trennung vorbereitet sein, damit sie als Chance für beide Seiten gestaltet werden kann.

18. **Achten Sie darauf, wann Sie erschöpft sind!**
Nach unserer Erfahrung gibt es immer wieder Eltern, insbesondere auch Mütter, die für ihr Engagement für ihre Kinder einen hohen, auch gesundheitlichen Preis zahlen. Häufig bleiben Eltern behinderter Eltern lange in der Verantwortung. Umso wichtiger erscheint, dass sie mit ihren Kräften gut haushalten und ggf. Hilfen einbeziehen.
19. **Seien Sie nachsichtig mit den psychosozialen Helfern! Manches werden sie nicht wie die Eltern leisten können. Fordern Sie aber auch, was Ihnen zusteht!**
Wir sind uns im Klaren darüber, wie schwierig es sein kann, angemessene Hilfen zu finden. Familien haben Anspruch auf Unterstützung. Dennoch können professionelle Helfer nicht alles so gut wie Eltern leisten, die ihr Kind besonders gut kennen.
20. **Folgen Sie keinen Ratschlägen, die nicht zu Ihnen passen, auch unseren nicht!**

11 Schlusswort: »And in the end ...«

Die Autoren dieses Buches haben eine ihrer gemeinsamen Wurzeln in der intensiven Begegnung mit der Viersener Kinder- und Jugendpsychiatrie und deren systemischem Diskurs. Klaus Hennicke hat sich am weitesten von Viersen entfernt, nicht nur räumlich, sondern ein Stück weit auch von den dortigen systemischen Konzepten, die durch seine Lehrtätigkeit in der Sozialmedizin für Heilpädagogen, seine intensive Arbeit in den Foren der Behindertenhilfe und vor allem in der ambulanten Versorgung im Rahmen eines Berliner kinder- und jugendpsychiatrischen Dienstes vielfach pragmatisch gebrochen, aber auch neu angefüllt wurden. Er hat gemahnt, mehr die strukturell schwierigen »Versorgungsrealitäten« in den ambulanten Bereichen zu bedenken und nicht nur die stationär-klinische Perspektive einzunehmen, die aber letztlich als der relevante Erfahrungshintergrund besonders wesentlich für das Buch blieb.

Wir hoffen, dass nicht der Eindruck einer dominanten Erzählung entstanden ist. Dieses Buch zu schreiben war nicht zuletzt eine Herausforderung, dem eigenen Alltag mit seinen Widersprüchen kritisch gegenüberzutreten - eine keinesfalls schmerzfreie Prozedur. Das Buch entstand, während wir mehrheitlich diesen Alltag gestalten mussten - oft in Gefilden, in denen das Erklimmen der Metaebene gar nicht so einfach war. Es mangelt zweifelsfrei an wissenschaftlicher Untermauerung.

Das Buch mag weder Lehr- noch Lernbuch sein, eher eine Wegbeschreibung. Dem Leser werden Widersprüche nicht entgangen sein, und wie sollte es anders sein: Immer sind alternative Wege denkbar.

Wir haben allerdings keinen Zweifel daran, dass die Welt systemischen Denkens und Handelns eine Vielfalt von kreativen Impulsen gerade für die Therapie oder pädagogische Begleitung von Kindern, Jugendlichen und sicherlich auch Erwachsenen mit Intelligenzminderungen bereitstellt. Gerade in der Anregung multidisziplinär an den Familien orientierter Dialoge liegt eine besondere Stärke systemischen Vorgehens. Es erlaubt ausdrücklich Widersprüche und Perspektivenvielfalt, da ihm linear kausales Denken fremd ist. Und Denken in Kontexten erscheint gerade bei einer Klientel hilfreich, die trotz andersartiger Vorurteile so sensibel auf die Umwelt reagiert und sie letztlich auch aktiv mitgestaltet.

Um die Frage spezialisierter Angebote ist ein von vielen Widersprüchen geprägter Streit entbrannt. Nebenwirkungen spezialisierter und - nennen wir es einmal so - inkludierender Konzepte können bezogen auf die Anliegen der Klienten nebeneinander gedacht werden: mit Respekt dafür, dass sie und ihre Familien letztlich den für sie richtigen Weg bestimmen. Andererseits lässt die *UN-Konvention über die Rechte von Menschen mit Behinderungen (2009)* keinen Zweifel daran, was behinderten Menschen im Bereich der Gesundheitsversorgung zusteht (Art. 26): Zum einen muss die Versorgung den üblichen Standards genügen. Zum anderen aber müssen darüber hinausgehende Leistungen bereitgestellt werden, die die Menschen »wegen ihrer Behinderungen« brauchen.

Die beschriebene Grundhaltung des Nicht-Wissens darüber, was für eine spezielle Familie »richtig« ist, beinhaltet nicht, dass professionelle Helfer den Familien nicht alles Fachwissen, alle Kenntnisse zur Verfügung stellen, die in der wissenschaftlichen Community als »State of the Art« kontinuierlich neu definiert werden. Im gegenseitigen Austausch müssen diese Impulse aber mit Respekt vor den Betroffenen und ihren Familien immer wieder neu bewertet werden, damit gleichsam der »individuelle State of the Art« zu einer hilfreichen Lösung werden kann.

Tatsächlich hilfreich wäre es, in einem inklusiven Prozess Jugend- und Behindertenhilfe zueinanderzuführen (die sog. »große Lösung«). Mögliche Synergien werden heutzutage unzureichend genutzt, im Gerangel um Zuständigkeiten und angesichts teils zentralistischer Verfahrensabläufe bleiben insbesondere schwer belastete Familien, wenn sie beispielsweise auf Kriseninterventionen angewiesen sind, auf der Strecke. Das erzeugt psychische Not und psychiatrische Morbidität, bei Kindern, bei Jugendlichen und bei Eltern.

Wir meinen, solange die Rechte von Menschen mit Behinderung

auf eine hochwertige Versorgung nicht gewährleistet sind, müssen wir als Therapeuten uns auch zu versorgungspolitischen Fragen äußern. Wir dürfen das allerdings nur, wenn wir unsere eigenen Interessenkonflikte offenlegen. Immer hat unser Engagement ebenso mit der eigenen Landkarte zu tun. Die Spezialisten ernähren sich auch von den von ihnen propagierten Konzepten.

Hinsichtlich der Weiterentwicklung systemisch orientierten Denkens und Handelns sind wir zuversichtlich. Sicher ist manches an Vitalitätsverlust zu betrauern verglichen mit den Anfängen. Viele unserer systemischen Väter und Mütter, von denen wir uns in Bezogenheit zu individuieren versuchen, sind verstorben. Wir sind allerdings sehr zuversichtlich, dass Kollegen mit sehr unterschiedlichen therapeutischen oder pädagogischen Ausgangslagen Neues einbringen. Sie tun dies erstaunlich engagiert, überraschend abgeklärt, indem sie prüfen, was ihnen im Alltag hilfreich ist. Und unverändert erleben sie das in die Jahre gekommene (gute alte?) systemische Denken, wenn es nicht dogmatisch daherkommt, als bereichernd. Es lohnt sich, diesen Kollegen zuzuhören, ihren Blick auf die Klienten und auch ihren Blick auf uns ernst zu nehmen. Und man darf gespannt sein, was sich an Neuem entwickelt, ob ihre Neugier größer ist als die Begehrlichkeiten all jener Standesvertreter, denen es mehr um ihre Territorien geht als um eine Versorgung unter Nutzung aller Kompetenzen.

Kinder und Jugendliche mit Intelligenzminderungen fordern ihre Helfer, Begleiter, Therapeuten geradezu heraus, aufeinander zuzugehen, voneinander zu lernen, wenn die originäre berufliche Kompetenz der Ergänzung bedarf. Angesichts der vor Ort gelingenden konstruktiven Kooperation, einer Kultur des respektvollen Zuhörens, befinden sich die Kämpfe der Berufsverbände auf erschreckend gestrigem Niveau.

Nun kann es kaum darum gehen, unser Buch mit allerlei Problemtrancen abzuschließen. Vermitteln wollten wir vor allem,

- dass therapeutische Zugangswege zu Menschen mit Intelligenzminderungen möglich sind,
- dass es keinen Grund zu therapeutischem Nihilismus gibt,

- dass die Aufgabenstellung keineswegs einfach, aber dennoch mit Freude gestaltbar ist,
- dass es um Mannschaftsspiele geht und vernetzte Strukturen und
- dass gerade die Begegnungen mit Kindern und Jugendlichen mit Behinderungen - ohne romantisierende, letztlich degradierende Verklärung - zum überraschenden Reichtum werden können.

Und somit könnten sich die Romantiker gut den Beatles anschließen: *»And in the end the love you take is equal to the love you make.«* Aber wir wollten dann doch nicht so pathetisch sein. Das, was wir tun, ist »voll normal« oder (für die Realisten): *»You can't always get what you want, but if you try sometimes you just might find you get what you need, oh yeah ...«* (Rolling Stones).

12 Literatur

Andersen, T. (1987): The reflecting team. Dialogue and Meta-Dialogue in Clinical Work. *Family Process* 26 (4): 415–428.

Asperger, H. (1968): Heilpädagogik. Einführung in die Psychopathologie des Kindes für Ärzte, Lehrer, Psychologen, Richter und Fürsorgerinnen. Wien (Springer).

AWMF (2015): Leitlinien »Intelligenzminderung« (S2k). Verfügbar unter: http://www.awmf.org/leitlinien/detail/ll/028-042.html [29.11.15].

Bechdolf, A., V. Pützfeld, J. Güttgemanns u. S. Groß (2015): Kognitive Verhaltenstherapie bei Personen mit erhöhtem Psychoserisiko. Ein Behandlungsmanual. Bern (Huber).

Becker, G., K. Hennicke u. M. Klein (Hrsg.) (2015): Suchtgefährdete Erwachsene mit Fetalen Alkoholspektrumstörungen. Diagnostik, Screening-Ansätze und Interventionsmöglichkeiten. Berlin (De Gruyter).

Benson, B. A. a. D. Valenti-Hein (2001): Cognitive and social learning treatments. In: A. Došen a. K. Day (eds.): Treating mental illness and behaviour disorders in children and adults with mental retardation. Washington (American Psychiatric Press), pp. 101–118.

Bienstein, P. u. J. Rojahn (Hrsg.) (2013): Selbstverletzendes Verhalten bei Menschen mit geistiger Behinderung. Göttingen (Hogrefe).

Bienstein, P. u. A. Warnke (2013): Ätiologie. In: P. Bienstein u. J. Rojahn (Hrsg.): Selbstverletzendes Verhalten bei Menschen mit geistiger Behinderung. Göttingen (Hogrefe), S. 56–92.

Bigger, A. u. U. Strasser (2005): Behindertenpädagogische Diagnostik bei schweren Formen geistiger Behinderung. In: B. Stahl u. D. Irblich: Diagnostik bei Menschen mit geistiger Behinderung. Ein interdisziplinäres Handbuch. Göttingen (Hogrefe), S. 245–268.

Bodermann-Ritter, C. (1988): Josef Beuys – Jeder Mensch ist ein Künstler. Berlin (Ullstein).

Boscolo, L., G. Cecchin, L. Hoffman u. P. Penn (1988): Familientherapie – Systemtherapie. Das Mailänder Modell (Systemische Studien, Bd. 4). Dortmund (Modernes Lernen).

Cecchin, G., G. Lane u. W. A. Ray (1993): Respektlosigkeit. Provokative Strategien für Therapeuten. Heidelberg (Carl-Auer), 5. Aufl. 2010.

Chatwin, B. (1990): Traumpfade. München (Hanser)

de Shazer, S. (1989): Der Dreh. Überraschende Wendungen und Lösungen in der Kurzzeittherapie. Heidelberg (Carl-Auer), 13. Aufl. 2015.

Dekker, M. C., H. Koot, J. van der Ende a. F. Verhulst (2002): Emotional and behavioral problems in children and adolescents with and without intellectual disability. *Journal of Child Psychology and Psychiatry* 43 (8): 1087-1098.

Dilling, H., W. Mombour u. M. H. Schmidt (Hrsg.) (1999): Internationale Klassifikation psychischer Störungen. ICD-10 Kapitel V (F). Klinisch-diagnostische Leitlinien. Bern (Huber).

Döpfner, M., G. Lehmkuhl, D. Heubrock u. F. Petermann (2000): Diagnostik psychischer Störungen im Kindes- und Jugendalter (Leitfaden Kinder- und Jugendpsychotherapie, Bd. 2). Göttingen (Hogrefe).

Dörner, K. u. U. Plog (1978): Irren ist menschlich. Lehrbuch der Psychiatrie und Psychotherapie. Köln (Psychiatrie Verlag).

Došen, A. (2010): Psychische Störungen, Verhaltensprobleme und intellektuelle Behinderung. Ein integrativer Ansatz für Kinder und Erwachsene. (Hrsg. u. Bearbeiter der dt. Ausgabe: K. Hennicke u. M. Seidel.) Göttingen (Hogrefe).

Došen, A., W. I. Gardner, D. M. Griffith, R. King u. A. Lapointe (2010): Praxisleitlinien und Prinzipien. Assessment, Diagnostik, Behandlung und Unterstützung für Menschen mit geistiger Behinderung und Problemverhalten (Materialien der DGSGB, Bd. 21). Berlin (DGSGB).

Dworschak, W., S. Kannewischer, C. Ratz u. M. Wagner (2011): Verhaltensstörungen bei Schülern im Förderschwerpunkt geistige Entwicklung in Bayern. In: C. Ratz (Hrsg.): Verhaltensstörungen bei geistiger Behinderung. Oberhausen (Athena), S. 67-82.

Eggers, C. u. A. Stage (1994): Kinder- und jugendpsychiatrische Ansätze bei Depression. Ein integratives Modell. *Kindheit und Entwicklung* 3: 178-184.

Emerson, E. (1995): Challenging behaviour - Analysis and intervention in people with learning difficulties. Cambridge (Cambridge University Press).

Emerson, E. (2003): Prevalence of psychiatric disorders in children and adolescents with and without intellectual disability. *Journal of Intellectual Disability Research* 47 (1): 51-58.

Emerson, E., S. Moss a. C. Kiernan (1999): The relationship between challenging behaviour and psychiatric disorder in people with severe developmental disabilities. In: N. Bouras (ed.): Psychiatric and behavioral disorders in developmental disabilities and mental retardation. Cambridge (Cambridge University Press), pp. 38-48.

Essau, C. A. u. U. Petermann (2000): Depression. In: F. Petermann: Lehrbuch der Klinischen Kinderpsychologie und -psychotherapie. Göttingen (Hogrefe), S. 291-324.

Finzen, A. (1981): Die neue Einfachheit oder die Inter-Professionalisierung der Psychiatrie. Gegen den moralischen Pietismus in der DGSP (Sozialpsychiatrische Informationen 9, Nr. 63/64).

Fischer, G. u. P. Riedesser (1999): Lehrbuch der Psychotraumatologie. München/Basel (Ernst Reinhardt UTB).

Gardner, W. I., J. Graeber-Whalen a. D. R. Ford (2001): Self-injurious behaviours. Multimodal contextual approach to treatment. In: A. Došen a. K. Day (eds.): Treating mental illness and behaviour disorders in children and adults with mental retardation. Washington (American Psychiatric Press), pp. 323–343.

Geisenberger-Samaras, C. (2014): Verhaltenstherapie bei Menschen mit Lern- und geistiger Behinderung. In: C. Schanze (Hrsg.): Psychiatrische Diagnostik und Therapie bei Menschen mit Intelligenzminderung. Ein Arbeits- und Praxisbuch für Ärzte, Psychologen, Heilerziehungspfleger und -pädagogen. Stuttgart (Schattauer), S. 323 ff.

Glauninger, G., C. Baumgartner, T. Kapitany u. S. Kasper (2001): Die Psychosen bei Epilepsie. *Journal für Neurologie, Neurochirurgie und Psychiatrie* 2 (2): 47–57.

Griffiths, D. M. (2001): Strategic behavioral intervention in aggression. In: A. Došen a. K. Day (eds.): Treating mental illness and behaviour disorders in children and adults with mental retardation. Washington (American Psychiatric Press), pp. 305–322.

Hanswille, R. u. A. Kissenbeck (2008): Systemische Traumatherapie. Konzepte und Methoden für die Praxis. Heidelberg (Carl-Auer), 3. Aufl. 2014.

Hartmann, H. (2011): Erweiterte Aufmerksamkeits- und Interaktionstherapie. AIT - Kleines Lehrbuch der modernen Autismus-Therapie mit dialogischem Schwerpunkt. Tübingen (dgvt).

Häßler, F. (2016): Intelligenzminderung. S2k-Leitlinie. Berlin (Medizinisch Wissenschaftliche Verlagsgesellschaft).

Häussler, A. (2005): Der TEACCH Ansatz zur Förderung von Menschen mit Autismus. Einführung in Theorie und Praxis. Dortmund (Borgmann).

Hennicke, K. (1999): Kontexte der Gewalt und Gegengewalt in Familien mit geistig behinderten Angehörigen. Alleinerziehende Mütter mit einem geistig behinderten Kind. In: M. Seidel u. K. Hennicke (Hrsg.): Gewalt im Leben von Menschen mit geistiger Behinderung (Berliner Beiträge, Bd. 8). Reutlingen (Diakonie), S. 213–255.

Hennicke, K. (2002): Schizophrene Psychosen bei Menschen mit geistiger Behinderung. *Forum der Kinder- und Jugendpsychiatrie und Psychotherapie* 12 (4): 2–29.

Hennicke, K. (2008): Psychopharmaka in Wohnstätten der Behindertenhilfe. Vermutungen über eine zunehmend unerträgliche Situation. In: K. Hennicke (Hrsg.): Psychopharmaka in der Behindertenhilfe – Fluch oder Segen? Dokumentation der Arbeitstagung der DGSGB am 9.11.2007 in Kassel (Materialien der DGSGB, Bd. 17). Berlin (DGSGB), S. 4–22.

Hennicke, K. (Hrsg.) (2012): Traumatherapie bei Kindern und Jugendlichen mit geistiger Behinderung. Marburg (Lebenshilfe).

Hennicke, K. (2013a): Zur psychosozialen Versorgungssituation geistig behinderter Menschen mit zusätzlichen Verhaltensauffälligkeiten und psychischen Störungen. In: P. Bienstein u. J. Rojahn (Hrsg.): Selbstverletzendes Verhalten bei Menschen mit geistiger Behinderung. Göttingen (Hogrefe), S. 228–250.

Hennicke, K. (2013b): Was heißt »Entwicklungsorientierung«? In: J. Glasenapp u. K. Hennicke (Hrsg.): Intensivbetreuung in der Diskussion. Orientierungspunkte für Diagnostik und Therapie. Dokumentation der Arbeitstagung der DGSGB in Kooperation mit dem Netzwerk Intensivbetreuung am 15.3.2013 in Kassel (Materialien der DGSGB, Bd. 30). Berlin (DGSGB), S. 32–40.

Hennicke, K. u. C. Bradl (1990): Familien mit einem geistig behinderten Mitglied (FGB-Projekt). Viersen (Unveröffentl. 1. Forschungsbericht).

Hennicke, K., M. Buscher, F. Hässler u. G. Roosen-Runge (2009): Psychische Störungen und Verhaltensauffälligkeiten bei Kindern und Jugendlichen mit Intelligenzminderung. Empfehlungen zur Diagnostik und Therapie. S1-Leitlinien der Deutschen Gesellschaft für Kinder- und Jugendpsychiatrie, Psychosomatik und Psychotherapie e.V. (DKJPP). Berlin (Medizinisch Wissenschaftliche Verlagsgesellschaft).

Hensel, T. (2012a): Traumatherapie bei Kindern und Jugendlichen. Wo stehen wir? In: K. Hennicke (Hrsg.): Traumatherapie bei Kindern und Jugendlichen mit geistiger Behinderung. Marburg (Lebenshilfe), S. 14–31.

Hensel, T. (2012b): Ambulante Traumatherapie mit geistig behinderten Klienten. Methoden und Techniken. In: K. Hennicke (Hrsg.): Traumatherapie bei Kindern und Jugendlichen mit geistiger Behinderung. Marburg (Lebenshilfe), S. 149–171.

Hinz, A. (2007): Inklusion. Einführung: Historische Entwicklungslinien und internationale Kontexte. Präsentation auf dem Symposium der BV Lebenshilfe in Marburg 23./24.11.2007. Verfügbar unter https://www.lebenshilfe.de/de/themen-recht/artikel/Fachtagung_Inklusion.php [2.4.2009].

Hohn, E. u. D. Janssen (2004): Verhaltenstherapie unter systemischem Aspekt bei Menschen mit geistiger Behinderung. Grundsätzliche Überlegungen und vier Praxisbeispiele. In: K. Hennicke (Hrsg.): Ambulante Psychotherapie bei Menschen mit geistiger Behinderung und einer psychischen Störung. Praktische Erfahrungen mit den sog. Richtlinienverfahren. Dokumentation der Arbeitstagung der DGSGB am 5.3.2004 in Kassel (Materialien der DGSGB, Bd. 9.). Berlin (DGSGB), S. 34–54.

Deutsches Institut für Medizinische Dokumentation (DIMDI) (Hrsg.) (2010): ICF – Internationale Klassifikation der Funktionsfähigkeit, Behinderung und Gesundheit. Köln (DIMDI), unver. Nachdruck.

Imber-Black, E. (1987): The mentally handicapped in context. *Family Systems Medicine* 5 (4): 428–445.

Imber-Black, E. (1990): Familien und größere Systeme. Im Gestrüpp der Institutionen. Heidelberg (Carl-Auer) (5. Aufl. 2006).

Imber-Black, E., J. Roberts u. R. A. Whiting (1993): Rituale. Rituale in Familien und Familientherapie. Heidelberg (Carl-Auer), (6. Aufl. 2015).

Julius (1998): »Mein Bruder ist bekloppt und die Sozialheinis geh´n mir auf die Nerven«. Verfügbar unter: http://www.geschwister-behinderter-kinder.de/texte/lit-bekloppt.htm [18.7.2015].

Kanfer, H. u. G. Slaslow (1974): Verhaltenstheoretische Diagnostik. In: D. Schulte (Hrsg.): Diagnostik in der Verhaltenstherapie. München (Urban-Schwarzenberg), S. 24–29.

Kim Berg, I. (2015): Familien-Zusammenhalt(en). Ein kurz-therapeutisches und lösungs-orientiertes Arbeitsbuch. Dortmund (Moderndes Lernen).

Klosterkötter, J. (2015): Vorwort. In: A. Bechdolf, V. Pützfeld, J. Güttmanns u. S. Groß: Kognitive Verhaltenstherapie bei Personen mit erhöhtem Psychoserisiko. Ein Behandlungsmanual. Göttingen (Hogrefe).

Kolb, J. (2014): Emotionaler Entwicklungsstand, Erfassung und Umsetzung im aktiven Milieumanagement. In: C. Schanze (Hrsg.): Psychiatrische Diagnostik und Therapie bei Menschen mit Intelligenzminderung. Ein Arbeits- und Praxisbuch für Ärzte, Psychologen, Heilerziehungspfleger und -pädagogen. Stuttgart (Schattauer), S. 43–51.

Krüger, A. u. L. Reddemann (2007): Psychodynamisch Imaginative Traumatherapie für Kinder und Jugendliche. PITT-KID – Das Manual (Leben Lernen, Bd. 201). Stuttgart (Klett-Cotta).

Lachwitz, K. (2013): Behindertenrechtskonvention und die Folgen. In: G. Neuhäuser, H.-C. Steinhausen, F. Häßler u. K. Sarimski (Hrsg.): Geistige Behinderung. Grundlagen, Erscheinungsformen und klinische Probleme, Behandlung, Rehabilitation und rechtliche Aspekte. Stuttgart (Kohlhammer), S. 475–485.

Lambert, M. (Hrsg.) (2015): 5 Jahre Integrierte Versorgung von Patienten mit psychotischen Erkrankungen: das Hamburger Modell. Verfügbar unter: http://integrierte-versorgung.psychenet.de/sites/default/files/publications/IV-Psychose%20Hamburger%20Modell.pdf [19.09.2015].

Levold, T. (1994): Die Betonierung der Opferrolle. Zum Diskurs der Gewalt in Lebenslauf und Gesellschaft. *System Familie* 7 (1): 19–32.

Lieb, H. (2014): Störungsspezifische Systemtherapie. Konzepte und Behandlung. Heidelberg (Carl-Auer).

Lindmeier, C. (2005): Die neue internationale Klassifikation der Funktionsfähigkeit, Behinderung und Gesundheit (ICF) der WHO - Darstellung und Kritik. Verfügbar unter: http://sassonia.de/ifkvpdf/ICF-Darstellung%20und%20Kritik%2006-09-2005.pdf [26.09.2010].

Linehan, M. M. (1996): Trainingsmanual zur Dialektisch-Behavioralen Therapie der Borderline-Persönlichkeitsstörung. München (CIP-Medien).

Ludewig, K. (2002): Leitmotive systemischer Therapie. Stuttgart (Klett-Cotta).

Maulik, P. K., M. N. Mascarenhas, C. D. Mathers, T. Dua a. S. Saxena (2010): Prevalence of intellectual disability. A meta-analysis of population-based studies. *Research in Developmental Disabilities* 32 (2): 419–436.

Meir-Korell, S. (2003): Psychologische Maßnahmen. In: G. Neuhäuser u. H.-C. Steinhausen (Hrsg.): Geistige Behinderung. Grundlagen, Klinische Syndrome, Behandlung und Rehabilitation. Stuttgart (Kohlhammer), S. 232–247.

Mevissen, L. a. A. de Jongh (2010): PTSD and its treatment in people with intellectual disabilities. A review of the literature. *Clinical Psychology Review* 30 (3): 308–316.

Moor, P. (1974): Heilpädagogik. Ein pädagogisches Lehrbuch. Wien (Hans Huber).

Neuhäuser, G. u. H.-C. Steinhausen (2003): Epidemiologie und Risikofaktoren. In: G. Neuhäuser u. H.-C. Steinhausen (Hrsg.): Geistige Behinderung. Grundlagen, Klinische Syndrome, Behandlung und Rehabilitation. Stuttgart (Kohlhammer), S. 13.

Niebank, K. u. F. Petermann (2000): Grundlagen und Ergebnisse der Entwicklungs-psychopathologie. In: F. Petermann (Hrsg.): Lehrbuch der Klinischen Kinderpsychologie und -psychotherapie. Göttingen (Hogrefe), S. 57–94.

Oerter, R., C. von Hagen, G. Röper u. G. Noam (Hrsg.) (1999): Klinische Entwicklungspsychologie. Ein Lehrbuch. Weinheim (Beltz).

Oeseburg, B., D. E. Jansen, J. W. Groothoff, G. J. Dijkstra a. S. A. Reijneveld (2010): Emotional and behavioral problems in adolescents with intellectual disability with and without chronic diseases. *Journal of Intellectual Disability Research* 54 (1): 81–89.

Omer, H. u. A. von Schlippe (2002): Autorität ohne Gewalt. Göttingen (Vandenhoek & Ruprecht).

Petermann, F., K. Niebank u. H. Scheithauer (2004): Entwicklungswissenschaft. Entwicklungspsychologie - Genetik - Neuropsychologie. Heidelberg (Springer).

Petermann, F. u. S. Winkel (2005): Selbstverletzendes Verhalten: Erscheinungsformen, Ursachen und Interventionsmöglichkeiten. Göttingen (Hogrefe).

Pleyer, K.-H. (2015): Parentale Hilflosigkeit - ein systemisches Konstrukt für die therapeutische und pädagogische Arbeit mit Kindern für ein besseres, systemisches Verständnis kindlicher Symptombildung und elterlichen Scheiterns. Verfügbar unter: https://www.dgsf.org/service/wissensportal/karl-heinz-pleyer-parentale-hilflosigkeit [15.3.23015].

Pörtner, M. (1996): Ernstnehmen - Zutrauen - Verstehen. Personzentrierte Haltung im Umgang mit geistig behinderten und pflegebedürftigen Menschen. Stuttgart (Klett-Cotta).

Pörtner, M. (2003): Brücken bauen. Menschen mit geistiger Behinderung verstehen und begleiten. Stuttgart (Klett-Cotta).

Prader, A., A. Labhart u. H. Willi (1956): Ein Syndrom von Adipositas, Kleinwuchs, Kryptorchismus und Oligophrenie nach Myatonieartigem Zustand im Neugeborenenalter. *Schweizerische medizinische Wochenschrift* 86: 1260–1261.

Rahn, E. (2014): Dialektisch-behaviorale Therapie bei Menschen mit Intelligenzminderung. In: C. Schanze (Hrsg.): Psychiatrische Diagnostik und Therapie bei Menschen mit Intelligenzminderung. Ein Arbeits- und Praxisbuch für Ärzte, Psychologen, Heilerziehungspfleger und -pädagogen. Stuttgart (Schattauer), S. 349–355.

Reiss, S. a. M. G. Aman (eds.) (1998): Psychotropic medication and developmental disabilities. The international consensus handbook. Columbus (Ohio State University -Nisonger Center).

Reiss, S., G. W. Levitan a. J. Szyszko (1982): Emotional disturbance and mental retardation. Diagnostic overshadowing. *American Journal of Mental Deficiency* 86 (6): 567–574.

Remschmidt, H. (Hrsg.) (2011): Kinder- und Jugendpsychiatrie. Eine praktische Einführung. Stuttgart (Thieme), 6. Aufl.

Remschmidt, H. u. E. Fombonne (1999): Entwicklungspsychopathologie. Grundlagenwissenschaft der Kinder- und Jugendpsychiatrie und Psychiatrie. *Der Nervenarzt* 70: 577–586.

Remschmidt, H. u. F. Mattejat (2003): Integratives Denken und Handeln in der Kinder- und Jugendpsychiatrie. *Forum der Kinder- und Jugendpsychiatrie* 2: 13 (Supplement »Wege zur seelischen Gesundheit - integrative Versorgung in der Kinder- und Jugendpsychiatrie und Psychotherapie«. Vorträge vom WHO-Symposium am 15.11.02 in Stuttgart). Wiesbaden (Forum).

Remschmidt, H., M. H. Schmidt u. F. Poustka (Hrsg.) (2006): Multiaxiales Klassifikationsschema für psychische Störungen des Kindes- und Jugendalters nach ICD-10 der WHO. Bern (Hans Huber).

Retzer, A. (1994): Familie und Psychose. Zum Zusammenhang von Familieninteraktion und Psychopathologie bei schizophrenen, schizoaffektiven und manisch-depressiven Psychosen. Stuttgart (G. Fischer).

Retzer, A. (2002): Systemische Therapie der Psychosen. *Psychotherapie im Dialog* 3: 235–242.

Retzlaff, R. (2010): Familien-Stärken. Behinderung, Resilienz und systemische Therapie. Stuttgart (Klett-Cotta).

Roeleveld, N., G. A. Zielhuis a. F. Gabreels (1997): The prevalence of mental retardation. A critical review of recent literature. *Developmental Medicine & Child Neurology* 39 (2): 125–132.

Rotthaus, W. (2001): System therapy. In: A. Došen a. K. Day (eds.): Treating mental illness and behaviour disorders in children and adolescents with mental retardation. Washington (American Psychiatric Press), pp. 167–182.

Rotthaus, W. (2015): Ängste von Kindern und Jugendlichen. Heidelberg (Carl-Auer).

Royal College of Psychiatrists (ed.) (2001): DC-LD. Diagnostic Criteria for psychiatric disorders for use with adults with learning disabilities / mental retardation. (Occasional Paper OP48.) London (Gaskell), pp. 83 ff.

Russell, O. (1997): Historical overview. Concepts and concerns. In: O. Russell (ed.): Seminars in the Psychiatry of Learning Disabilities. London (Gaskell), pp. 1–15.

Rutter, M., D. Shaffer a. C. Sturge (1975): A guide to a multi-axial classification scheme for psychiatric disorders in childhood and adolescence. London (Institute of Psychiatry).

Rutter, M., J. Tizard, W. Yule, P. Graham a. K. Whitmore (1976): Isle of Wight Studies 1964–1974. *Psychological Medicine* 6 (2): 313–332.

Sann, A. (2010): Frühförderung aus Sicht der frühen Hilfen. *Teilhabe - Die Fachzeitschrift der Lebenshilfe* 49 (4): 158–162.

Sappok, T. (2014): Emotionale Entwicklungsstörungen. In: C. Schanze (Hrsg.): Psychiatrische Diagnostik und Therapie bei Menschen mit Intelligenzminderung. Ein Arbeits- und Praxisbuch für Ärzte, Psychologen, Heilerziehungspfleger und -pädagogen. Stuttgart (Schattauer), S. 246–251.

Sappok, T., A. Diefenbacher, T. Bergmann, S. Zepperitz u. A. Došen (2012): Emotionale Entwicklungsstörungen bei Menschen mit Intelligenzminderung. Eine Fall-Kontroll-Studie. *Psychiatrische Praxis* 39 (5): 228–238.

Sappok, T., C. Schade, H. Kaiser, A. Došen u. A. Diefenbacher (2011): Die Bedeutung des emotionalen Entwicklungsniveaus bei der psychiatrischen Behandlung von Menschen mit geistiger Behinderung. *Fortschritte der Neurologie Psychiatrie* 79: 1–8.

Sarimski, K. (2003a): Psychologische Theorien geistiger Behinderung. In: G. Neuhäuser u. H.-C. Steinhausen (Hrsg.): Geistige Behinderung. Grundlagen, klinische Syndrome, Behandlung und Rehabilitation. Stuttgart (Kohlhammer), S. 42–54.

Sarimski, K. (2003b): Psychologische Diagnostik. In: G. Neuhäuser u. H.-C. Steinhausen (Hrsg.): Geistige Behinderung. Grundlagen, klinische Syndrome, Behandlung und Rehabilitation. Stuttgart (Kohlhammer), S. 55–70.

Sarimski, K. (2005): Entwicklungspsychologische Aspekte der Verhaltensphänotypen. Theoretische Grundlagen und praktische Erfahrungen. In: M. Seidel (Hrsg.): Das Konzept der Verhaltensphänotypen. Ein klinisch-genetischer Beitrag zur Erklärung bestimmter Verhaltensauffälligkeiten bei Menschen mit geistiger Behinderung? Dokumentation der Arbeitstagung der DGSGB am 14.04.2000 in Kassel (Materialien der DGSGB, Bd. 3). Berlin (DGSGB), S. 9–18.

Sarimski, K. (2006): Kompetenz- und Verhaltensdiagnostik. Neuropsychologische Differenzierung des Konstrukts »geistige Behinderung«. In: T. Klauß (Hrsg.): Geistige Behinderung – Psychologische Perspektiven. Heidelberg (Winter), S. 93–102.

Sarimski, K. (2007): Psychische Störungen bei behinderten Kindern und Jugendlichen – Übersicht und Schlußfolgerungen für die Psychodiagnostik. *Zeitschr. für Kinder- u. Jugendpsychiatrie u. Psychotherapie* 35 (1): 19–31.

Sarimski, K. (2014): Entwicklungspsychologie genetischer Syndrome. Göttingen (Hogrefe).

Sarimski, K. u. H.-C. Steinhausen (2008): Psychische Störungen bei geistiger Behinderung (Leitfaden Kinder- u. Jugendpsychotherapie, Bd. 11). Göttingen (Hogrefe).

Schanze, C. (Hrsg.) (2014): Psychiatrische Diagnostik und Therapie bei Menschen mit Intelligenzminderung. Ein Arbeits- und Praxisbuch für Ärzte, Psychologen, Heilerziehungspfleger und -pädagogen. Stuttgart (Schattauer).

Scheeringa, M. S., C. H. Zeanah, L. Myers a. F. W. Putnam (2003): New findings on alternative criteria for PTSD in preschool children. *Journal of the American Academy of Child and Adolescent Psychiatry* 42 (5): 561–570.

Schlack, H. G. (2011): Interventionsweisen der Frühförderung und ihre Wirksamkeit. Verfügbar unter: http://www.kita-fachtexte.de/uploads/media/FT_schlackI_2011.pdf [29.7.2012].

Schmidt, M. H. (2000): Psychische Störungen infolge von Intelligenzminderung. In: F. Petermann (Hrsg.): Lehrbuch der Klinischen Kinderpsychologie und -psychotherapie. Göttingen (Hogrefe), S. 359–380.

Schmitt, A., B. Malchow, A. Hasan a. P. Falkai (2014): The impact of environmental factors in severe psychiatric disorders. *Frontiers in Neuroscience* 8: 19.

Schultze-Lutter, F. u. B. G. Schimmelmann (2013): Früherkennung von Psychosen und bipolaren Störungen bei Kindern und Jugendlichen. *Schweizer Zeitschrift für Psychiatrie & Neurologie* 2: 4–8.

Seidel, M. (2005a): Das Konzept der Verhaltensphänotypen. Ein klinisch-genetischer Beitrag zur Erklärung bestimmter Verhaltensauffälligkeiten bei Menschen mit geistiger Behinderung? Dokumentation der Arbeitstagung der DGSGB am 14.04.2000 in Kassel (Materialien der DGSGB, Bd. 3). Berlin (DGSGB), 2. Aufl., S. 4–8.

Seidel, M. (Hrsg.) (2005b): Zwänge, Tics und Stereotypien bei Menschen mit geistiger Behinderung. Eine therapeutische und pädagogische Herausforderung. Dokumentation der Arbeitstagung der DGSGB am 5.3.2005 in Kassel (Materialien der DGSGB, Bd. 11). Berlin (DGSGB).

Seligman, M. E. P. (1979): Erlernte Hilflosigkeit. München/Wien/Baltimore (Urban & Schwarzenberg).

Selvini-Palazzoli, M., L. Boscolo, G. Cecchin u. G. Prata (1981): Hypothetisieren - Zirkularität - Neutralität. Drei Richtlinien für den Leiter der Sitzung. *Familiendynamik* 6 (2): 123–139.

Senckel, B. (1996): Mit geistig Behinderten leben und arbeiten. Eine entwicklungspsychologische Einführung. München (Beck).

Simon, F. B. u. C. Rech-Simon (1998): Zirkuläres Fragen. Systemische Therapie in Fallbeispielen: Ein Lernbuch. Heidelberg (Carl-Auer), 12. Aufl. 2016.

Simon, T. (2010): Klinische Heilpädagogik. Stuttgart (Kohlhammer).

Simon, T. (2016): Konzepte der Heilpädagogik. Heilpädagogische Diagnostik, Förderung und Therapie. In: K. Hennicke u. T. Klauß (Hrsg.): Verhaltensauffälligkeiten von intelligenzgeminderten Schüler(inne)n. Eine Herausforderung für Pädagogik und Kinder- und Jugendpsychiatrie. Marburg (Lebenshilfe).

Simon and Garfunkel (1966): Parsley, Sage, Rosemary and Thyme [CD]. New York (CBS).

Soltau, B., J. Biedermann, K. Hennicke a. T. Fydrich (2015): Mental health needs and availability of mental health care for children and adolescents with intellectual disability in Berlin. *Journal of Intellectual Disability Research* 59 (11): 983–994.

Sorrentino, M. A. (1988): Behinderung und Rehabilitation. Ein systemischer Ansatz. Ein systemischer Kompass im Bezugsuniversum des behinderten Kindes (Systemische Studien, Bd. 3). Dortmund (Modernes Lernen).

Sroufe, L. A. (1997): Psychopathology as an outcome of development. *Development a. Psychopathology* 9 (2): 251–268.

Stahl, B. u. D. Irblich (Hrsg.) (2005): Diagnostik bei Menschen mit geistiger Behinderung. Ein interdisziplinäres Handbuch. Göttingen (Hogrefe).

Steil, R. u. R. Rosner (2009): Posttraumatische Belastungsstörung (Leitfaden Kinder- und Jugendpsychotherapie, Bd. 12). Göttingen (Hogrefe).

Steiner, T. u. I. Kim Berg (2005): Handbuch lösungsorientiertes Arbeiten mit Kindern. Heidelberg (Carl-Auer), 7. Aufl. 2016.

Steinert, T., M.-L. Steib, C. Uhlmann u. S. Tschöke (2014): Stationäre Krisenintervention bei Borderline-Persönlichkeitsstörungen. Göttingen (Hogrefe).

Steinhausen, H. C. (2000): Epidemiologie, Klinik und Diagnostik der geistigen Behinderung. In: F. Häßler u. J. M. Fegert (Hrsg.): Moderne Behandlungskonzepte für Menschen mit geistiger Behinderung. Stuttgart (Schattauer), S. 9–20.

Strømme, P. a. T. H. Diseth (2000): Prevalence of psychiatric diagnoses in children with mental retardation. Data from a population-based study. *Developmental Medicine & Child Neurology* 42 (4): 266–270.

Tzschach, A. u. H.-H. Ropers (2007): Genetik der mentalen Retardierung. *Deutsches Ärzteblatt* 104 (20): A1400–A1405.

UN-Konvention über die Rechte von Menschen mit Behinderungen (2009). Verfügbar unter: https://www.behindertenbeauftragter.de/SharedDocs/Publikationen/DE/Broschuere_UNKonvention_KK.pdf?__blob=publicationFile [3.10.2012].

Watkins, J. G. u. H. H. Watkins (2003): Ego-States – Theorie und Therapie. Ein Handbuch. Heidelberg (Carl-Auer), 3. Aufl. 2012.

Werther, F. u. K. Hennicke (2008): Psychotherapie bei Menschen mit geistiger Behinderung. Versuch einer Bestandsaufnahme. *PID – Psychotherapie im Dialog* 2 (9): 117–124.

White, M. u. D. Epston (1990): Die Zähmung der Monster. Der narrative Ansatz in der Familientherapie. Heidelberg (Carl-Auer), 7. Aufl. 2013.

Zigler, E., D. Bennett-Gates, R. Hodapp a. C. C. Henrich (2002): Assessing personality traits of individuals with mental retardation. *American Journal on Mental Retardation* 107 (3): 181–193.

Über die Autoren

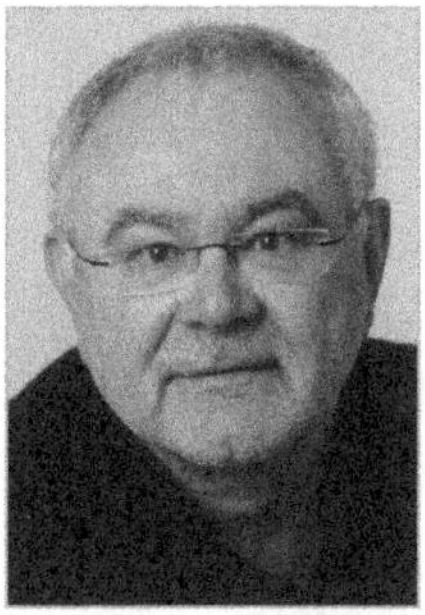

© MikeMeyer

Michael Buscher, Dr. med.; Kinderarzt und Arzt für Kinder- und Jugendpsychiatrie und -psychotherapie; Chefarzt im Fachbereich Psychiatrie, Psychosomatik und Psychotherapie des Kindes- und Jugendalters der LVR-Klinik Viersen; umfangreiche systemische Weiterbildung; Mitautor der AWMF-Leitlinien „Intelligenzminderung"; Leitung einer großen systemisch orientierten Abteilung mit ambulanten, teil- und vollstationären Behandlungsangeboten mit unterschiedlichen Schwerpunkten.
Kontakt: *michael.buscher@lvr.de*

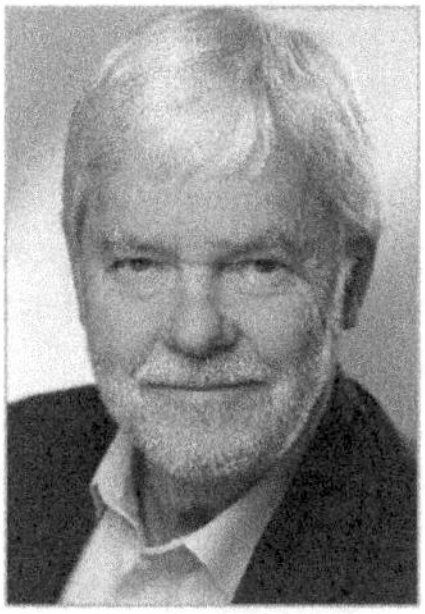

Klaus Hennicke, Dipl.-Soziologe, Dr. med., Facharzt für Kinder-, Jugendpsychiatrie und -psychotherapie; Familientherapeut, 2006-2017 Vorsitzender der Gemeinsamen Kommission „Intelligenzminderung und Inklusion" der drei bundesdeutschen Kinder- und Jugendpsychiatrischen Fachgesellschaften, Mitautor der AWMF-Leitlinien „Intelligenzminderung", Supervisor von Betreuungsteams in der Behindertenhilfe, Fachlicher Berater und Supervisor zweier Förderschulen für geistige Entwicklung.
Kontakt: *klaus.hennicke@posteo.de*

Alexander Korittko

Posttraumatische Belastungsstörungen bei Kindern und Jugendlichen

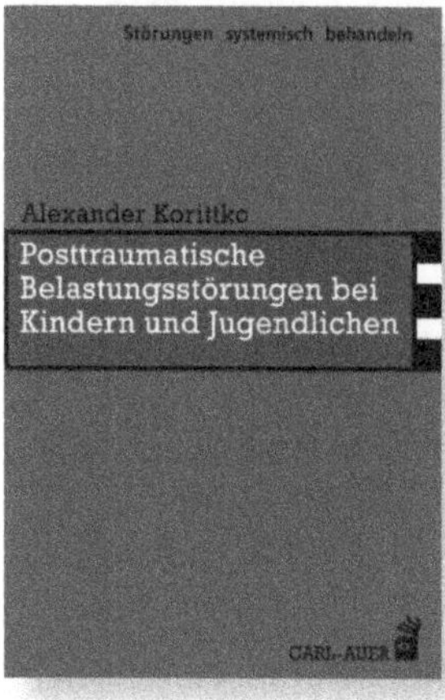

Mit einem Vorwort
von Dorothea Weinberg
Mit einem Geleitwort
von Gerald Hüther

287 Seiten, Kt, 2. Aufl. 2017
Band 5
ISBN 978-3-8497-0114-7

Niemand zeigt sich alleine gestört oder auffällig. Kinder und Jugendliche, die ein einmaliges oder wiederholtes Ereignis erlebt haben, das ihre Bewältigungsmöglichkeiten überforderte, haben Eltern, Ersatzeltern oder sonstige Bezugspersonen, die ebenfalls von diesem Ereignis betroffen sind. Dieser Blick auf den Kontext ist eine wichtige Grundlage für hilfreiches psychotherapeutisches Handeln.

Alexander Korittko, einer der profiliertesten systemischen Therapeuten in Fällen von posttraumatischen Belastungsstörungen bei Kindern und Jugendlichen, schildert auf der Grundlage seiner umfangreichen Erfahrungen detailliert und mit vielen Fallbeispielen, wie Therapeuten – nicht nur solche mit einer speziellen Weiterbildung – Kindern und Jugendlichen dabei helfen können, die durch ihr Trauma bzw. ihre Traumata bedingten Einschränkungen zu überwinden, und welche Klippen sie dabei umschiffen müssen.

Eine gewinnbringende Lektüre für alle, die mit Kindern und Jugendlichen sowie ihren Bezugspersonen arbeiten! Ergänzendes Material zur Unterstützung dieser Arbeit steht online zum Download bereit.

„Umfassend, mit einem liebevollen Blick auf die betroffenen Kinder und Jugendlichen, so einfach in der Beschreibung und gleichzeitig so präzise wie möglich, praxisrelevant auf der Grundlage langjähriger Erfahrung – das macht dieses Buch für mich besonders wertvoll. Sie sollten es lesen und in Ihrer Nähe griffbereit halten, wenn Sie jemand sind, der traumatisierte Kinder und Jugendliche kompetent zu begleiten versucht."

Prof. Dr. Gerald Hüther

Carl-Auer Verlag • www.carl-auer.de

Wilhelm Rotthaus

Ängste von Kindern und Jugendlichen

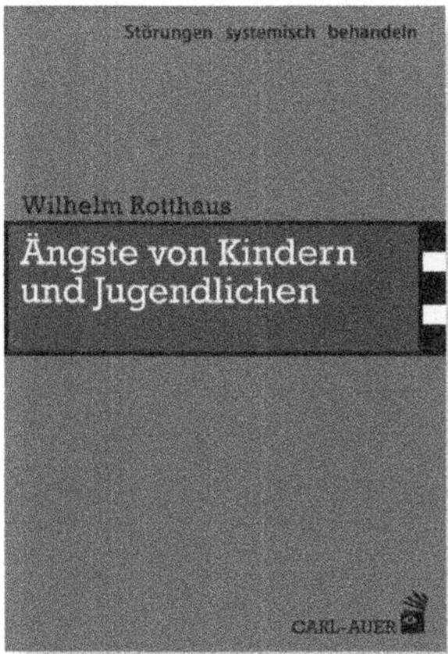

Mit Zusatzmaterial online!

Mit einem Vorwort
von Michael Borg-Laufs

230 Seiten, Kt, 2015
Band 3
ISBN 978-3-8497-0069-0

Angststörungen gehören im Kindes- und Jugendalter zu den häufigsten psychischen Störungen. Fast jedes zehnte Kind leidet daran, und es gilt als erwiesen, dass sich Angststörungen nicht „von alleine auswachsen“.

Wilhelm Rotthaus stellt in diesem Buch zunächst aktuelle Erkenntnisse aus Neurobiologie, Evolutionsbiologie und Physiologie zu Angst und Angststörungen zusammenfassend dar. Es folgt eine Übersicht über die wichtigsten Risikofaktoren sowie das Störungsverständnis und die Therapieansätze der verschiedenen Psychotherapieverfahren.

Der Schwerpunkt liegt auf der Darstellung eines systemtherapeutischen Krankheitsverständnisses und der systemischen Psychotherapie der Angststörungen im Kindes- und Jugendalter. Nutzen und Gefahren einer Störungsorientierung werden ebenso diskutiert wie die Vor- und Nachteile diagnostischer Klassifikationen. Vor allem aber werden systemische Methoden und Interventionen vorgestellt, die sich für die Arbeit mit Kindern und Jugendlichen und ihren Angehörigen anbieten. Sie versprechen eine hohe und anhaltende Wirksamkeit und ermöglichen zudem einen humorvoll-heiteren Umgang auch mit ernsten Problemen.

„Methodisch stellt Wilhelm Rotthaus ein breites Spektrum vor, sodass einzelfallorientiert die hilfreichsten Methoden ausgewählt werden können. Die unter Berücksichtigung allgemeinpsychologischer Erkenntnisse differenziert herausgearbeitete systemische Perspektive kann dazu beitragen, mehr Betroffenen besser zu helfen.“

Prof. Dr. Michael Borg-Laufs

Carl-Auer Verlag • www.carl-auer.de

Wilhelm Rotthaus

Suizidhandlungen von Kindern und Jugendlichen

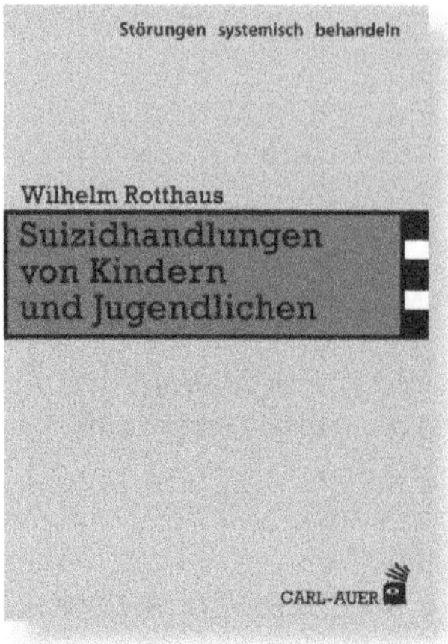

Mit Zusatzmaterial online

246 Seiten, Kt, 2017
ISBN 978-3-8497-0152-9

Jugendliche und Heranwachsende sind eine Gruppe mit erhöhtem Risiko für suizidales Verhalten. Suizide sind in dieser Altersgruppe seit Jahren die zweithäufigste Todesursache nach Verkehrsunfällen. In jugendpsychiatrischen Kliniken stellen Suizidabsichten bzw. Suiziddrohungen einen der häufigsten Aufnahmeanlässe dar. Angesichts dieser Situation überrascht die Tatsache, dass die Literatur zum therapeutischen Umgang bei Suizidabsichten von Kindern und Jugendlichen bedrückend gering ist.

Das Buch gibt einen umfassenden Überblick zum Thema. Es regt Therapeuten an, sich mit ihren eigenen Ängsten und Wertvorstellungen im Hinblick auf Suizidhandlungen auseinanderzusetzen mit dem Ziel, Zugang zu den Kindern und Jugendlichen in suizidalen Krisen gewinnen und ihnen Halt vermitteln zu können. Ausführlich werden das Erkennen und Einschätzen der Suizidalität behandelt und sehr konkret die möglichen Vorgehensweisen erörtert. Tabellarische Übersichten helfen dabei, alle wichtigen Gesichtspunkte zu erfassen.

In dem ausführlichen Kapitel zur Therapie werden zunächst vier Leitgedanken formuliert und anschließend mit vielen Fallbeispielen eine Fülle konkreter Vorgehensweisen dargestellt, die sich in der therapeutischen Arbeit mit Kindern und Jugendlichen in suizidalen Krisen bewährt haben.

Carl-Auer Verlag • www.carl-auer.de